高级卫生专业技术资格考试用书

消化内科学全真模拟试卷与解析

（副主任医师/主任医师）

全真模拟试卷

主　编　张　晶

副主编　刘冬祺　林　雪　刘治达

编　委　王　蓉　高　明　尹雪莹　齐　鑫

　　　　马学峰　周怡然　戈蓁杨

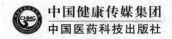

中国健康传媒集团

中国医药科技出版社

内 容 提 要

　　根据人力资源和社会保障部、卫健委《关于深化卫生事业单位人事制度改革的实施意见》和《加强卫生专业技术职务评聘工作的通知》，高级卫生专业技术资格采取考试和评审结合的办法取得。本书是"高级卫生专业技术资格考试用书"系列之一，紧扣高级卫生专业技术资格考试前沿与新版考纲，包括两个分册："全真模拟试卷"包含题型说明与6套高度仿真模拟试卷，其所设题目数量、题型比例分配、难易程度、考核知识点构架均严格模拟真题；"答案解析"为6套模拟试卷的全解析版，有助于考生及时检验复习效果，有的放矢地归纳、梳理并记忆考试重点、难点与易错点，主要适用于参加卫生专业技术资格高级职称考试（副高、正高）评审申报人员在最后阶段冲刺备考，高分通过考核。

图书在版编目（CIP）数据

消化内科学全真模拟试卷与解析/张晶主编. —北京：中国医药科技出版社，2023.12

高级卫生专业技术资格考试用书

ISBN 978 - 7 - 5214 - 4412 - 4

Ⅰ.①消… Ⅱ.①张… Ⅲ.①消化系统疾病 - 诊疗 - 资格考试 - 题解 Ⅳ.①R57 - 44

中国国家版本馆 CIP 数据核字（2023）第 231832 号

美术编辑　陈君杞
责任编辑　高一鹭　刘孟瑞
版式设计　友全图文

出版　**中国健康传媒集团** | 中国医药科技出版社
地址　北京市海淀区文慧园北路甲 22 号
邮编　100082
电话　发行：010 - 62227427　邮购：010 - 62236938
网址　www.cmstp.com
规格　787 × 1092 mm $\frac{1}{16}$
印张　10
字数　225 千字
版次　2023 年 12 月第 1 版
印次　2023 年 12 月第 1 次印刷
印刷　北京紫瑞利印刷有限公司
经销　全国各地新华书店
书号　ISBN 978 - 7 - 5214 - 4412 - 4
定价　**48.00 元**

获取新书信息、投稿、为图书纠错，请扫码联系我们。

题型说明

一、**单选题：每道试题由 1 个题干和 5 个备选答案组成，题干在前，选项在后。选项 A、B、C、D、E 中只有 1 个为正确答案，其余均为干扰选项。**

例：关于早期食管癌的病理分型，哪项是正确的

    A. 乳头型多为原位癌

    B. 斑块型少见

    C. 乳头型最早

    D. 隐伏型均为原位癌

    E. 糜烂型为高分化

  答案： D

  解析： 早期食管癌的病理形态分型：早期食管癌按其形态可分为隐伏型、糜烂型、斑块型和乳头型。其中以斑块型为最多见，此型癌细胞分化较好。糜烂型癌细胞的分化较差。隐伏型病变最早，均为原位癌。乳头型病变较晚，虽癌细胞分化一般较好，但手术所见属原位癌者较少见。

二、**多选题：每道试题由 1 个题干和 5 个备选答案组成，题干在前，选项在后。选项 A、B、C、D、E 中至少有 2 个正确答案。**

例：胃食管反流病的主要致病物质有

    A. 胃酸   B. 胃蛋白酶

    C. 胆酸   D. 胃泌素

    E. 刺激食物

  答案： ABC

  解析： 胃食管反流病是一种胃酸和（或）胃内容物逆流进入食管的疾病。其中，胃酸是主要的致病物质，它具有强烈的酸性，可以对食管黏膜造成损伤和刺激。另外，胃蛋白酶也是一种可能的致病物质，它可以引起食管黏膜的炎症和损伤。此外，胆酸也可以参与胃食管反流病的发病机制，尤其在胆汁反流的情况下。刺激性食物可能会加重胃食管反流病的症状，但它本身不是主要的致病物质。

三、**共用题干单选题：以叙述一个以单一患者或家庭为中心的临床情景，提出 2～6 个相互独立的问题，问题可随病情的发展逐步增加部分新信息，每个问题只有 1 个正确答案，以考查临床综合能力。答题过程是不可逆的，即进入下一问后不能再返回修改所有前面的答案。**

例：（1～2 题共用题干）

  患者男性，56 岁。黏液稀便 2 个月，脐周及下腹隐痛不适，腹平软，无压痛及肿块。粪便隐血（＋）。

1. 为明确诊断应先选择的检查是

    A. 纤维结肠镜检查

    B. 乙状结肠镜检查

    C. 粪便培养

    D. 直肠指检

    E. 肛门镜检查

  答案： D

  解析： 患者有黏液稀便和粪便隐血阳性的表现，为了明确诊断应先选择直肠指检，因为直肠指检可以直接触诊直肠和直肠壁，能够发现直肠病变或肿块。60%～70% 的直肠癌能在指检时触及。

2. 经检查后，如患者状态较差，诊断为距离肛门 9cm 处的直肠癌，应选择的最佳手术为

    A. 经腹直肠癌切除、近端造口、远端

封闭手术（Hartmann 手术）

B. 拉下式直肠癌切除术

C. 经腹直肠癌切除术

D. 腹会阴切除术（Miles 手术）

E. 乙状结肠造口术

答案：A

解析：经检查后，如果患者状态较差，诊断为距离肛门 9cm（＞5cm）处的直肠癌，最佳手术选择是经腹直肠癌切除、近端造口、远端封闭手术（Hartmann 手术），因为这种手术可以切除肿瘤并保留肠道功能，同时避免了直肠吻合与肛门部操作的风险。

四、案例分析题：每道案例分析题有 3 ~ 12 问。每问的备选答案至少 6 个，最多 12 个，正确答案及错误答案的个数不定。考生每选对一个正确答案给 1 个得分点，选错一个扣 1 个得分点，直至扣至本问得分为 0，即不含得负分。案例分析题的答题过程是不可逆的，即进入下一问后不能再返回修改所有前面的答案。

例：（1 ~ 3 题共用题干）

患者女性，61 岁。1 天前饱餐后出现左下腹阵发性疼痛，排暗红色稀血便，每日 6 ~ 8 次，量约 50ml，无明显黏液，排便后腹痛稍有缓解。同时伴有腹胀、食欲不振、恶心，无呕吐。查体：T 37.5℃，P 101 次/分，血压 146/90mmHg。神志清，精神不振，皮肤、巩膜无黄染，浅表淋巴结不肿大。心、肺查体未见异常。腹软，左下腹压痛，轻度反跳痛，肝、脾肋下未及，Murphy 征阴性，肝区、肾区无叩击痛，移动性浊音阴性，肠鸣音 5 ~ 6 次/分。

实验室检查：血淀粉酶 50U/L。患者既往有冠心病、高血压病史。

1. 最有可能的诊断是

A. 急性胆囊炎　　　B. 急性阑尾炎

C. 缺血性结肠炎　　D. 完全性肠梗阻

E. 急性胰腺炎　　　F. 肠易激综合征

G. 克罗恩病

答案：C

解析：缺血性结肠炎是一种缺血性肠道疾病，主要由于肠道血供不足引起。典型的症状包括腹痛、腹泻、便血和食欲不振等。患者常常有饱餐后出现腹痛和便血的病史。其他选项的症状和体征与患者的表现不符。急性胆囊炎、急性阑尾炎和急性胰腺炎通常都伴有明显的上腹痛和恶心呕吐。完全性肠梗阻通常表现为持续性呕吐、腹胀和便秘。肠易激综合征的主要症状是腹痛和腹泻，但一般不伴有便血。克罗恩病通常表现为腹痛、腹泻和便血，但通常没有明显的饱餐后加重的特点。

2. 该疾病分类可分为

A. 原发型　　　　　B. 坏疽型

C. 特殊型　　　　　D. 一过型

E. 狭窄型　　　　　F. 出血型

G. 多发型

答案：BCE

解析：缺血性结肠炎可根据病变的不同类型进行分类。坏疽型是最常见的类型，表现为肠道壁的坏死和溃疡。特殊型指的是与其他疾病有关的缺血性结肠炎，如手术后或放射治疗后引起的结肠血供不足。狭窄型是指由于长期缺血导致结肠管腔狭窄。

3. 该病变最常见于

A. 结肠脾曲　　　　B. 结肠肝曲

C. 乙状结肠　　　　D. 回盲部

E. 直肠　　　　　　F. 升结肠

G. 十二指肠

答案：A

解析：缺血性结肠炎可以累及结肠的任何部位，但最常见的是结肠脾曲，即结肠的左上角。这是因为结肠脾曲是供应血液最薄弱的结肠部位之一，容易发生血供不足导致缺血性病变。

目 录

全真模拟试卷（一）

一、单选题：每道试题由 1 个题干和 5 个备选答案组成，题干在前，选项在后。选项 A、B、C、D、E 中只有 1 个为正确答案，其余均为干扰选项。

1. 编码生长因子的原癌基因是
   A. sis
   B. jun
   C. fos
   D. myc
   E. raf

2. DNA 病毒感染宿主细胞后，在允许性感染早期发生的改变为
   A. 病毒产生转化蛋白
   B. 核内形成病毒颗粒
   C. 新的病毒释放
   D. 病毒基因组整合到细胞 DNA 中
   E. 细胞发生裂解

3. 原癌基因 N‑ras 激活导致肝癌的激活方式是
   A. 基因点突变
   B. 基因易位
   C. 基因扩增
   D. 插入激活
   E. 原癌基因的低甲基化

4. 患者女性，中年。反复上腹痛 6 个月。突发剧烈上腹痛 2 小时，伴恶心、呕吐。查体：全腹部压痛、反跳痛，腹肌紧张，肝浊音界缩小，肠鸣音消失。该患者拟诊断为
   A. 急性胰腺炎
   B. 胆总管结石
   C. 急性阑尾炎
   D. 急性消化道溃疡穿孔并弥漫性腹膜炎
   E. 急性肠梗阻

5. 剧烈呕吐后的呕血多见于
   A. 消化性溃疡
   B. 急性胃黏膜病
   C. 胆石症
   D. 食管贲门黏膜撕裂伤
   E. 慢性胃炎

6. 上消化道出血最常见的原因是
   A. 消化性溃疡
   B. 急性糜烂性胃炎
   C. 慢性胃炎
   D. 胃癌
   E. 肝硬化食管胃底静脉曲张破裂

7. 以下有关胆汁淤积性黄疸的临床特点，错误的是
   A. 尿胆红素强阳性
   B. 伴皮肤瘙痒
   C. 皮肤呈暗黄色
   D. 血清非结合胆红素明显增高
   E. 粪便呈浅灰色或陶土色

8. 上消化道内镜检查的适应证除外
   A. 疑有溃疡、肿瘤
   B. X 线钡餐疑胃癌
   C. 腐蚀性胃炎
   D. 上消化道出血
   E. 食管静脉曲张

9. 食管狭窄扩张治疗术禁忌证为
   A. 食管炎性狭窄
   B. 食管术后吻合口狭窄
   C. 食管化学性烧伤后 2 周内
   D. 瘢痕性食管狭窄
   E. 食管恶性狭窄

10. 有关嗜酸性粒细胞胃肠炎的说法错误的是
    A. 外周血嗜酸性粒细胞增加程度与症状严重程度相关
    B. 可累及食管到直肠各部位
    C. 为良性自限性疾病
    D. 以嗜酸性粒细胞浸润胃肠道、管壁水肿增厚为特点
    E. 可累计消化道浆膜层

11. 粪便隐血试验阳性，提示每天出血量为
    A. 50ml   B. 30ml
    C. 20ml 以上   D. 10ml 以上
    E. 5ml 以上

12. 溃疡性结肠炎患者因腹痛、腹泻明显，应用过多 M 胆碱受体拮抗药。可能引起的并发症是
    A. 机械性肠梗阻
    B. 结肠出血
    C. 中毒性结肠扩张
    D. 肠穿孔
    E. 肠瘘

13. 急性胰腺炎的病因不包括
    A. 胆石症   B. ERCP 检查
    C. 高脂血症   D. 酗酒
    E. 消化性溃疡

14. 食管酸滴定试验的操作中，滴注生理盐水的速度和时间分别为
    A. 10ml/min，5 分钟
    B. 10ml/min，10 分钟
    C. 10ml/min，15 分钟
    D. 15ml/min，10 分钟
    E. 15ml/min，30 分钟

15. 自身腹水浓缩回输术主要用于（　　）的治疗
    A. 肝硬化代偿期

B. 感染性腹水
C. 血性腹水
D. 癌性腹水
E. 肝硬化顽固性腹水

16. 使严重放射性胃肠损伤的发生率明显升高的最低放射剂量是
    A. 20Gy   B. 30Gy
    C. 40Gy   D. 50Gy
    E. 60Gy

17. 患者男性，25 岁，饱餐后上腹剧痛 6 小时，伴呕吐、低热，腹平软，脐周压痛，化验血清淀粉酶 500U（Somogyi 法）。伴有下列哪种情况时可考虑短期使用肾上腺糖皮质激素
    A. 氮质血症
    B. ARDS
    C. 高血糖症
    D. 腹水
    E. 明显的低钙血症

18. 下食管括约肌（LES）为功能性括约肌，其正常压力为
    A. 1.48 ~ 3.72kPa
    B. 1.33 ~ 3.47kPa
    C. 1.25 ~ 3.24kPa
    D. 1.31 ~ 3.58kPa
    E. 1.40 ~ 3.65kPa

19. 引起肝硬化患者并发自发性腹膜炎的主要致病菌是
    A. 大肠埃希菌
    B. 链球菌
    C. 葡萄球菌
    D. 肠球菌
    E. 幽门螺杆菌

20. 下列有关腹痛性质与疾病的关系，叙述不正确的是
    A. 右上腹隐痛 - 慢性结石性胆囊炎

B. 肝区压痛和叩击痛 – 肝内胆管结石

C. 上腹部阵发绞痛 – 结石阻塞胆管

D. 右上腹隐痛 – 急性胆囊炎

E. 上腹部钻顶样剧痛 – 胆道蛔虫病

21. 患者女性，35 岁。3 年来反复出现上腹疼痛，饥饿时加重，偶有夜间痛。今晨呕咖啡样胃内容物，黑便，既往无肝病病史，BP 100/60mmHg，HR 92 次/min，面色苍白。最可能的病因是

A. 肝硬化出血

B. 十二指肠溃疡并发出血

C. 胃溃疡出血

D. 胃癌出血

E. 食管贲门撕裂综合征

22. 患者女性，49 岁。反复上腹痛 3 年，发作无规律，间断服用中成药治疗，症状控制不佳。近 2 个月来腹痛加剧伴黑便 1 次。从事销售职业，作息紊乱，饮食不规律。若患者诊断为胃十二指肠复合性溃疡，其不正确的处理是

A. PPI + 胃黏膜保护剂（8 周）

B. 若 Hp 阳性：PPI + 阿莫西林 + 甲硝唑联合疗法（10 天）

C. PPI + 阿莫西林 + 克拉霉素联合疗法（8 周）

D. 避免服用 NSAIDs 药物

E. 三餐定时，规律起居，保持乐观心态

23. 肝脏排斥反应的发生及其严重程度和供受者间高度相关的指标是

A. 基因类似度

B. ABO 血型配合程度

C. 血缘关系

D. 组织相容性抗原配合程度

E. 组织特异性抗原配合程度

24. 对高度怀疑肠结核的病例，最有利于临床诊断的是

A. 患者曾诊断为肺结核

B. 抗结核治疗 2 ~ 6 周有效

C. PPD 试验阳性

D. 有腹痛、腹泻、右下腹压痛

E. 有午后低热及盗汗

25. 与重症急性胰腺炎呼吸困难症状无明显关系的病理生理改变为

A. 肺间质水肿

B. 胆总管下端梗阻

C. 胸腔积液

D. 急性呼吸窘迫综合征

E. 严重肠麻痹及腹膜炎

二、多选题：每道试题由 1 个题干和 5 个备选答案组成，题干在前，选项在后。选项 A、B、C、D、E 中至少有 2 个正确答案。

26. 抑癌基因的产物主要包括

A. 转录调节因子

B. 负调控转录因子

C. 周期蛋白依赖性激酶抑制因子

D. 信号通路的抑制因子

E. 蛋白激酶

27. 急性腹泻的特点有

A. 起病急骤

B. 病程较短

C. 常伴有腹痛

D. 多见于吸收不良或肠道肿瘤

E. 每天排便次数可多达 10 次以上

28. 在 G_1 期，cyclin D 与（　）结合，使下游的蛋白质磷酸化

A. CDK2　　　　B. CDK3

C. CDK4　　　　D. CDK5

E. CDK6

29. 长链脂肪乳剂含有 12 ~ 18 个碳原子的长链脂肪酸，主要由（　）制成

A. 红花油　　　B. 大豆油
C. 椰子油　　　D. 可可油
E. 芝麻油

30. 可引起嗜酸细胞增多的疾病有
    A. 蠕虫感染
    B. 淋巴瘤
    C. 炎症性肠病
    D. 嗜酸细胞胃肠炎
    E. 哮喘

31. 近年来涌现的新一代的内镜诊断技术包括
    A. 窄带成像技术
    B. 散射分光镜技术
    C. 内镜光学相干断层成像技术
    D. 荧光内镜
    E. 共聚焦激光内镜

32. GGT 的临床意义有
    A. 慢性肝炎和肝硬化若为持续高值，表示病情不稳定或有恶化趋势
    B. 若 GCT 逐渐下降，表明肝脏病变趋向非活动性
    C. 急性酒精性肝炎 GGT 可达 1000U/L 以上
    D. 肝癌 GGT 多正常
    E. 经常饮酒者 GGT 大部分在 80U/L 左右

33. 以下哪些是内镜下黏膜剥离术（ESD）的适应证
    A. 最大直径 >20mm 且必须在内镜下一次性切除
    B. 抬举征阴性的腺瘤及部分早期癌
    C. >10mm 的内镜下黏膜切除术（EMR）残留或复发再次行 EMR 治疗困难者
    D. 有可靠证据提示肿瘤已浸润至固有肌层
    E. 反复活检不能证实为癌的低位直肠病变

34. 急性胰腺炎可出现的体征为
    A. 移动性浊音
    B. 黄疸
    C. 肠鸣音减弱
    D. 右上腹有时可听到血管杂音
    E. 全腹明显压痛

35. 黏液脓血便临床多见于
    A. 细菌性痢疾　　B. 放射性肠炎
    C. 溃疡性结肠炎　D. 大肠癌
    E. 缺铁性肠炎

36. 食管酸滴定试验的禁忌证有
    A. 协助反流性食管炎的诊断
    B. 鉴别不典型胸痛是否由食管疾病所致
    C. 鼻咽部或上食管梗阻
    D. 严重而未能控制的凝血性疾病
    E. 急性食管炎、食管黏膜的大疱性疾病

37. 有关促胃液素瘤，正确的是
    A. 胃肠道都可产生溃疡
    B. 血清促胃液素浓度一般正常
    C. 一般内科治疗效果不好
    D. 为胰岛 B 细胞瘤
    E. 为高胃酸分泌

38. 下列哪些疾病会引起呕吐
    A. 消化性溃疡　　B. 急性肝炎
    C. 青光眼　　　　D. 神经性厌食
    E. 脑出血

39. 嗜酸性粒细胞性食管炎典型的内镜下表现为
    A. 食管环、缩小或狭窄
    B. 线形沟槽
    C. 白色斑块或分泌物
    D. 纵行铺路石样改变
    E. 血管减少

40. 可以导致真菌性食管炎的念珠菌有
    A. 白念珠菌　　　B. 热带念珠菌
    C. 克鲁斯念珠菌　D. 植物真菌
    E. 隐球菌

41. 影响急性胰腺炎预后的因素包括
    A. 出现并发症
    B. 年龄
    C. 低白蛋白、低氧血症
    D. 低血钙
    E. 低血压

42. 以下表现符合胃泌素瘤的有
    A. 十二指肠或胃窦小弯侧多见
    B. 胃黏膜皱襞纤细
    C. 穿孔、出血等并发症发生率高
    D. 胃黏膜过度增生，皱襞肥大
    E. 按难治性溃疡行手术治疗后仍易复发

43. 急性出血坏死型胰腺炎的主要病理特点是
    A. 间质充血、水肿
    B. 血管无明显变化
    C. 胰腺增大变硬
    D. 腺泡及脂肪组织坏死
    E. 血管坏死出血

44. 原发性肝癌常见的并发症是
    A. 肝性脑病
    B. 上消化道出血
    C. 继发感染
    D. 肝癌结节破裂出血
    E. 伴癌综合征

45. 诊断蛋白丢失性肠病的方法有哪些
    A. 粪便同位素标记蛋白测定
    B. 血常规
    C. 肠镜
    D. 粪便 α_1 抗胰蛋白酶测定
    E. 粪便潜血

46. 患者男性，60 岁，诊断为强直性脊柱炎。下列说法正确的是
    A. 溃疡性结肠炎可能与强直性脊柱炎发病相关
    B. 肺炎克雷伯杆菌可能与强直性脊柱炎发病相关
    C. HLA – B27 可能与强直性脊柱炎发病相关
    D. 链球菌感染是重要病因
    E. 克罗恩病可能与强直性脊柱炎发病相关

47. 关于慢性萎缩性胃炎，下列说法正确的是
    A. 可同时伴有胃体黏膜灶性萎缩
    B. 可伴有浅表性胃炎
    C. 可能与幽门螺杆菌无关
    D. 可能与胆汁反流有关
    E. 治疗时不能用抗酸或抑酸药物

48. 下列有关胃食管反流病患者烧心的描述，正确的是
    A. 腹压增高时可加重
    B. 站立时可加重
    C. 常在餐后半小时出现
    D. 烧心是指胸骨后或剑突下烧灼感
    E. 卧位、弯腰时可加重

三、共用题干单选题：以叙述一个以单一患者或家庭为中心的临床情景，提出 2~6 个相互独立的问题，问题可随病情的发展逐步增加部分新信息，每个问题只有 1 个正确答案，以考查临床综合能力。答题过程是不可逆的，即进入下一问后不能再返回修改所有前面的答案。

（49~50 题共用题干）
患者女性，65 岁，腹泻半年，大便 3~5 次/日，不成形，间断出现脓、血，伴左下腹痛，排便前发作，便后缓解，上述症状逐渐加重，伴消瘦。查体：腹软，

左下腹可触及一包块, 大小 5cm×5cm, 质硬, 不活动。

49. 最可能的诊断是
    A. IBS - D
    B. 溃疡性结肠炎
    C. 慢性细菌性痢疾
    D. 伪膜性肠炎
    E. 结肠癌

50. 该患者最应进行的检查是
    A. 结肠镜　　　　B. 血常规
    C. 粪常规　　　　D. 粪脂测定
    E. 粪致病菌培养

(51~53 题共用题干)

患者男性, 64 岁, 吞咽困难 1 年, 近半个月来, 周身无力, 消瘦明显, 呕吐, 恶心, 颈部淋巴结肿大。

51. 为明确诊断首先进行的检查是
    A. 内镜检查与活组织检查
    B. 食管 X 线检查
    C. 食管黏膜脱落细胞检查
    D. 食管压力测定
    E. 食管 pH 测定

52. 最可能的诊断是
    A. 反流性食管炎
    B. 食管贲门失弛缓症
    C. 食管癌
    D. 硬皮病
    E. 食管裂孔疝

53. 如果食管黏膜活检示: 髓质型呈坡状隆起, 侵及食管壁各层及周围组织, 该病变属于
    A. 0 级　　　　　B. I 级
    C. II 级　　　　 D. III 级
    E. IV 级

(54~56 题共用题干)

患者男性, 中青年。既往有哮喘病史。半年前无明显诱因出现反复阵发性中上腹胀痛, 无畏寒、发热, 无呕吐、腹泻, 粪便正常。血常规: WBC 28×10^9/L, 中性粒细胞占 0.13, 嗜酸性粒细胞占 0.72。ESR 为 8mm/h, CRP 为 37.6mg/L, IgE 为 1261kU/L。

54. 为明确诊断首先需完善的检查为
    A. 胃镜和病理　　B. 粪便镜检
    C. 血淀粉酶　　　D. 腹部彩超
    E. 全腹 CT

55. 初步诊断为
    A. 嗜酸性肉芽肿
    B. 炎症性肠病
    C. 胰腺炎
    D. 胃癌
    E. 嗜酸性粒细胞胃肠炎

56. 诊断支气管哮喘的主要依据为
    A. 血嗜酸性粒细胞增高
    B. 气道激发试验阳性
    C. 血清 IgE 升高
    D. 阻塞性通气功能障碍
    E. 反复发作的呼吸困难及哮鸣音

(57~59 题共用题干)

患者女性, 79 岁。6 天前出现大便次数增多, 初为褐色伴不成形便, 3~4 次/d, 后发展为稀水便, 6~7 次/d, 口服氟哌酸、蒙脱石散等药物, 大便次数较前减少。1 天前突发脐周绞痛, 后排鲜红色血便 5 次, 并伴有乏力、口干、轻度恶心。既往高血压、房颤病史 10 年。

57. 该患者首先考虑的诊断是
    A. 缺血性结肠炎
    B. 急性细菌性痢疾
    C. 克罗恩病
    D. 溃疡性结肠炎
    E. 乙状结肠扭转

58. 该患者最可能出现的代谢紊乱是

A. 代谢性碱中毒

B. 代谢性酸中毒

C. 呼吸性碱中毒

D. 呼吸性酸中毒

E. 没有酸碱失衡

59. 如查体患者出现腹部压痛、反跳痛，并伴有血压下降，提示患者该病的类型可能是

A. 一过性肠炎型

B. 狭窄型

C. 穿透型

D. 坏疽型

E. 慢性型

（60~62 题共用题干）

患者男性，35 岁。反复上腹部疼痛 6 年，多于每年秋季发生，疼痛多出现于餐前，进餐后可缓解。近 2 天疼痛再发，伴反酸。查体发现剑突下压痛。血红蛋白 10g/L，粪隐血（＋＋＋）。

60. 该患者首先应考虑的诊断是

A. 消化性溃疡

B. 急性胃黏膜损害

C. 食管贲门黏膜撕裂综合征

D. 胃癌

E. 胃黏膜脱垂

61. 进一步应先做的检查是

A. 胃肠钡餐透视

B. 胃液分析

C. 内镜

D. 腹部 B 型超声

E. 幽门螺杆菌检测

62. 应首先采取的治疗是

A. 紧急输血

B. 6－氨基己酸静脉滴注

C. 质子泵抑制剂静脉滴注

D. 生长抑素静脉滴注

E. 血管升压素静脉滴注

（63~65 题共用题干）

患者男性，55 岁。酗酒 10 余年。发现慢性胰腺炎 3 年，平日有上腹痛、脂肪泻、糖尿病。近期腹痛加重，出现黄疸，消瘦明显。

63. 患者最可能合并出现何种疾病

A. 急性胰腺炎　　B. 胆管癌

C. 胰头癌　　　　D. 胆总管结石

E. 壶腹癌

64. 患者影像学检查表现可能不包括

A. 胰腺占位

B. 胰腺钙化

C. 胰管结石

D. 胰腺假性囊肿

E. 胰腺坏死

65. 鉴别胰腺癌与慢性胰腺炎的首选检查是

A. MRI　　　　　B. ERCP

C. EUS＋FNA　　D. CA19－9

E. 腹腔镜检查

四、案例分析题：每道案例分析题至少 3~12 问。每问的备选答案至少 6 个，最多 12 个，正确答案及错误答案的个数不定。考生每选对一个正确答案给 1 个得分点，选错一个扣 1 个得分点，直至扣至本问得分为 0，即不含得负分。案例分析题的答题过程是不可逆的，即进入下一问后不能再返回修改所有前面的答案。

（66~70 题共用题干）

患者男性，72 岁。进行性吞咽困难伴消瘦半年，胃镜检查，距门齿 25cm 处可见局部黏膜隆起。

66. 食管钡餐检查，可能出现的情况是

A. 充盈缺损

B. 食管下段鸟嘴样狭窄

C. 管壁僵硬

D. 黏膜皱襞断裂

E. 小龛影

F. 食管下段扩张

67. 首先考虑的诊断是

    A. 纵隔肿瘤   B. 淋巴瘤

    C. 食管癌   D. 食管真菌感染

    E. 结核感染   F. 食管炎

68. 可能的镜下发现是

    A. 局部黏膜隆起   B. 黏膜糜烂

    C. 溃疡   D. 管腔狭窄

    E. 黏膜苍白   F. 食管静脉曲张

69. 中晚期食管癌的病理分型不包括

    A. 乳头型   B. 草伞型

    C. 糜烂型   D. 髓质型

    E. 溃疡型   F. 混合型

70. 关于疾病预后的描述，不正确的是

    A. 病灶直径 <3cm 食管早期癌可通过内镜下切除

    B. 上段食管癌多以手术为首选治疗

    C. 对化疗效果好

    D. 食管鳞癌、未分化癌对放疗敏感

    E. 预后总体不好，分期越早的肿瘤生存期越长

    F. 病变长度超过 5cm，已侵及食管肌层提示预后不良

(71~75 题共用题干)

    患者男性，41 岁。主诉：发现 HBsAg 阳性 5 年，间断乏力 4 年。患者 5 年前查体发现 HBsAg 阳性，抗 HBs 阴性，HBeAg 阴性，抗 HBe 阳性，抗 HBc 阳性，ALT 40U/L，未予重视。但 4 年来间断出现轻度乏力，劳累后加重，时有右上腹隐痛，于当地医院间断查 ALT 波动于 32~43U/L 之间，未治疗，现为进一步诊治收入院。发病来体重无明显变化。有饮酒史 4 年，每周乙醇摄入量 70g 左右。无输血及血制品史。一兄因乙肝肝硬化、肝癌去世。入院查体：一般情况尚可。全身皮肤黏膜、巩膜无黄染，颈部、胸前、双上肢可见多枚蜘蛛痣，无肝掌，心肺未见异常，腹壁未见静脉曲张，全腹无压痛，肝脏肋下未触及，脾脏肋下 2cm，腹部移动性浊音阴性。双下肢无水肿。

71. 可能的诊断是

    A. 慢性 HBV 携带者

    B. HBeAg 阴性慢性乙肝

    C. 代偿期肝硬化

    D. 非活动性 HBsAg 携带者

    E. 非酒精性脂肪性肝病

    F. 酒精性肝病

    G. 慢性丙型肝炎

    H. HBeAg 阳性慢性乙肝

72. 患者需要完善的检查包括

    A. 血常规

    B. 凝血酶原活动度

    C. 生化检查

    D. HBV DNA 定量

    E. 乙肝血清学标志物

    F. 甲胎蛋白

    G. 抗 – HCV

    H. 腹部 B 超

    I. FibroScan

    J. HBV 基因型

73. 入院后检查：血常规 WBC 3.8×10^9/L，Hb 159g/L，Plt 85.2×10^9/L；生化 ALT 49U/L，AST 32U/L，ALB 38.8g/L，GGT 56U/L，TBil 8.5μmol/L，TG 1.81mmol/L，TCHO 5.1mmol/L；PTA 107%；AFP 2.75ng/ml；ANA 阴性；HBsAg 阳性，HBeAg 阴性，抗 HBe 阳性，HBV DNA 8.78×10^9copies/ml，抗 HCV 阴性；B 超提示弥漫性肝损害，肝硬化，脾大。FibroScan 检测 13.7kPa。

为明确诊断，关键的检查是

A. 腹部 CT

B. 腹部磁共振成像

C. 肝穿检查

D. 胃镜

E. 上消化道造影

F. 骨穿检查

74. 病理检查回报：肝细胞轻度肿胀，小叶内可见少量炎细胞浸润，界板轻度破坏可见少量碎屑样坏死。汇管区扩张并可见中度以淋巴细胞为主的炎细胞浸润，纤维组织增生，部分汇管区纤维组织增生并向周围延伸形成纤维间隔，部分区域可见桥接样坏死形成的纤维性结构，部分肝细胞呈菊形团样结构伴肝细胞颗粒变性，小叶结构紊乱。镜下符合慢性乙型肝炎形态改变，$G_2S_{3\sim4}$。胃镜检查：食管静脉曲张（轻度），慢性十二指肠球炎。患者的诊断是

A. 慢性 HBV 携带者

B. 非活动 HBsAg 携带状态

C. HBeAg 阴性慢性乙肝

D. HBeAg 阳性慢性乙肝

E. 代偿期肝硬化

F. 失代偿期肝硬化

G. 酒精性肝病

75. 根据上述诊断，关键的治疗方案是

A. 保肝治疗　　　B. 降酶治疗

C. 抗病毒治疗　　D. 抗纤维化治疗

E. 免疫调节治疗　F. 降门脉压治疗

G. 中药治疗

（76~79 题共用题干）

患者男性，30 岁。以"反复上腹隐痛 2 年，晕厥半小时"为主诉入院。患者 2 年前出现上腹部隐痛，伴饱胀感，反酸、胃灼热。半小时前突然自觉上腹部疼痛缓解，出现头晕、乏力，有便意，排黄色软便，起身时突然晕倒在地，并出现面色苍白、周身冷汗，无大小便失禁，神志很快转清。既往无类似情况发生。查体：HR 120 次/min，BP 80/55mmHg，神志清楚，贫血貌，结膜及甲床苍白，四肢湿冷，浅表淋巴结未触及肿大。双肺未闻及异常，心律齐，未闻及病理性杂音，腹部平软，剑突下轻度压痛，无反跳痛及肌紧张，肝脾肋下未触及，移动性浊音阴性，肠鸣音 10 次/min，双侧巴宾斯基征阴性。

76. 根据病史及体格检查，考虑该患者处于休克状态，休克的病因不包括

A. 低血容量性　　B. 低血糖性

C. 神经源性　　　D. 过敏性

E. 发热　　　　　F. 感染性

G. 心源性

77. 患者入院后呕吐咖啡样胃内容物 1000ml，排柏油样便 500g，诊断为上消化道大出血。为确定该患者原发病，应给予的诊疗措施有

A. 生命体征平稳后胃镜检查

B. 腹部增强 CT

C. 上消化道造影

D. 补充血容量抗休克治疗

E. 头 CT

F. 活动性出血停止后行胃镜检查

78. 患者行急诊胃镜提示十二指肠球部溃疡，活动期，不支持该诊断的病史为

A. 病史长达 4 年

B. 腹痛为餐后疼痛

C. 有进餐－疼痛－缓解规律

D. 有疼痛－进餐－缓解规律

E. 疼痛无规律

F. 间断排黑便

G. 疼痛与体位有关

H. 应用抗酸药物疼痛缓解

I. 幽门螺杆菌现症感染阳性

79. 本患者的治疗原则为
   A. 卧床、禁食、保温、观察生命体征等一般急救措施
   B. 原发病的治疗：抑酸、保护胃黏膜及立即根除幽门螺杆菌治疗
   C. 急诊手术
   D. 气囊压迫止血
   E. 待活动性出血停止后根除幽门螺杆菌
   F. 依靠药物升压
   G. 积极补充血容量

(80～83题共用题干)

患者男性，40岁，腹腔积液1个月，6日前反复呕血、黑便经抢救治疗后好转、稳定，近日来嗜睡、认人不清。

80. 下列哪项诊断可能
   A. 贫血　　　　B. 失血性休克
   C. 氮质血症　　D. 电解质紊乱
   E. 肝性脑病　　F. 心衰

81. 提示：患者曾发生昼睡夜醒，循衣摸床。下列检查哪项对诊断有帮助
   A. 脑电图　　　B. 扑翼样震颤
   C. 血氨　　　　D. 诱发电位
   E. 脑CT　　　　F. 血常规
   G. 血生化

82. 提示：该患者脑电图节律变慢。诊断考虑
   A. 肝性脑病　　B. 脑梗死
   C. 癫痫　　　　D. 脑炎
   E. 低血糖昏迷　F. 酒精中毒

83. 下列哪项措施最有利于肠道血氨的排出
   A. 弱碱性液灌肠
   B. 弱酸性液灌肠
   C. 中性液灌肠

   D. 肥皂水灌肠
   E. 精氨酸静滴
   F. 抗生素静滴

(84～86题共用题干)

患者男性，50岁。乏力、消瘦4个月伴腹胀，无痛性黄疸半月。体重下降10kg，便色略浅，有束带感。有烟酒史。查体：生命体征无特殊，营养欠佳，皮肤巩膜黄染。未及肝掌蜘蛛痣。无皮疹，全身浅表淋巴结未及明显肿大，心肺（-）。腹软，未见胃肠型，无压痛及反跳痛，肝略大，脾肋下未及。全腹叩鼓，移动性浊音（-）。双下肢无可凹性水肿。肛诊：未及异常。辅助检查：Hb 94g/L，肝功能提示梗阻性黄疸，低白蛋白血症。电解质尚正常。B超提示胰头占位。

84. 最可能的诊断有
   A. 胆总管结石　B. 肝癌
   C. 胆管癌　　　D. 十二指肠癌
   E. 胰头癌　　　F. 慢性胆囊炎

85. 鉴别诊断包含
   A. 壶腹癌　　　B. 胆石症
   C. 慢性胰腺炎　D. 胃癌
   E. 肝炎　　　　F. 肝脏肿瘤

86. 治疗包括
   A. 姑息手术治疗
   B. 放疗
   C. 化疗
   D. 补充胰酶、营养支持等
   E. 手术治疗
   F. 靶向治疗

(87～89题共用题干)

患者女性，65岁。上腹胀痛，消瘦2个月。有腰背部放射痛，无发热、黄疸，无恶心、呕吐，无腹泻。体检：神志清楚，皮肤、巩膜无黄染，腹软，腹部无包块，腹部无压痛、无反跳痛，肝区叩击痛阴性，

Murphy 征阴性。既往体健。腹部 B 超及 CT 提示胰腺占位。

87. 该胰腺占位可能位于
    A. 胰头　　　　　B. 胰体
    C. 胰尾　　　　　D. 胰颈
    E. 仅胰体和胰尾　F. 仅胰头和胰体

88. 胰腺癌相关诊断最敏感的影像学检查是
    A. 腹部 CT
    B. 腹部 MRl
    C. 腹部 US
    D. 超声内镜
    E. 低张十二指肠造影
    F. ERCP

89. 关于患者疼痛的特点描述正确的是
    A. 屈膝位缓解
    B. 餐后加剧
    C. 双季肋部可呈束带状疼痛
    D. 仰卧位缓解
    E. 夜间常加剧
    F. 持续进行性加剧的中上腹痛

（90～93 题共用题干）

　　患者女性，68 岁。糖尿病、冠心病支架术后 10 年，长期服用阿司匹林。2 小时前突然出现剧烈上腹痛，伴恶心呕吐，向腰背部放散。查体：BP 125/75mmHg，P 80 次/min，巩膜无黄染，剑突下轻度压痛，无反跳痛和肌紧张，Murphy 征（－），肠鸣音 2 次/min。

90. 首先考虑的诊断是
    A. 胆石症
    B. 消化性溃疡慢性穿透
    C. 急性胰腺炎
    D. 心肌梗死
    E. 主动脉夹层
    F. 糖尿病酮症

91. 有助于明确诊断的检验有
    A. 血常规　　　　　B. 肝功能
    C. 淀粉酶　　　　　D. 心肌酶谱
    E. 血清肌钙蛋白　　F. 血酮体
    G. 血糖

92. 有助于进一步明确诊断的检查有
    A. 心电图
    B. 腹部 CT
    C. 肺部 HRCT
    D. MRCP
    E. 腹部大血管彩超
    F. 泌尿系 B 超

93. 关于淀粉酶的描述，正确的是
    A. 血清淀粉酶至少超过正常值的 1 倍可确诊急性胰腺炎
    B. 血清淀粉酶至少超过正常值的 2 倍可确诊急性胰腺炎
    C. 血清淀粉酶至少超过正常值的 3 倍可确诊急性胰腺炎
    D. 血清淀粉酶处于正常值的 1～2 倍可能与其他疾病有关，如消化性溃疡穿孔
    E. 血清淀粉酶在重症急性胰腺炎时可能会降低
    F. 血清淀粉酶与心肺疾病无关

（94～97 题共用题干）

　　患者女性，56 岁。主因"反复上腹部不适 6 日，黑便 5 次，伴头晕、乏力"入院，既往有"胃病"史多年。

94. 提示：查体：T 37.5℃，P 88 次/分，R 26 次/分，BP 96/66mmHg。巩膜无黄染，腹软，上腹部可触及 4cm×3cm 质硬肿块，无压痛。为明确诊断，应尽快做的检查项目首选
    A. 胃镜
    B. 腹部 X 线平片
    C. 胃肠钡剂双重造影
    D. AFP、CEA、CA19－9

E. 血常规

F. 血细胞比容

95. 提示：于患者胃窦部发现一直径约3cm的黏膜下球形隆起性病灶，质硬，边界清晰，表面光滑，黏膜色泽正常，顶部中央有小而深的溃疡，覆血痂。诊断考虑的可能疾病是

A. 胃溃疡伴出血

B. 胃癌伴出血

C. 胃淋巴瘤伴出血

D. 胃腺瘤样息肉伴出血

E. 胃 GIST 伴出血

F. 异位胰腺

96. 提示：于患者胃窦病灶溃疡边缘已行活检4块送病理检查。为进一步明确诊断及判断预后，应考虑的免疫组化检查项目应包括

A. CD20　　　　B. CD117

C. CD34　　　　D. PCNA

E. Ki67　　　　F. Smad4

97. 提示：经 CT 等检查未发现有远处转移。应采取的治疗方案是

A. 放疗

B. 传统化疗

C. 放疗 + 传统化疗

D. 暂不处理，随访

E. 外科根治性手术切除

F. 术后给予甲磺酸伊马替尼

（98～100题共用题干）

患者女性，37 岁。因发热、盗汗 20 天就诊。查体：体温在 38℃ 左右。腹部饱满，腹壁柔韧感，全腹轻度压痛及反跳痛，肝、脾肋下未扪及，移动性浊音（＋），血白细胞计数 $0.2 \times 10^9/L$，中性粒细胞 0.75，淋巴细胞 0.25。诊断为结核性腹膜炎。

98. 以下关于结核性腹膜炎的病理分型叙述，正确的有

A. 闭塞型　　　　B. 黏连型

C. 干酪型　　　　D. 混合型

E. 渗出型　　　　F. 隆起型

99. 以下支持结核性腹膜炎诊断的有

A. 青壮年患者，有结核病史，伴有其他器官结核病证据

B. 发热原因不明达 2 周以上，伴有腹胀、腹泻、腹水、腹壁柔韧感或腹部肿块

C. 腹腔穿刺获得腹水，呈渗出性，一般细菌培养结果阴性

D. 结核菌素试验强阳性

E. 结核感染 T 细胞斑点试验（T‐Spot）阳性

F. 胃肠钡餐 X 线检查发现肠黏连等征象

100. 结核性腹膜炎的传播途径，来源不属于血行播散的是

A. 粟粒型结核

B. 睾丸结核

C. 结核性脑膜炎

D. 活动性关节结核

E. 输卵管结核

F. 结核性多浆膜炎

全真模拟试卷（二）

一、单选题：每道试题由 1 个题干和 5 个备选答案组成，题干在前，选项在后。选项 A、B、C、D、E 中只有 1 个为正确答案，其余均为干扰选项。

1. p53 基因产物的生物学功能不包括
   A. 抑制细胞增殖
   B. 监视 DNA 损伤和诱导细胞凋亡
   C. 修复受损 DNA 配对碱基
   D. 诱导细胞分化
   E. 是一种细胞周期的调节蛋白

2. 以下说法正确的是
   A. 急性胃肠道穿孔不是剖腹探查的绝对适应证
   B. 粘连性肠梗阻不需要外科手术治疗
   C. 急性胰腺炎是否需要手术治疗需根据血淀粉酶的测定结果而定
   D. 以发热为首发症状的腹痛一般是外科急腹症，均应考虑手术治疗
   E. 转移性右下腹痛多见于急性阑尾炎，目前仍以外科手术和内科保守治疗为主

3. 急性糜烂出血性胃炎的胃镜检查强调在出血后多长时间进行
   A. 12 ~ 24 小时   B. 24 ~ 48 小时
   C. 48 ~ 72 小时   D. 24 ~ 36 小时
   E. 48 ~ 72 小时

4. 关于急性胰腺炎并发感染性坏死 IPN 的描述，错误的是
   A. 常发生于重症急性胰腺炎
   B. B 超是诊断 IPN 的最重要影像学手段
   C. 因胰腺及周围坏死继发感染而形成
   D. 常表现为腹部痛性包块

E. 有中毒症状

5. 肠结核的病理分型为
   A. 出血型、粘连型和穿孔型
   B. 隆起型、粘连型和干酪型
   C. 渗出型、浅表型和干酪型
   D. 溃疡型、增生型和混合型
   E. 急性型、慢性型和隐匿型

6. 首先考虑功能性消化不良的临床表现是
   A. 吞咽困难
   B. 上腹痛伴贫血
   C. 反复反酸、胃灼热伴胸痛
   D. 突发上腹刀割样疼痛向腰背部放射
   E. 间断餐后上腹部胀痛伴嗳气，不影响睡眠

7. 提示重症急性胰腺炎的临床表现是
   A. 腹痛剧烈
   B. 血淀粉酶、脂肪酶水平升高后持续不降
   C. 全腹膨隆、广泛压痛、肠鸣音消失
   D. 血白细胞计数 $> 15 \times 10^9$/L，以中性粒细胞增多为主
   E. C 反应蛋白较正常值升高 2 倍

8. 患者男性，35 岁，发热 39℃，上腹痛，恶心，呕吐，吐物含有坏死的胃黏膜，腹部弥漫性压痛，肌紧张及反跳痛，最可能的诊断是
   A. 胃癌
   B. 胃溃疡
   C. 急性化脓性胃炎
   D. 急性胃穿孔
   E. 急性糜烂性胃炎

9. 急性胰腺炎时血淀粉酶与尿淀粉酶之间的关系是
A. 两者同时升高
B. 前者升高慢于后者
C. 前者升高快于后者
D. 前者不升高，后者升高
E. 前者持续时间长

10. 上消化道大出血最常见的病因是
A. 胃炎
B. 胃癌
C. 消化性溃疡
D. 食管胃底静脉曲张破裂
E. 急性胃黏膜病变

11. 患者女性，52岁。2年前无明显诱因反复出现腹胀，伴恶心、呕吐。B超提示腹水，利尿治疗后好转。本次因腹胀进行性加重入院。既往有过敏性哮喘病史，无肝炎病史。门诊胃镜检查提示浅表性胃炎。腹部CT示肝、胆、胰、脾、双肾未见异常，腹腔积液。腹水常规提示嗜酸性粒细胞百分比70%。初步诊断为
A. 肝硬化
B. 高嗜酸细胞综合征
C. 嗜酸性粒细胞胃肠炎
D. 肠结核
E. 克罗恩

12. 关于蛋白丢失性胃肠病，以下哪项不正确
A. 系指蛋白质从胃肠道大量丢失而导致的一种综合征
B. 以低蛋白血症为主要表现
C. 其发病机制涉及肠系膜淋巴管阻塞、肠黏膜屏障损伤等
D. 诊断的必要条件是证实蛋白质从肠道丢失
E. 治疗以补充白蛋白为主

13. 不支持有活动性消化道出血的临床表现是
A. 血红蛋白下降
B. 血尿素氮增高
C. 网织红细胞持续增高
D. 肠鸣音减弱
E. 黑便次数增多

14. 关于克罗恩病内镜下表现的描述，错误的是
A. 病变呈节段性分布
B. 黏膜呈铺路卵石样改变
C. 可见纵行溃疡
D. 肠腔狭窄
E. 可见环状溃疡，边缘呈鼠咬状

15. 胆囊显影最佳时间为口服造影剂后
A. 6小时　　　B. 6~8小时
C. 8~10小时　　D. 10~12小时
E. 12~14小时

16. 肠白塞病的病理基础为血管炎，以下说法正确的是
A. 可累及全身各大、中、小血管，其中以静脉受累最多
B. 仅累及大血管，其中以静脉受累最多
C. 仅累及大血管，其中以动脉受累最多
D. 仅累及中、小血管，其中以静脉受累最多
E. 仅累及中、小血管，其中以动脉受累最

17. 功能性消化不良的主要症状不包括
A. 上腹痛
B. 早饱
C. 上腹灼热感
D. 排便后上腹不适可缓解
E. 餐后饱胀

18. 以下物质属于脑内主要的抑制性神经递质的是
    A. 多巴胺
    B. 谷氨酸
    C. 乙酰胆碱
    D. γ–氨基丁酸（GABA）
    E. 去甲肾上腺素

19. 高三酰甘油血症作为急性胰腺炎的病因之一，血三酰甘油水平应
    A. ＞2.3mmol/L
    B. ＞11.0mmol/L
    C. 达到正常上限的 3 倍
    D. ＞20.0mmol/L
    E. 达到正常上限的 3 倍，伴血胆固醇升高

20. 属于食管癌癌前病变的是
    A. 食管息肉　　　B. Barrett 食管
    C. 反流性食管炎　D. 食管溃疡
    E. 食管糜烂

21. 以下说法错误的是
    A. 昂丹司琼可安全用于孕妇
    B. 晕动症呕吐可伴有眩晕、耳鸣、眼球震颤
    C. Mallory–Weiss 综合征和 Boerhaave 综合征是呕吐的严重并发症
    D. 肠系膜上动脉综合征患者可通过右侧卧位使症状缓解
    E. 妊娠末 3 个月严重呕吐应警惕妊娠急性脂肪肝

22. 治疗消化性溃疡疗效最佳的药物是
    A. 铝碳酸镁　　　B. 埃索美拉唑
    C. 西咪替丁　　　D. 枸橼酸铋钾
    E. 米索前列醇

23. 胆囊结石并发急性胆石性胰腺炎的病理解剖条件中，下列哪一项是错误的
    A. 胆囊多发性小结石（＜0.3cm）
    B. 胆囊管内径较宽（＞0.4cm）
    C. 胆总管与主胰管的共同通路较长（＞0.5cm）
    D. Oddi 括约肌狭窄
    E. 有副胰管存在

24. 阿米巴肝脓肿的主要临床表现不包括
    A. 长期发热
    B. 左上腹或左下胸痛
    C. 全身消耗
    D. 肝大、压痛
    E. 血白细胞计数增多

25. 患者女性，60 岁。便血 2 天。有宫颈癌放疗病史。结肠镜检查：乙状结肠深大溃疡。最可能的诊断是
    A. 放射性肠炎　　B. 肠癌
    C. 肠结核　　　　D. 克罗恩病
    E. 溃疡性结肠炎

二、多选题：每道试题由 1 个题干和 5 个备选答案组成，题干在前，选项在后。选项 A、B、C、D、E 中至少有 2 个正确答案。

26. 细胞色素 P450 主要存在于哪些组织的内质网上
    A. 平滑肌组织
    B. 内分泌组织
    C. 肝、肺、肾组织
    D. 脑组织
    E. 脂肪组织

27. 抗麦胶蛋白抗体可呈假阳性的是
    A. 溃疡性结肠炎
    B. 克罗恩病
    C. 消化性溃疡
    D. 反流性食管炎
    E. 胃肠炎

28. 凋亡相关的基因和蛋白包括
    A. Apaf–1　　　　B. Cyclin 蛋白

C. 核酸内切酶 G　　D. CDK 激酶

E. Fas

29. 回肠主要吸收的物质有

    A. 糖类　　　　　B. 胆盐

    C. 维生素 B_{12}　　D. 蛋白质

    E. 脂肪

30. 结肠完整的短肠综合征患者的饮食为

    A. 低脂肪饮食

    B. 低草酸盐饮食

    C. 富含糖类饮食

    D. 高脂肪饮食

    E. 低糖类饮食

31. 吞咽空气可产生的气体为

    A. O_2　　　　　　B. CH_4

    C. N_2　　　　　　D. H_2

    E. CO_2

32. 尿胆原增多见于

    A. 肝功能受损

    B. 体内胆红素生成亢进且胆管通畅者

    C. 肠管吸收尿胆原增加

    D. 肾小管对尿胆原的重吸收增加

    E. 胆管梗阻

33. 患者女性，26 岁。反复排黏液血便、腹痛 6 年，便后腹痛可部分缓解，伴里急后重感，无发热，胃纳较好。左侧腹有轻压痛，无反跳痛，肝脾不大。关于本病的病理改变，正确的是

    A. 病变呈节段性

    B. 多数在直肠和乙状结肠

    C. 常呈肠全层炎

    D. 活动期有大量中性粒细胞和嗜酸性粒细胞浸润

    E. 裂隙溃疡，呈缝隙状，可深达肌层

34. 胃镜检查的适应证是

    A. 原因不明的上腹部疼痛、不适、饱胀、食欲下降

    B. 腹痛、腹泻或腹部包块

    C. 不明原因的便血

    D. 上消化道息肉摘除

    E. 上消化道出血原因不明

35. 脾动脉栓塞疗法最常见的胸部并发症有

    A. 脾脓肿　　　　　B. 胸腔积液

    C. 左肺不张　　　　D. 肺炎

    E. 胸膜反应

36. 食管黏膜防御屏障中的上皮后因素包括

    A. 黏液层

    B. 黏膜表面的 HCO_3^- 浓度

    C. 上皮细胞间连接结构

    D. 组织的基础酸状态

    E. 血液供应情况

37. 可证实肠道蛋白丢失的检查包括哪些

    A. 粪便同位素标记蛋白测定

    B. 粪便 α_1 抗胰蛋白酶测定

    C. ^{99m}Tc 标记人血清白蛋白核素显像

    D. 腹部 CT

    E. 肠镜

38. 腺瘤性息肉的病理学分类有

    A. 管状腺瘤

    B. 管状绒毛状腺瘤

    C. 绒毛状腺瘤

    D. 息肉性腺瘤

    E. 异型增生性腺瘤

39. Lauren 分型正确的包括

    A. 是按肿瘤起源分类

    B. 分为肠型和弥散型

    C. 是按照肿瘤的生长方式分类

    D. 分为膨胀型和浸润型

    E. 15% 不能按此分型

40. 家族性结肠息肉病的癌变先发生于

    A. 结肠近端　　　　B. 直肠

C. 乙状结肠　　　D. 小肠

E. 大肠

41. 胰腺内分泌肿瘤共同的生化特点有

A. 产胺、产肽

B. 分泌铬粒素

C. 分泌突触素

D. 合成 CA19－9

E. 血糖升高

42. 关于腐蚀性食管炎治疗原则正确的是

A. 终止接触毒物

B. 清除胃肠道内尚未吸收的毒物

C. 促进已吸收毒物排出

D. 根据毒物性质选择相应的解毒剂

E. 根据有无感染酌情使用广谱抗生素

43. 慢性胰腺炎的危险因素有

A. 吸烟　　　　B. 2 型糖尿病

C. 酒精　　　　D. 高脂血症

E. 基因突变

44. 酶免疫法检测粪便蓝氏贾第鞭毛虫抗原为阳性，有效的治疗是

A. 呋喃唑酮　　B. 甲硝唑

C. 克林霉素　　D. 柳氮磺吡啶

E. 吡喹酮

45. 丁型病毒性肝炎的临床表现，正确的是

A. 丁型肝炎的潜伏期4～20 个月

B. 不会向慢性转化

C. 大多数表现为黄疸型，与急性乙型肝炎相似

D. 急性肝炎一般预后良好，极少数可以发展为重症肝炎

E. 重叠感染发生于慢性乙肝患者时，病情常较重

46. 原发性肠系膜肿瘤的来源有

A. 纤维组织　　B. 淋巴组织

C. 神经组织　　D. 脂肪组织

E. 血管组织

47. 轻症急性胰腺炎的CT 分级为

A. A 级　　　　B. B 级

C. C 级　　　　D. D 级

E. E 级

48. 下列属于腹水浓缩回输治疗禁忌证的是

A. 结核性腹膜炎

B. 血吸虫病性肝硬化

C. 怀疑为癌性腹水者

D. 自发性腹膜炎

E. 肝炎后肝硬化

三、共用题干单选题：以叙述一个以单一患者或家庭为中心的临床情景，提出2～6 个相互独立的问题，问题可随病情的发展逐步增加部分新信息，每个问题只有1 个正确答案，以考查临床综合能力。答题过程是不可逆的，即进入下一问后不能再返回修改所有前面的答案。

（49～50 题共用题干）

患者男性，60 岁。吞咽困难进行性加重3 个月，消瘦5kg。近日呕吐，呕吐物中带有暗红色血液。

49. 患者最可能的诊断为

A. 食管裂孔疝

B. 食管贲门失弛缓症

C. 反流性食管炎

D. 食管癌

E. 食管良性狭窄

50. 患者最常见的主诉是

A. 吞咽哽噎感

B. 食管内异物感

C. 胸骨后烧灼感

D. 胸骨后针刺样痛

E. 进行性吞咽困难

(51～53 题共用题干)

患者女性，28 岁。因反复排黏液血便，腹痛 6 年，加重 1 个月入院。每天排便次数 8～10 次不等，为鲜红色血便，便后腹痛可部分缓解，无里急后重感，无发热。胃纳较好；体重下降 1kg。查体：体温 37.2℃，心、肺无异常，全腹软，左侧腹有轻压痛，无反跳痛，肝、脾不大，肠鸣音 8～10 次/分。

51. 该患者的诊断应首先考虑为
    A. 痔疮
    B. 肛裂
    C. 直肠癌
    D. 溃疡性结肠炎
    E. 肠易激综合征（IBS）

52. 如果粪便细菌培养、真菌培养、阿米巴均阴性，则上述病例的治疗应首选
    A. 抗生素
    B. 替硝唑
    C. SASP
    D. 糖皮质激素
    E. 5 - 氨基水杨酸（5 - ASA）

53. 若上述病例做肠镜检查，黏膜活检发现干酪样坏死灶，则上述诊断应考虑为
    A. 淋巴瘤
    B. 坏死性肠炎
    C. 肠结核
    D. 急性阿米巴性肠炎
    E. 慢性细菌性痢疾

(54～56 题共用题干)

患者男性，72 岁，慢性胃炎 30 年，近 2 周出现发作性胸痛，伴反酸、烧心，呃逆，进食发堵。

54. 此时首先要进行以下哪种检查
    A. 胃镜
    B. 心电图
    C. 冠状动脉造影
    D. 24 小时食管 pH 监测
    E. 食管测压

55. 若上述检查正常，应进一步做哪一项检查
    A. 胃镜
    B. 心电图
    C. 冠状动脉造影
    D. 24 小时食管 pH 监测
    E. 食管测压

56. 若上述所有检查均正常，应进一步做哪项检查
    A. 胃镜
    B. 心电图
    C. 冠状动脉造影
    D. 24 小时食管 pH 监测及食管测压
    E. 上消化道造影

(57～59 题共用题干)

患者女性，25 岁。腹痛，便秘 3 个月，加重 8 天。2 年前患肺结核。查体：腹软，右下腹压痛，触及一鸡蛋大小包块，肠鸣音活跃。X 线钡透：回盲部充盈缺损。PPD（＋）。

57. 该患者最可能的诊断是
    A. 克罗恩病
    B. 增生型肠结核
    C. 右半结肠炎
    D. 慢性阑尾炎
    E. 溃疡型肠结核

58. 为进一步确诊，还应做的检查是
    A. 纤维结肠镜检查
    B. 便细菌检查
    C. 血常规
    D. 血沉
    E. 胸片

59. 肠结核最好发的部位是
    A. 乙状结肠　　　B. 降结肠

C. 横结肠　　　D. 升结肠

E. 回盲部

（60～62 题共用题干）

患者男性，32 岁。慢性肝病 6 年，每日饮 2 瓶啤酒已 10 余年，近 1 个月以来腹胀尿少。化验示 ALT 80U，HBsAg（＋）、HBeAg（＋）、HBV－DNA（＋），血清胆红素正常。B 超示少量腹水。

60. 疾病诊断考虑为

A. 酒精性肝硬化

B. 肝炎后肝硬化

C. 代谢性肝硬化

D. 先天性肝病

E. 心源性肝硬化

61. 上述检查结果为血 WBC $13 \times 10^6/L$，中性 0.84，血培养（－），尿常规 WBC 5～7/HP，腹部平所示肠段充气，腹水常规示 WBC 450/μl，腹水培养（－），将如何给予处理

A. 口服大剂量庆大霉素＋小檗碱（黄连素）

B. 口服大剂量乳酸杆菌制剂

C. 滴注大剂量青霉素

D. 应用革兰阴性杆菌有效的抗生素治疗至少 1 周

E. 应用革兰阴性杆菌有效的抗生素治疗不少于 2 周

62. 在上述情况下须尽快做出诊断，哪项检查最确切

A. WBC＋DC

B. 血培养

C. 尿常规＋培养

D. 腹部平片

E. 腹水生化常规＋培养

（63～65 题共用题干）

患者女性，27 岁。因痛经服用吲哚美辛 8 片后呕咖啡样物，约 300ml，既往无

胃病、肝病病史。

63. 导致患者出血最可能的原因是

A. 十二指肠溃疡出血

B. 食管－胃底静脉曲张破裂出血

C. 胃溃疡出血

D. 急性糜烂出血性胃炎

E. 食管贲门撕裂综合征

64. 有助于确诊的检查是

A. 急诊胃镜

B. 胃液分析

C. X 线钡餐透视

D. 血清胃泌素测定

E. 上腹部 B 超

65. 应选择的治疗药物是

A. 磷酸铝凝胶　　　B. 质子泵抑制剂

C. 铋剂　　　D. 生长抑素

E. 前列腺素

四、案例分析题：每道案例分析题至少 3～12 问。每问的备选答案至少 6 个，最多 12 个，正确答案及错误答案的个数不定。考生每选对一个正确答案给 1 个得分点，选错一个扣 1 个得分点，直至扣至本问得分为 0，即不含得负分。案例分析题的答题过程是不可逆的，即进入下一问后不能再返回修改所有前面的答案。

（66～70 题共用题干）

患者女性，38 岁。因腹胀伴低热 6 个多月入院。查体：营养不良，腹部稍隆起，肝脾未触及，脐周触及一大小 3.0cm × 4.0cm 的包块，边界不清，质地中等，轻度触痛，移动性浊音可疑阳性。PPD 皮试强阳性。疑诊为结核性腹膜炎。

66. 诊断结核性腹膜炎的确切依据是

A. 发热，腹痛，腹肌紧张

B. 发热，腹水检查为渗出液

C. 发热，腹部有不规则包块，压痛

D. 腹腔穿刺找到抗酸杆菌

E. 不明原因肠梗阻伴红细胞沉降率加快

F. 营养不良，腹部稍隆起

67. 结核性腹膜炎的主要感染途径是

A. 血行播散

B. 淋巴转移

C. 胃肠道感染溃疡

D. 腹腔干酪样结核病灶

E. 腹腔内结核病灶直接蔓延

F. 以上所有途径

68. 结核性腹膜炎的临床表现包括

A. 起病缓慢，症状较轻

B. 低热和盗汗

C. 热型以低热与中等热为多见

D. 常有腹胀、腹痛、腹泻等消化道症状

E. 约有2/3病例有腹水，腹水量以大量者为多

F. 约有1/3的患者有腹水，且腹水量通常不大

69. 患者可以进行的检查有

A. 腹部B超

B. 钡剂灌肠X线检查

C. 腹腔穿刺

D. 腹腔镜检查

E. 结肠镜检查

F. 以上所有检查

70. 患者首选的治疗方案为

A. 利福平 + 乙胺丁醇

B. 链霉素

C. 链霉素 + 异烟肼

D. 异烟肼 + 利福平

E. 链霉素 + 异烟肼 + 利福平

F. 链霉素 + 利福平

(71～75题共用题干)

患者男性，62岁。上腹部痛伴呕吐，发热及呼吸困难5小时入院，发病前暴饮暴食，查体：体温39℃，脉搏130次/分，呼吸35次/分，血压90/50mmHg。提示：烦躁不安，皮肤巩膜轻度黄染，上腹部压痛及反跳痛，Murphy征阳性，移动性浊音阳性。

71. 急诊应进行的检查是

A. 血淀粉酶及脂肪酶

B. 尿淀粉酶

C. 肝肾功能

D. 血常规

E. 腹部彩超

F. 血气分析

G. 心电图

H. 急诊胃镜

I. 血肿瘤标志物

72. 经过3小时处理，上腹部疼痛剧烈难忍。此时应进行的处理是

A. 禁食、水

B. 使用肠道解痉药

C. 注射吗啡

D. PPI静脉给药

E. 吸氧、输液

F. 腹腔穿刺引流

G. 输红细胞悬液

H. 利尿

73. 血 WBC $20 \times 10^9/L$, N 0.90, Hb 122g/L, Plt $80 \times 10^9/L$, 血淀粉酶650U/L。CT提示胰腺肿大、渗出，胆管扩张，末端结石。腹部X线平片提示肠管扩张，左上腹部膈下见单个较大气液平，无肠型及膈下游离气体。此时诊断考虑的疾病可能是

A. 胆总管结石

B. 急性胰腺炎

C. 胆道蛔虫症

D. 机械性肠梗阻

E. 急性胃肠穿孔

F. 消化性溃疡

G. 急性出血坏死性小肠炎

H. 急性化脓性胆管炎

74. 此时处置不恰当的是

A. 持续胃肠减压

B. 大静脉穿刺置管

C. 胆道减压

D. 3 天后病情好转后行 ERCP 取石

E. 严格控制输液量，避免心衰发生

F. 先选择窄谱抗生素，3 天后根据血培养及药敏试验选择敏感抗生素

G. 选择广谱抗生素，3 天后根据血培养及药敏试验选择敏感抗生素

75. 该患者体重 55kg，CVP 3cmH$_2$O，甘油三酯 9mmol/L，血钙 1.2mmol/L，血糖 15mmol/L，血钾 3.0mmol/L，血白蛋白 28g/L。全胃肠外营养应该选择

A. 液体量 3000~4000ml

B. 液体量 1500ml

C. 10% 葡萄糖液 500ml + 50% 葡萄糖液 200ml + 普通胰岛素 60U，监测血糖

D. 10% 葡萄糖液 500ml + 50% 葡萄糖液 200ml + 普通胰岛素 20U，监测血糖

E. 10% 氯化钾 20ml

F. 10% 氯化钾 60ml

G. 复方氨基酸注射液 500~1000ml

H. 20% 脂肪乳 750ml

I. 葡萄糖酸钙 29

J. 白蛋白 2g

（76~79 题共用题干）

患者女性，25 岁。因发现 HBsAg 阳性 6 年，反复肝功能异常 1 年入院。患者 6 年前查体发现 HBsAg 阳性，肝功能正常，无任何不适症状，未进行治疗。此后患者定期复查肝功能均正常。既往无输血史，无饮酒史。其母亲及哥哥均为 HBsAg 阳性，父体健。1 年前患者劳累后出现乏力、纳差，无腹胀、眼黄、尿黄。无皮肤瘙痒、肝区疼痛、发热等。化验 HBsAg 阳性，抗 - HBs 阴性，HBeAg 阳性，抗 - HBe 阴性，抗 - HBc 阳性；ALT 355U/L，AST 129U/L，总胆红素正常。给予"复方甘草酸苷注射液" 60ml 每日 1 次静脉滴注，治疗半个月后复查 ALT 192U/L，AST 167U/L，HBV DNA 2.45 × 10^{7}copies/ml。改用"复方益肝灵" 84ml，每日 3 次间断口服至今。2 天前复查 ALT 389U/L，AST 280U/L，遂收住院治疗。

76. 根据患者现有病史，考虑其乙肝传播途径为

A. 不洁饮食　　　B. 纹身

C. 输血　　　　　D. 性传播

E. 母婴传播　　　F. 不安全注射

77. 以下项目中，代表乙肝病毒复制指标包括

A. HBsAg　　　　B. 抗 - HBs

C. HBeAg　　　　D. 抗 - HBe

E. 抗 - HBc　　　F. HBV - DNA

78. 该患者 HBsAg 阳性 6 年，反复肝功能异常 1 年。现化验 HBsAg 阳性，抗 - HBs 阴性，HBeAg 阳性，抗 - HBe 阴性，抗 - HBc 阳性。HBV DNA 2.45 × 10^7 copies/ml。ALT 389U/L，AST 280U/L，ALB 45.5g/L，TBil 正常，凝血分析正常，血常规正常，B 超显示弥漫性肝损害，甲胎蛋白正常。根据以上信息，该患者的诊断是

A. HBeAg 阴性慢性乙型肝炎

B. 慢性 HBV 携带者

C. 非活动性 HBsAg 携带者

D. HBeAg 阳性慢性乙型肝炎

E. 代偿期乙型肝炎肝硬化

F. 失代偿期乙型肝炎肝硬化

G. 急性乙型肝炎

H. 肝细胞癌

79. 该患者确诊为上述诊断，现 HBV DNA 阳性，ALT升高。根据以上信息，该患者应该进行抗病毒治疗的适应证包括

A. ALT≥2 倍正常值上限

B. HBV DNA≥105copies/ml

C. ALT≥5 倍正常值上限

D. ALT <2 倍正常值上限

E. HBV DNA≥106copies/ml

F. HBV DNA≥104copies/ml

(80 ~ 83 题共用题干)

患者男性，55岁。酗酒20年。半年余来间断出现中上腹隐痛，向腰背部放散，不敢平卧，食欲减退，伴消瘦。便常规：大量脂肪球。腹部超声：胰腺增大，边缘不清。

80. 初步诊断可能为

A. 急性胰腺炎　　B. 急性胆囊炎

C. 慢性胰腺炎　　D. 慢性胆囊炎

E. 胰腺癌　　F. 胃癌

81. 为了确定诊断所需要的检查是

A. 腹部增强 CT

B. 外科手术探查

C. 细针穿刺活检

D. MRCP

E. 胃镜

F. 超声胃镜

82. 若检查暂排除恶变，其 MRCP 表现可有

A. 主胰管口径增大而不规则

B. 胰管扭曲变形

C. 胰管不规则狭窄或胰管中断

D. 胰管小分支有囊性扩张

E. 可以显示胆管系统病变

F. 胰管呈串珠状改变

83. 该疾病的并发症包括

A. 胰腺假性囊肿

B. 胆总管狭窄

C. 十二指肠梗阻

D. 胰瘘

E. 胰源性门静脉高压

F. 假性动脉瘤

(84 ~ 86 题共用题干)

患者男性，18岁。因反复腹痛、腹泻2年。大便每天2~3次，黏液血便，伴阵发性右下腹痛，便后稍缓解。近3天出现发热，体温至38℃，腹痛加重，大便不解，肛门有排气。查体：肠鸣音亢进，可闻及气过水声，肛周可见皮肤红肿，有脓液流出。

84. 该患者最可能的诊断是

A. 溃疡性结肠炎

B. 克罗恩病

C. 伤寒

D. 结核性腹膜炎

E. 淋巴瘤

F. 肠结核

85. 该患者会出现的临床表现为

A. 消瘦　　B. 贫血

C. 白蛋白低　　D. 高钙血症

E. 维生素缺乏　　F. 骨质疏松症

86. 目前在治疗上，以下哪项是不正确的

A. 高营养、低渣饮食

B. 肠外营养

C. 补充维生素

D. 激素治疗

E. 暂禁食

F. 服用柳氮磺吡啶

(87~89 题共用题干)

患者男性，60 岁。因 "反复腹痛 1 年，加重 3 天" 入院。既往有长期饮酒史，伴体重下降，腹泻，怀疑慢性胰腺炎。

87. 首先不考虑下列哪项检查
    A. 粪脂检查　　　B. EUS
    C. ERCP　　　　D. 血糖检测
    E. 胰泌素试验　　F. 腹部平片

88. 以下支持慢性胰腺炎诊断的是
    A. 胰腺萎缩
    B. 腹部平片可见胰腺钙化灶
    C. MRCP 提示胰管扩张
    D. 胰腺肿大，周围渗出
    E. 内镜超声提示胰管不规则改变
    F. 单个液体积聚

89. 患者近期使用胰酶替代治疗及口服镇痛药物治疗，症状控制良好，随访中最应该监测的是
    A. 凝血功能　　　B. 血常规
    C. 胃镜　　　　　D. CA19-9
    E. 肝肾功能　　　F. 血淀粉酶

(90~93 题共用题干)

患者男性，50 岁。既往有乙型肝炎病史，近日感腹胀，进食少量粗糙食物后出现呕血 700ml，间断黑便 300ml，查体：BP 90/70mmHg，HR 105 次/min，肠鸣音亢进。

90. 考虑此患者出血原因为
    A. 急性胃黏膜病变
    B. 食管-胃底静脉曲张破裂出血
    C. 急性糜烂性胃炎
    D. 胃癌
    E. 胃溃疡
    F. 食管贲门黏膜撕裂

91. 该患者出血量较大，若紧急止血治疗应采取
    A. 抗酸药治疗
    B. 输血

C. 三腔二囊管压迫止血
D. 手术治疗
E. 胃黏膜保护剂
F. 垂体后叶素

92. 经过上述方式止血后出血停止，还需进行的治疗有
    A. 抗酸药治疗
    B. 补充血容量
    C. 维持水、电解质平衡
    D. 生长抑素降低门脉压
    E. 合并感染时应用抗生素
    F. 密切监测生命体征，注意有无再出血

93. 如患者出血得以控制，为明确诊断应首选的检查是
    A. 胃镜　　　　　B. X 线钡餐检查
    C. B 超　　　　　D. 腹部 CT
    E. 血管造影　　　F. 腹部 B 超

(94~97 题共用题干)

患者男性，61 岁。发现黄疸 2 个月，伴瘙痒、食欲减退、大便次数增多，体重明显减轻。查体：轻度黄疸，肝肋下 3cm，在右肋下 4cm 可触及胆囊，无压痛。

94. 应优先检查哪些项目
    A. 肝功能　　　　B. 血常规
    C. B 超　　　　　D. 心电图
    E. 胸 CT　　　　F. 结肠镜

95. 提示：实验室检查 ALB 38g/L，TB 43μmol/L，DB 36μmol/L，AST/ALT 215/322U/L，ALP/GGT 1550/780U/L。该患者可能的诊断是
    A. 病毒性肝炎　　B. 胆石症
    C. 慢性胰腺炎　　D. 胰头癌
    E. 肝细胞肝癌　　F. 梗阻性黄疸

96. 提示：B 超示胆囊明显增大，肝内胆管轻度扩大，胰头显示不清。根据上

述情况，下列哪些诊断是错误的

A. 胰头癌

B. 壶腹部肿瘤

C. 胆总管结石

D. 肝内胆汁淤积

E. 肝门部肿块

97. 进一步行哪些检查以明确诊断

A. ERCP   B. MRCP

C. 超声内镜   D. CA19-9

E. CT   F. 肝穿刺

（98～100题共用题干）

患者男性，45岁。有慢性乙肝病史15年，近5个月感觉体力下降，时感腹胀，消瘦。15天前因饮食不洁出现腹泻、腹痛，服药后腹泻好转。但近3天出现发热，明显腹痛、腹胀，小便发黄，尿量明显减少。入院后查体：意识尚清，但烦躁多语，慢性肝病面容，巩膜轻度黄染，明显肝掌，可见蜘蛛痣，心肺未见异常；腹部膨隆，脐下有压痛，轻度反跳痛，移动性浊音阳性。实验室检查：白细胞计数 $9.4 \times 10^9/L$，中性粒细胞 0.89；K^+ 3.5mmol/L，Na^+ 139mmol/L，Cl^- 98mmol/L，血氨

96μmol/L。

98. 诊断肝肾综合征的主要依据为

A. 内毒素血症

B. 尿量减少

C. 尿素氮高于正常2倍

D. 慢性肝病基础上发生急性肾衰竭

E. 肾素-血管紧张素-醛固酮升高

F. 肝掌及蜘蛛痣

99. 以下治疗措施合理的有

A. 联合抗感染

B. 腹水浓缩回输

C. 保肝，退黄

D. 支持治疗，稳定内环境

E. 利尿，改善肾血液循环，保护肾功能

F. 预防并发症

100. 该患者治疗成败的关键在于

A. 能否进行肝移植

B. 放腹水治疗

C. 广谱、足量、联合抗感染的效果

D. 保肝、退黄和支持治疗措施的得当

E. 人工肝支持治疗的时机

F. 并发症的控制

全真模拟试卷（三）

一、单选题：每道试题由 1 个题干和 5 个
备选答案组成，题干在前，选项在后。
选项 A、B、C、D、E 中只有 1 个为
正确答案，其余均为干扰选项。

1. 细胞原癌基因点突变最常见的是
   A. 碱基替换　　　B. 碱基插入
   C. 碱基缺失　　　D. 碱基重复
   E. 碱基颠换

2. 根据罗马Ⅲ的诊断标准，功能性消化不
   良可分为
   A. 溃疡样消化不良、动力障碍样消化
   不良、反流样消化不良 3 个亚型
   B. 溃疡样消化不良、动力障碍样消化
   不良、非特异性消化不良 3 个亚型
   C. 餐后不适综合征和上腹疼痛综合征 2
   个亚型
   D. 溃疡样消化不良、动力障碍样消化
   不良 2 个亚型
   E. 动力障碍样消化不良、非特异性消
   化不良 2 个亚型

3. 属于间接致癌物的是
   A. 糖精　　　　　B. 亚硝酰胺类
   C. 致癌性烷化剂　D. 亚硝胺
   E. 巴豆油

4. 弯腰屈膝位可使腹痛减轻，提示的疾
   病是
   A. 消化性溃疡
   B. 胰腺癌
   C. 十二指肠淤积症
   D. 胆总管结石
   E. 胆囊结石伴急性胆囊炎

5. 最易发生出血的溃疡是
   A. 巨大溃疡　　　B. 幽门管溃疡
   C. 球后溃疡　　　D. 胃溃疡
   E. 复合溃疡

6. 急性出血性糜烂性胃炎的主要临床症
   状是
   A. 呕血、黑便　　B. 恶心、呕吐
   C. 腹胀、腹泻　　D. 腹痛不适
   E. 食欲减退

7. 患者女性，58 岁。纳差、上腹部不适 3
   年。胃镜检查示：胃黏膜变薄，皱襞稀
   疏。血红蛋白 86g/L，MCV 102fl。该患
   者应主要补充的维生素是
   A. 维生素 C　　　B. 维生素 A
   C. 维生素 E　　　D. 维生素 K
   E. 维生素 B_{12}

8. 十二指肠球部溃疡时，酸负荷情况是
   A. 明显增加　　　B. 减少
   C. 缺如　　　　　D. 正常
   E. 轻度增加

9. 肝肾综合征患者的肾脏病理改变是
   A. 肾单位纤维化
   B. 肾皮质坏死
   C. 肾髓质坏死
   D. 功能性的损害
   E. 胆红素对肾脏的毒性作用

10. 卡纳达 - 克朗凯特综合征（Canada -
    Cronkhite 综合征）的特征不包括
    A. 胃肠道错构瘤息肉病
    B. 有外胚层病变（如脱发、指甲萎缩）
    C. 无家族史

D. 有家族史

E. 中年到老年发病

11. 加德纳综合征的肠外病变最多见的是

    A. 皮肤和软组织肿瘤

    B. 皮肤和骨瘤

    C. 软组织肿瘤和骨瘤

    D. 骨瘤

    E. 以上均不对

12. 上消化道内镜检查的并发症不包括

    A. 擦伤

    B. 穿孔、出血

    C. 食管贲门撕裂

    D. 气体爆炸

    E. 吸入性肺炎

13. 食管测压,当食管下括约肌(LES)静息压降低至下列何种程度以下易导致胃食管反流

    A. 食管下括约肌(LES)静息压 < 20mmHg

    B. 食管下括约肌(LES)静息压 < 40mmHg

    C. 食管下括约肌(LES)静息压 < 10～30mmHg

    D. 食管下括约肌(LES)静息压 < 6mmHg

    E. 食管下括约肌(LES)静息压 < 15mmHg

14. 自身腹水浓缩回输术的穿刺点位于

    A. 左下腹(或右下腹)脐与左(或右)髂骨连线中外1/3处

    B. 左下腹(或右下腹)脐与左(或右)髂骨连线中内1/3处

    C. 左下腹(或右下腹)脐与左(或右)髂骨连线中外2/3处

    D. 左下腹(或右下腹)脐与左(或右)髂骨连线中内2/3处

    E. 左下腹(或右下腹)脐与左(或右)髂骨连线中

15. 溃疡性结肠炎的肠外表现不包括

    A. 外周关节炎

    B. 结节性红斑

    C. 坏疽性脓皮病

    D. 原发性硬化性胆管炎

    E. 颧部红斑

16. 关于功能性消化不良的描述,不正确的是

    A. 多见于女性

    B. 有消化不良的症状

    C. X线或胃镜检查未见溃疡、炎症或占位

    D. 检查未发现肝胆疾病

    E. 主要依据临床表现与消化性溃疡相鉴别

17. 真菌性食管炎与食管癌鉴别的确诊方法是

    A. 依据临床症状

    B. 食管钡餐检查

    C. 脱落细胞检查

    D. 免疫诊断方法

    E. 病理活检以及纤维胃镜检查

18. 腐蚀性胃炎黏膜改变哪项不正确

    A. 盐酸呈灰棕色痂

    B. 硝酸呈黄色痂

    C. 醋酸呈白色痂

    D. 硫酸呈黑色痂

    E. 强碱呈透明痂

19. 引起胰腺血管坏死的是

    A. 胰蛋白酶   B. 糜蛋白酶

    C. 弹力蛋白酶   D. 磷脂酶A

    E. 激肽酶

20. 不符合B型慢性萎缩性胃炎表现的是

    A. 胃体弥漫性萎缩

    B. 胃窦正常

C. 胃酸分泌增加

D. 恶性贫血发生率高

E. 血清促胃液素不定，可以降低或不变

21. 空肠与回肠的区别，说法错误的是

A. 空肠较回肠管壁更厚

B. 空肠以消化功能为主，回肠以吸收功能为主

C. 空肠血供较回肠丰富

D. 空肠小肠襻多位横位排列，回肠多为纵位排列

E. 空肠淋巴结多为集合淋巴滤泡，回肠淋巴结多为孤立淋巴滤泡

22. 乙型肝炎患者体内是否存在 HBV 复制，可检测

A. 抗 – 前 S2 抗体

B. HBsAg

C. HBV – DNA

D. 抗 – HBe

E. 抗 – HBC IgG

23. 以下哪种情况甲胎蛋白不增高

A. 慢性乙型病毒性肝炎

B. 妊娠妇女和新生儿

C. 肝硬化

D. 生殖腺胚胎癌

E. 肝脏腺瘤

24. 符合胆道蛔虫病早期体征的是

A. 剑突右下方明显压痛，轻度肌紧张和反跳痛

B. 剑突右下方轻压痛，无肌紧张和反跳痛

C. 剑突右下方明显压痛，显著肌紧张和反跳痛

D. 剑突右下方明显压痛，肝区叩痛

E. 剑突右下方明显压痛，伴寒热和黄疸

25. 关于下消化道出血的描述，错误的是

A. 是指十二指肠与空肠移行部十二指肠悬韧带以下的小肠和结肠疾患引起的肠道出血

B. 分为慢性隐性出血、慢性少量显性出血和急性大出血三种类型

C. 常常是各种下消化道疾病的最常见症状

D. 一般来说，出血部位越高，则便血的颜色越暗；出血部位越低，则便血的颜色越鲜红，或表现为鲜血

E. 不可能出现柏油样便

二、多选题：每道试题由 1 个题干和 5 个备选答案组成，题干在前，选项在后。选项 A、B、C、D、E 中至少有 2 个正确答案。

26. 细胞凋亡作为生理过程的意义在于

A. 维持体内细胞数量动态平衡

B. 清除多余和丧失功能的细胞

C. 清除衰老和病变的细胞

D. 防止酸碱平衡紊乱

E. 促进骨髓造血

27. 腹壁柔韧感可见于

A. 结核性腹膜炎

B. 血腹

C. 腹膜癌病

D. 胃穿孔

E. 巨大卵巢囊肿

28. 关于紧急结肠镜的适应证正确的是

A. 疑为肠穿孔、急性腹膜炎患者

B. 乙状结肠扭转或肠套叠需要结肠镜复位者

C. 肠道疾病术中需要急诊内镜检查者

D. 肠道内有异物需要急诊取出者

E. 结肠癌患者需病理确诊者

29. 可引起腹痛的全身性疾病包括

A. 克罗恩病

B. 过敏性紫癜

C. 溃疡性结肠炎

D. 铅中毒

E. 血卟啉病

30. 功能性腹胀患者适宜的食物有

A. 萝卜　　　　　B. 山楂

C. 番茄　　　　　D. 牛奶

E. 大豆

31. 关于碱性磷酸酶的叙述，下列哪些是正确的

A. ALP 在肝脏主要分布于肝细胞的血窦侧和毛细胆管侧的微绒毛上

B. ALP 经胆汁排入小肠

C. 当胆汁排出不畅、毛细胆管内压增高时可诱发产生大量的 ALP

D. 来自骨骼、肠道、肾脏、胎盘等处的 ALP 也随胆汁排泄

E. 胆汁淤滞时 ALP 升高

32. 结肠的组成部分中属于腹膜内位器官且活动度小的有

A. 升结肠　　　　B. 横结肠

C. 降结肠　　　　D. 直肠

E. 乙状结肠

33. 黄疸的血清酶活力测定内容中，肝细胞损害最灵敏的指标是

A. 血清谷丙转氨酶（GPT）

B. 血清谷草转氨酶（GOT）

C. 碱性磷酸酶（ALP）

D. γ-谷氨酰转肽酶（γ-GT）

E. 腺苷脱氨酶（ADA）

34. 以下关于吞棉线试验的说法正确的是

A. 主要用于下消化道出血

B. 可以估计出活动性出血的部位

C. 用 1~2m 长的白色棉线

D. 可以检出整个空肠的出血

E. 留置时间不少于 6 小时

35. 嗜酸细胞的主要炎性递质有

A. 主要碱性蛋白

B. 嗜酸细胞阳离子蛋白

C. 嗜酸细胞源神经毒素

D. 嗜酸细胞过氧化物酶

E. 组胺

36. 可累及食管运动功能的全身性疾病有

A. 糖尿病

B. 缺铁性贫血

C. 皮肌炎

D. 硬皮病

E. 甲状腺功能减退症

37. 经皮经肝穿刺门静脉途径栓塞静脉曲张术（PTVE）的术后并发症有

A. 门静脉血栓形成

B. 腹腔内大出血

C. 肝包膜下血肿

D. 肺、心、脑血栓

E. 腹膜炎

38. 可以导致霉菌性食管炎的病原体

A. 白念珠菌　　　　B. 热带念珠菌

C. 克鲁斯念珠菌　　D. 植物真菌

E. 隐球菌

39. 特发性嗜酸性粒细胞增多症的治疗原则为

A. 原发病的治疗

B. 降低嗜酸性粒细胞数

C. 出现严重的器官损伤时首选激素治疗

D. 激素治疗疗效差者可加用细胞毒药物

E. 对难治性患者可考虑骨髓移植

40. 胃食管反流病术后常见的并发症有

A. 腹胀　　　　　B. 吞咽困难

C. 咽痛　　　　　D. 腹泻

E. 声音嘶哑

41. 下列哪些与十二指肠球部溃疡有关
    A. Hp 感染
    B. 胃酸分泌增加
    C. 胃排空快
    D. 黏膜防护机制减弱
    E. 黏膜供血不足

42. 妊娠期急性胰腺炎的诊断依据
    A. 腹痛
    B. 黄疸
    C. 血淀粉酶、脂肪酶增高 1 倍以上
    D. B 超示胰腺形态改变
    E. 排除其他疾病

43. 胃癌的血行转移中，最容易受累的是
    A. 肝　　　　B. 肺
    C. 胰腺　　　D. 骨骼
    E. 脑

44. 食管贲门失弛缓症的并发症可有
    A. 肺部感染
    B. 食管炎
    C. 食管 - 气管瘘
    D. 食管癌
    E. 溃疡和出血

45. 黑斑息肉综合征胃肠道的首发症状为
    A. 便血　　　　B. 腹痛合并便血
    C. 腹胀　　　　D. 腹泻
    E. 压痛

46. 以下疾病不会引起肝硬化的是
    A. 甲型病毒性肝炎
    B. 乙型病毒性肝炎
    C. 丙型病毒性肝炎
    D. 丁型病毒性肝炎
    E. 戊型病毒性肝炎

47. 急性胰腺炎的局部并发症为
    A. 假性囊肿　　B. 脂肪钙化
    C. 胰腺囊肿　　D. 消化道出血

E. 败血症

48. 主要侵犯回盲部的疾病有
    A. 阿米巴肠病
    B. 细菌性痢疾
    C. 克罗恩病
    D. 溃疡性结肠炎
    E. 肠结核

三、共用题干单选题：以叙述一个以单一患者或家庭为中心的临床情景，提出 2~6 个相互独立的问题，问题可随病情的发展逐步增加部分新信息，每个问题只有 1 个正确答案，以考查临床综合能力。答题过程是不可逆的，即进入下一问后不能再返回修改所有前面的答案。

（49~50 题共用题干）

患者男性，45 岁。1 天前进食较硬食物后突发呕血 1 次，约 400ml，排黑色糊状便 2 次，每次量约 200g，无腹痛。既往乙型肝炎病史 14 年，1 年前曾发生类似呕血 1 次。查体：BP 105/65mmHg。皮肤巩膜无黄染，腹软，无压痛，肝肋下未触及，脾肋下 2cm，移动性浊音阴性，肠鸣音 4~5 次/分钟。实验室检查：Hb 95g/L，WBC 2.5×10^9/L，Plt 47×10^9/L。

49. 首先考虑的出血原因是
    A. 急性糜烂出血性胃炎
    B. 胃癌
    C. 胃溃疡
    D. 贲门黏膜撕裂
    E. 食管胃底静脉曲张破裂

50. 目前最有意义的检查方法是
    A. 胃镜
    B. 腹部 CT
    C. 腹部 B 超
    D. 腹部 MRI
    E. 上消化道 X 线钡剂造影

(51~53题共用题干)

患者男性，30岁，长期嗜酒，中上腹疼痛8小时，伴发热、恶心。既往体健。查体：患者弯腰抱膝位，T 39.2℃，中上腹压痛不明显，无肌紧张及反跳痛，肠鸣音减少；血清淀粉酶增高（超过正常3倍）。

51. 此患者可初步诊断为
    A. 急性胃肠炎
    B. 急性胆囊炎
    C. 急性胰腺炎
    D. 心肌梗死
    E. 消化道溃疡急性穿孔

52. 若患者进行腹部X线检查可见
    A. 膈下游离气体
    B. 液气平面
    C. 胰区钙化
    D. 胆道结石
    E. "哨兵襻"和"结肠切割征"

53. 若给予"加贝酯200mg，溶于500ml糖盐水中静滴"处理，其目的是为了
    A. 维持水、电解质平衡
    B. 解除胃肠平滑肌痉挛
    C. 抗菌药物
    D. 营养支持
    E. 抑制胰酶活性

(54~56题共用题干)

患者女性，44岁。有胃病史9年余。近1年症状加剧，纳差。胃镜示胃角溃疡，Hp（+）。

54. 在问诊时最有诊断价值的病史是
    A. 上腹部痛无规律性
    B. 饥饿痛为主，进食后缓解
    C. 午夜痛为主
    D. 餐后痛为主
    E. 发作性剧痛

55. 胃良性溃疡与恶性溃疡主要鉴别方法是
    A. 根据疼痛程度
    B. 根据个身情况
    C. 根据粪便隐血持续阳性
    D. 根据胃镜与X线钡餐检查
    E. 根据内科治疗疗效

56. 本病例的最佳治疗方法是
    A. 羟氨苄青霉素加甲硝唑
    B. 多潘立酮加羟氨苄青霉素
    C. 铋剂加羟氨苄青霉素加甲硝唑
    D. 生胃酮
    E. 手术切除

(57~59题共用题干)

患者女性，60岁。早期胃癌术后1年复查。"C-UBT"试验阳性。

57. 该患者存在何种细菌感染
    A. 大肠埃希菌
    B. 粪球菌
    C. 金黄色葡萄球菌
    D. 溶血性链球菌
    E. 幽门螺杆菌

58. 该细菌产生的可破坏细胞膜完整性的物质是
    A. 尿素酶　　B. 反应蛋白
    C. 内毒素　　D. 脂酶
    E. 脂多糖

59. 该患者应给予下列何种治疗
    A. 手术治疗
    B. 黏膜保护药
    C. PPI
    D. 含铋剂三联疗法
    E. 中医中草药

(60~62题共用题干)

患者男性，48岁。有8年溃疡性结肠炎病史，表现为反复发作性腹痛、腹泻，黏液血便，多次粪便细菌培养阴性。因近

2个月出现频繁便血、痢疾样脓血便伴里急后重入院。大便 4～6 次/天，同时有食欲缺乏、腹胀、消瘦、乏力。查体：腹平软，左下腹轻压痛，未触及包块。

60. 应首先考虑的疾病是
    A. 痢疾
    B. 溃疡性结肠炎
    C. 结肠癌
    D. 肠结核
    E. 克罗恩病

61. 最有意义的确诊手段是
    A. 结肠镜检查
    B. 粪便常规
    C. 腹部 B 超
    D. 腹部听诊
    E. 钡剂灌肠 X 线检查

62. 如诊断为上述疾病，最佳治疗方案是
    A. 手术治疗
    B. 口服柳氮磺吡啶
    C. 化疗
    D. 放疗
    E. 中药

(63～65 题共用题干)

患者女性，46 岁。6 周前诊断为急性胰腺炎，住院治疗后病情缓解出院。1 周前开始自觉上腹胀痛，进食后加重，恶心，未吐，无发热。查体：左上腹可触及一包块，大小约 3cm×6cm，无明显压痛。血象及淀粉酶、脂肪酶正常。

63. 目前该患者的诊断是
    A. 包裹性坏死
    B. 胰腺假性囊肿
    C. 急性胰腺炎
    D. 慢性胰腺炎
    E. 胰腺癌

64. 有助于明确诊断的检查是
    A. 腹部超声　　　B. MRCP

C. 胃镜　　　D. 胰腺 CT 增强
E. 消化道造影

65. 下一步的处理方法是
    A. 定期复查
    B. 按照急性胰腺炎正规治疗
    C. 外科手术治疗
    D. 补充胰酶等治疗
    E. 进阶式微创引流

四、案例分析题：每道案例分析题至少 3～12 问。每问的备选答案至少 6 个，最多 12 个，正确答案及错误答案的个数不定。考生每选对一个正确答案给 1 个得分点，选错一个扣 1 个得分点，直至扣至本问得分为 0，即不含得负分。案例分析题的答题过程是不可逆的，即进入下一问后不能再返回修改所有前面的答案。

(66～70 题共用题干)

患者女性，24 岁，主因恶心、呕吐、便次增多半年，尿频 4 个月入院。查体：体型消瘦，体重指数 14.52kg/m²，口腔颊部可见 2 处口腔溃疡。心、肺（－），腹平坦，全腹无压痛、反跳痛，肝、脾肋下未及，肠鸣音弱，2 次/分，移动性浊音（－），双下肢无水肿，四肢关节（－），肛诊（－）。

66. 应检查的项目包括
    A. 血常规　　　B. 肝、肾功能
    C. 尿、粪常规　　　D. 血沉
    E. 上消化道造影　　　F. 胃镜
    G. 腹部 B 超　　　H. 膀胱 B 超

67. 提示：尿蛋白：1g/L，上消化道造影及胃镜均显示胃黏膜弥漫性充血、水肿，黏膜粗大，胃壁僵硬。泌尿系统超声：双肾积水伴双侧输尿管全程扩张，膀胱壁弥漫增厚，膀胱腔小。此时为明确诊断应该选择的检查手段为

A. ANA + dsDNA

B. ENA

C. 补体

D. CA 系列

E. 胃黏膜活检

F. 剖腹探查

G. 幽门螺杆菌检测

H. 胃液分析

68. 提示：胃黏膜多次活检均未见癌细胞，CA 系列正常。补体：C3 56.5mg/dl。抗 ENA：扩散法抗 SSA（+）原液、ANA（+）1∶160。自身抗体：AMA（+）1∶80；LA、ACL、ANCA、dsDNA（-）。诊断考虑的疾病是

A. Mallory - Weiss 综合征

B. 胃 MALT 淋巴瘤合并膀胱癌

C. 胃腺癌

D. 胃泌素瘤

E. 系统性红斑狼疮的内脏受累

F. 自身免疫性肝炎

G. 卵巢癌胃及膀胱转移

H. MEN - 1

69. 提示：入院后 1 周患者突发腹胀、全腹痛。查体：中上腹肌紧张，压痛（+），反跳痛（+），听诊肠鸣音消失。急查胰腺功能：AMYL 149U/L，LIPA 1617U/L。腹部 B 超：胰腺增大并回声不均，肝回声不均，肝外胆管扩张；胆囊壁增厚，胆囊内胆汁淤积；脾略大。此时考虑患者最有可能的诊断是

A. 急性胆囊炎

B. IBS

C. 胆源性胰腺炎

D. 急性肠梗阻

E. 急性腹膜炎

F. 急性化脓性胆管炎

G. 系统性红斑狼疮合并自身免疫性胰腺炎

70. 能逆转病情进展的根本治疗是

A. 激素冲击治疗

B. 抗感染治疗

C. 化疗

D. 手术治疗

E. 肠内、外营养

F. 输血

G. 输清蛋白

（71～75 题共用题干）

患者男性，60 岁。间断上腹痛伴反酸、嗳气 2 年，受凉后及换季时加剧。近 2 天来症状加重，且呕吐咖啡样物 500g，有黑色血块，排黑便 300g。出血后腹痛缓解。既往体健。

71. 患者上消化道出血最可能的原因是

A. 胃癌

B. 消化性溃疡

C. 食管裂孔疝

D. 急性胃黏膜病变

E. 食管静脉曲张破裂

F. Mallory - Weiss 综合征

G. 胃血管畸形

72. 查体：BP 8C/50mmHg，P110 次/min，心肺未见异常，腹部无压痛，肝脾未及，移动性浊音阴性。急诊应采取的治疗措施是

A. 监测生命体征

B. 禁食

C. 补充血容量

D. 静脉注射奥美拉唑

E. 去甲肾上腺素冰盐水洗胃

F. 根除幽门螺杆菌

G. 血管栓塞治疗

H. 手术治疗

73. 给予静脉推注奥美拉唑 40mg/d。对该

患者使用奥美拉唑正确的说法是

A. 患者诊断可能为消化性溃疡

B. 患者诊断可能为食管静脉曲张破裂

C. 如考虑诊断为胃血管畸形则不应使用奥美拉唑

D. 如考虑为胃泌素瘤不应使用奥美拉唑

E. 严重肝功能不全时慎用，必要时剂量减半

F. 可有口干、轻度恶心、呕吐、腹胀、便秘、腹泻、腹痛等不良反应

G. 奥美拉唑可降低门静脉压力

74. 提示：患者 Hb 72g/L，BP 80/50mmHg，P 110 次/min。给予患者输血及补液治疗。在治疗过程中应监测的项目有

A. 血红蛋白　　　B. 心率

C. 血压　　　　　D. 尿素氮

E. 中心静脉压　　F. 尿量

G. 血淀粉酶

75. 提示：经内科积极治疗 24 小时后，患者再次解黑便 100ml，BP 100/60mmHg，P 80 次/min。此时应采取的最佳处理措施是

A. 急诊胃镜

B. 三腔二囊管

C. 急诊上消化道造影

D. 继续抑酸、补液

E. 继续非手术治疗

F. A＋D＋E

（76～79 题共用题干）

　　患者男性，45 岁。8 小时前饱餐后出现持续性上腹痛，2 小时前开始出现咳嗽，进行性呼吸困难。查体：BP 86/55mmHg，P 125 次/min，T 38.5℃，巩膜黄染，全腹压痛，伴反跳痛及肌紧张。血淀粉酶 900U/L。

76. 最可能的诊断有

A. 轻症急性胰腺炎

B. 消化性溃疡穿孔

C. 心肌梗死

D. 重症急性胰腺炎

E. 机械性肠梗阻

F. 慢性胆囊炎

77. 该患者的发病原因可能是

A. 十二指肠乳头萎缩

B. 胃酸分泌过多

C. Oddi 括约肌痉挛

D. 胰液大量分泌

E. 胰管钙化

F. 胆汁大量分泌

78. 为了进一步评价该患者的病情，最合适的检查是

A. 胰腺 CT 增强

B. 腹部超声

C. 胃镜

D. 腹部立位平片

E. 肾功能

F. 血气分析

79. 腹部超声提示肝内外胆管未见扩张。必需的治疗措施有

A. 禁食水

B. 抑酸治疗

C. 抑制胰液分泌

D. 液体复苏

E. 外科手术

F. 胃肠减压

（80～83 题共用题干）

　　患者男性，64 岁，以间歇性上腹痛和腹泻 2 年来院就诊。既往史：大量饮酒史。查体：腹软，上腹压痛，无反跳痛及肌紧张。

80. 下列可能的诊断是

A. 酒精性肝病　　B. 慢性胰腺炎

C. 左侧肾结石　　D. 消化性溃疡

E. 胰腺癌　　　F. 慢性胆囊炎

81. 粗略鉴别诊断考虑检查下列哪项
    A. CA19 – 9　　B. 立位腹部平片
    C. 尿常规　　　D. 胃镜
    E. 血常规　　　F. 肝功能

82. 如果立位腹部平片发现第 3 腰椎左侧可见结石影，则考虑
    A. 结核性腹膜炎
    B. 膀胱癌
    C. 左侧输尿管结石
    D. 慢性胰腺炎
    E. 胰腺癌
    F. 慢性胆囊炎

83. 当上述检查均不能除外胰腺癌时应如何处理
    A. 定期复查腹部增强 CT
    B. 经皮细针穿刺活检
    C. 外科手术探查
    D. 对症治疗
    E. 超声内镜检查 + 活检
    F. 内镜检查

(84 ~ 86 题共用题干)

患者男性，30 岁，乏力、上腹不适 4 天，尿黄、大便色浅 2 天入院。既往体健，否认肝炎病史及其他密切接触史，无手术、外伤史，无血制品输注史。近 2 个月饮食睡眠不规律，饮酒 10 年，相当于乙醇 20g/d。体检：皮肤、黏膜黄染，未见肝掌、蜘蛛痣及皮下出血点，双肺呼吸音清，心率 81 次/分，腹软，无压痛及反跳痛。Murphy 征阴性，肝脾未触及，移动性浊音阴性，双下肢无水肿。生化：ALT 2642U/L，AST 2162U/L，GGT 103U/L，ALP 149U/L，TBil 411.1μmol/L，DBil 277.4μmol/L。腹部 B 超：胆囊炎性病变。

84. 该患者可能考虑的诊断有
    A. 急性黄疸型病毒性肝炎

B. 慢性病毒性肝炎急性发作
C. 药物性肝损害
D. 自身免疫性肝炎
E. 急性胰腺炎
F. 肠梗阻
G. 急性胆囊炎
H. 酒精性肝病

85. 进一步检查发现血常规：WBC 8.06 × 10^9/L，Hb 153g/L，Plt 212 × 10^9/L，PTA 75%，抗 – HAV IgM、抗 – HEV IgM、抗 – HCV 均阴性。HBsAg > 250.00IU/ml，HBsAb 0.00mIU/ml，HBeAg 35.13S/CO；HBeAb 3.17S/CO，HBcAb 7.73S/CO，HBV DNA <500IU/ml，3 天后复查 ALT 1024U/L，AST 371U/L，TBil 461μmol/L，DBil 311μmol/L。HBsAg 2544IU/ml，10 天后复查 ALT 109U/L，AST 53U/L，TBil 117.9μmol/L，DBil 93.3μmol/L。HBsAg 1093IU/ml。家属提供 5 个月前体检结果：ALT 正常，HBsAg 阴性。最可能的诊断为
    A. 急性肝衰竭
    B. 急性乙型病毒性肝炎
    C. 慢性乙型肝炎急性发作
    D. 慢加急性肝衰竭
    E. 酒精性肝病
    F. 慢性丙型病毒性肝炎

86. 若希望对病情做全面评估，下列哪项检查不必要
    A. 腹部 B 超检查肝脏大小、胆囊动态情况
    B. 监测 HBsAg 动态变化
    C. 胃镜检查
    D. 胸部 CT 扫描
    E. 肝脏生化
    F. 监测 HBeAg 动态变化

（87～89 题共用题干）

患者男性，61 岁。有 20 多年大量饮酒史。因 2 天前出现呕血、柏油样便，1 天出现意识恍惚急诊。查体：血压 90/50mmHg，巩膜黄染，睡眠倒错、健忘，计算力尚可，扑翼样震颤（＋）。脑电图正常。血常规：Hb 62g/L。血气分析：pH 7.50，血钾 2.3mmol/L，血氨 80μmol/L。

87. 该患者的表现属于肝性脑病的哪个分期
    A. 轻微肝性脑病　　B. 一期
    C. 二期　　　　　　D. 三期
    E. 四期　　　　　　F. 五期

88. 针对诱因应采取的治疗措施有
    A. 纳洛酮
    B. 应用 PPI
    C. 应用精氨酸降氨
    D. 紧急输血纠正贫血
    E. 纠正低钾血症及碱中毒
    F. 应用乳果糖灌肠酸化肠道

89. 肝性脑病的智力测验方法有
    A. 数字连接试验（NCT）
    B. 韦氏成人智力量表（WAIS－C）
    C. 连续反应时间测定（CRT）
    D. 质子磁共振光谱分析
    E. 诱发电位检查
    F. 血氨检查

（90～93 题共用题干）

患者男性，64 岁。胸骨后灼烧痛 2 周，伴反酸，偶有吞咽不畅。口服奥美拉唑 2 周后缓解。

90. 首先诊断考虑
    A. 食管癌
    B. 胃食管反流病
    C. 消化性溃疡
    D. 贲门失迟缓
    E. 冠心病

F. 功能性消化不良

91. 该疾病的诱发因素包括
    A. 负重劳动　　　B. 腹水
    C. 吸烟　　　　　D. 肥胖
    E. 妊娠　　　　　F. 饮酒

92. 该疾病对食管的直接损伤因素包括
    A. 胃酸
    B. 胃蛋白酶
    C. 非结合胆盐
    D. 胰酶
    E. 唾液蛋白酶
    F. 幽门螺杆菌

93. 需定期复查内镜的情况包括
    A. 糜烂性胃食管反流病
    B. 合并食管裂孔疝
    C. Barrett 食管
    D. 药物治疗不佳，症状持续不缓解
    E. 不典型增生
    F. 内镜阴性胃食管反流病

（94～97 题共用题干）

患者女性，50 岁。因反复上腹痛、消瘦、黄疸 5 个月。

94. 进一步询问病史，患者近 1 年常腹泻，稀糊状，无脓血，以下检查中价值不大的是
    A. CT　　　　　B. MRCP
    C. EUS　　　　D. IgG4
    E. B 超　　　　F. ERCP

95. CT 提示胰头占位，IgG4 阳性，要进一步明确诊断，首选
    A. ERCP
    B. CA19－9
    C. EUS 引导下细针胰腺穿刺活检
    D. PET－CT
    E. 血管造影

96. 如上述检查未找到胰腺癌的证据，考

虑自身免疫性胰腺炎。治疗方案应考虑的是

A. 激素治疗

B. ERCP 治疗

C. 胰十二指肠切除术

D. 肠内营养

E. 胰酶补充

F. 免疫抑制药物

97. 关于自身免疫性胰腺炎激素治疗方案论述正确的是

A. 激素初始剂量40mg，qd

B. 激素初始剂量20mg，Bid

C. 4 周减至2.5mg/d

D. 4 周减量后，维持6~12 个月

E. 治疗期间应监测 IgG4

F. 诱导治疗的总疗程应持续12 周

(98~100 题共用题干)

患者男性，57 岁。上腹胀闷不适 3 年。2 个月来食欲缺乏，全身无力。体检无明显异常发现。X 线钡剂未见异常。胃镜活检：炎性细胞浸润及肠上皮化生，未见腺体萎缩。

98. 患者初步诊断为

A. 幽门管溃疡

B. 贲门梗阻

C. 慢性萎缩性胃炎

D. 慢性浅表性胃炎

E. 早期胃癌

F. 慢性肥厚性胃炎

99. 患者因感冒自服对乙酰氨基酚 1 片，后感上腹不适，恶心、呕吐咖啡样物约 400ml，首选的治疗是

A. 注射维生素 K

B. 口服云南白药

C. 注射神经垂体素

D. 口服替硝唑

E. 静滴西咪替丁

F. 质子泵抑制剂

100. 若幽门螺杆菌检测阳性，灭菌药物包括

A. 奥美拉唑　　B. 阿莫西林

C. 枸橼酸铋钾　　D. 西咪替丁

E. 甲硝唑　　F. 克拉霉素

全真模拟试卷（四）

一、单选题：每道试题由 **1** 个题干和 **5** 个备选答案组成，题干在前，选项在后。选项 **A、B、C、D、E** 中只有 **1** 个为正确答案，其余均为干扰选项。

1. KAI1/CD82 对细胞运动、转移和生长的影响与下列哪种机制相关
   A. 影响细胞增殖
   B. 抑制细胞黏附
   C. 抑制细胞凋亡
   D. 调节信号转导通路
   E. 激活原癌基因

2. 手术中确定空肠起点的重要标志是
   A. 十二指肠大乳头
   B. 十二指肠空肠曲
   C. 十二指肠悬韧带
   D. 十二指肠球部
   E. 十二指肠升部

3. 主要作用机制是减少肠蠕动的药物是
   A. 消旋卡多曲
   B. 双八面体蒙脱石
   C. 鞣酸蛋白
   D. 氢氧化铝凝胶
   E. 地芬诺酯

4. 与 Hp 感染密切相关的疾病是
   A. 溃疡性结肠炎
   B. 急性阑尾炎
   C. 慢性胆囊炎
   D. 消化性溃疡
   E. 急性胰腺炎

5. 关于胃、十二指肠溃疡癌变，下列错误的是

A. 少数胃溃疡可癌变，十二指肠溃疡则癌变相对较低
B. 癌变率估计在 5% 左右
C. 慢性胃溃疡，45 岁以上，症状顽固，严格 8 周内科治疗无效者应予高度重视
D. 粪隐血持续阳性应予高度重视
E. 胃溃疡癌发生在溃疡边缘

6. 属于胃食管反流病范畴的是
   A. 糜烂性反流病
   B. 非糜烂性反流病
   C. 食管溃疡
   D. 食管糜烂
   E. 食管黏膜破损

7. 判断幽门螺杆菌是否已被根除，应在根除幽门螺杆菌治疗至少几周后进行
   A. 1 周   B. 3 周
   C. 4 周   D. 5 周
   E. 6 周

8. 以下不属于 Castleman 病特点的是
   A. 临床上多分为血管透明型、浆细胞型和混合型
   B. 主要表现为间歇性腹痛伴反复不完全性肠梗阻
   C. 查体腹部多有肿块，仅有压痛
   D. 腹腔淋巴结行免疫组化可确诊
   E. 患者易发生肠梗阻，肠镜检查难以发现异常

9. 隐性黄疸时，血中胆红素浓度为
   A. $< 17 \mu mol/L$
   B. $17 \sim 34 \mu mol/L$
   C. $34 \sim 171 \mu mol/L$

D. 171 ~ 342μmol/L

E. >342μmol/L

10. 增生型肠结核最常见的症状为

    A. 腹泻

    B. 便秘

    C. 腹泻 . 便秘交替

    D. 消瘦、乏力

    E. 盗汗

11. 中毒性巨结肠的表现不包括

    A. 腹部 X 线检查可见结肠扩大

    B. 肠鸣音消失

    C. 外周血白细胞明显增高

    D. 常见于轻型患者

    E. 可由抗胆碱能药物诱发

12. 加德纳综合征的三联征包括

    A. 骨瘤、皮肤及皮下组织病变、结肠憩室

    B. 骨样骨瘤、皮肤及皮下组织病变、大肠多发性息肉病

    C. 骨样骨瘤、皮肤及皮下组织病变、结肠憩室

    D. 大肠多发性息肉病、骨瘤、皮肤及皮下组织病变

    E. 纤维性骨结构不良、皮肤及皮下组织病变、大肠多发性息肉病

13. 确定下消化道出血原因首选的检查是

    A. 全消化道钡餐

    B. 胶囊内镜

    C. 结肠镜检查

    D. 选择性动脉造影

    E. 钡剂灌肠

14. 非保留灌肠时，肛管插入肛门的正确长度为

    A. 4 ~ 6cm   B. 6 ~ 10cm

    C. 10 ~ 15cm   D. 15 ~ 20cm

    E. 20 ~ 25cm

15. 以下因素不会引起食管黏膜抵抗力降低的是

    A. 吸烟

    B. 饮酒

    C. 饮浓茶

    D. 紧张

    E. 口服前列腺素制剂

16. 关于功能性消化不良的病因和发病机制，不正确的是

    A. 胃肠动力障碍

    B. 内脏高敏感性

    C. 肠道菌群改变

    D. 心理社会功能障碍

    E. 主要与幽门螺杆菌感染有关

17. 患者男性，28 岁，进食 30 分钟后呕吐已 7 年，加重半年。吐出物为带酸臭食物，钡餐检查见食管扩大，食管下段光滑呈鸟嘴状狭窄。最可能诊断为

    A. 胃底贲门癌

    B. 贲门失弛缓症

    C. 先天性膈疝

    D. 食管瘢痕性狭窄

    E. 食管良性肿瘤

18. 肝病患者的营养支持方案中，错误的是

    A. 肝性脑病患者均应限制蛋白质的摄入量

    B. 慢性肝性脑病患者应提倡应用富含支链氨基酸的营养饮食

    C. 肝硬化患者糖原合成及储备减少，并伴有胰岛素抵抗

    D. 围术期肠外营养支持时应首选中－长链脂肪乳剂

    E. 肝硬化患者的营养摄入应包括微量元素和维生素

19. 急性化脓性胃炎最常见的致病菌是

    A. 沙门菌

B. 副溶血菌

C. Hp

D. 金黄色葡萄球菌

E. 甲型溶血性链球菌

20. 乳头切开术前最需要胆管测压检查的是

A. Ⅰ型 SOD　　B. Ⅱ型 SOD

C. Ⅲ型 SOD　　D. Ⅳ型 SOD

E. Ⅴ型 SOD

21. 原发性肝癌最常见的病理分型是

A. 弥漫型　　B. 巨块型

C. 结节型　　D. 颗粒型

E. 小癌型

22. 关于血管活性肠肽瘤（VIP 瘤）描述错误的是

A. 属分泌型腹泻

B. 腹泻量极大

C. 停止进食后好转

D. 伴有腹部痉挛、皮肤潮红

E. 常伴有水电解质酸碱平衡紊乱

23. Crohn 病侵犯肠道的深度为

A. 黏膜层

B. 黏膜层和黏膜下层

C. 只侵犯黏膜下层

D. 只侵犯到肌层

E. 可侵犯肠壁全层

24. 自身免疫性肝炎的特征性病理学改变是

A. 小胆管增生

B. 可见 Mallory 小体

C. 界面性肝炎、浆细胞浸润、玫瑰花结

D. 汇管区淋巴滤泡形成、胆管损伤、小叶内肝细胞脂肪变性

E. 肝细胞内铁颗粒沉积

25. 重症急性胰腺炎（SAP）的症状和体征表现不包括

A. 全腹膨隆、张力较高

B. 体温持续升高或不降

C. 肠鸣音增强

D. 黄疸加深

E. 低血压、休克

二、多选题：每道试题由 1 个题干和 5 个备选答案组成，题干在前，选项在后。选项 A、B、C、D、E 中至少有 2 个正确答案。

26. 调控和影响细胞周期有序运行的主要因素有

A. 周期蛋白依赖性激酶

B. 周期蛋白依赖性激酶抑制因子

C. 周期蛋白

D. DNA 复制 2 次

E. 细胞周期检查点

27. 调控和影响细胞周期有序运行的主要因素有

A. 细胞周期蛋白依赖性激酶（CDK）

B. ATM 基因

C. DNA 复制当且仅当一次

D. M 期 CDK 的激活

E. myc 基因

28. 以下属于 Canada – Cronkhite 综合征特点的是

A. 常以慢性隐形腹痛为临床特点

B. 多有外胚层病变，如脱发、指甲萎缩

C. 多为成年发病

D. 多有家族史

E. 临床以胃肠道多发息肉伴皮肤色素沉着、脱发、指（趾）甲萎缩等为主要特征

29. 以下属于肠外营养输注途径的是

A. 胃造口　　B. 空肠造口

C. 中心静脉　　　D. 鼻肠管

E. 外周静脉

30. 中年患者。上腹痛、黄疸、发热 3 天。查体：血压 85/45mmHg，巩膜黄染上腹部压痛，肝区叩击痛阳性。辅助检查：血常规 WBC 25×10^9/L，N 0.96，Plt 15×10^9/L；凝血功能：PT 18 秒，APTT 60 秒；肝功能：TBil 240μmol/L，DBil 176μmol/L，GGT 670U/L，AKP 478U/L。B 超提示胆管扩张，胆管结石，直径 2cm。以下处理恰当的是

A. 广谱抗生素治疗，纠正内环境紊乱

B. 行急诊 ERCP 术，置入鼻胆管引流

C. 行急诊 ERCP 术，行 EST + 取石

D. 行 PTCD 术

E. 行外科手术

31. 下列哪些表现符合萎缩性胃炎的镜下特点

A. 黏膜红白相间以红为主

B. 黏液池缩小

C. 可透见紫蓝色血管纹

D. 可见颗粒状小结节

E. 皱襞变细而平坦

32. 引起继发性便秘的病因有

A. 直肠与肛门病变引起肛门括约肌痉挛，排便疼痛造成惧怕排便

B. 结肠机械性梗阻等各种原因引起的肠扭转、肠粘连、肠套叠等

C. 代谢及内分泌疾病等

D. 神经系统疾病及肌病等

E. 进食量少或食物缺乏纤维素

33. 哪些疾病会通过增加黏膜通透性导致低蛋白血症

A. 系统性红斑狼疮

B. 嗜酸性胃肠炎

C. 肥厚型分泌性胃病

D. 缩窄性心包炎

E. 糜烂性胃炎

34. 有关胃 MALT 淋巴瘤说法错误的是

A. 好发于胃窦

B. 高度恶性

C. 病变呈侵袭性，表现为顽固性多发小肠溃疡

D. 容易引起小肠穿孔

E. 是胃肠道淋巴瘤最常见的病理类型

35. 根据《中国早期结直肠癌筛查及内镜诊治指南（2014，北京）》，内镜下黏膜切除术（EMR）的适应证包括

A. 5mm 以上的隆起型病变（Ⅰ型）

B. 8mm 以上的隆起型病变（Ⅰ型）

C. 5 ~ 20mm 的平坦病变

D. >10mm 的广基病变（Ⅰs）怀疑为绒毛状腺瘤或广基锯齿状腺瘤/息肉（SSA/P）

E. 可疑高级别上皮内瘤变或黏膜下轻度浸润癌的病变范围≤20mm，预计 EMR 能完整切除

36. 食管廓清能力依靠哪些因素发挥其对反流物的清除作用

A. 食管的推动性蠕动

B. 唾液的中和作用

C. 食团的重力

D. 通道的润滑作用

E. 食管黏膜下分泌的碳酸氢盐

37. 下列哪项疾病与幽门螺杆菌有关

A. 慢性胃炎

B. 胃溃疡

C. 胃癌

D. 食管癌

E. 十二指肠球部溃疡

38. 以下不属于促进胰液分泌的物质是

A. P 物质　　　　B. 胰多肽

C. 血管升压素　　D. 缩胆囊素

E. 胰升糖素

39. 肠系膜上动脉压迫综合征症状可减轻的体位有
A. 仰卧位　　B. 左侧卧位
C. 俯卧位　　D. 膝胸位
E. 右侧卧位

40. 肠易激综合征据临床特点可分为
A. 便秘型
B. 腹泻便秘交替型
C. 动力障碍型
D. 溃疡型
E. 腹泻型

41. 下列哪些检查可能提示既往或者现症感染甲肝
A. 甲肝抗体阳性
B. 甲肝抗原阳性
C. HBsAg 阳性
D. HBsAb 阳性
E. HBcAb 阳性

42. 胰腺癌的临床表现取决于
A. 癌肿的部位
B. 病程早晚
C. 胰腺破坏的程度
D. 有无淋巴结转移
E. 是否伴胆管及胰管梗阻

43. 肝结核的病理类型分为
A. 粟粒型　　B. 结节型
C. 胆管型　　D. 脓肿型
E. 浆膜型

44. ERCP 术后容易并发胰腺炎高危的患者包括
A. 十二指肠憩室
B. SOD
C. 年龄大于 40 岁
D. 既往有 ERCP 术后胰腺炎病史
E. 术前未使用生长抑素

45. 临床上可将功能性消化不良分为三型，分别为
A. 溃疡型　　B. 动力障碍型
C. 非特异型　　D. 腹痛型
E. 腹泻型

46. 自身免疫性肝炎开始激素治疗的绝对适应证是
A. 血清 AST > 正常上限 10 倍
B. 血清 AST > 正常上限 5 倍，伴 γ - 球蛋白 > 正常 2 倍
C. 病理学有中度至重度界面性肝炎、桥接样坏死或多小叶坏死
D. 临床上有黄疸、乏力、关节痛等症状
E. 肝性脑病

47. 以下关于丁型病毒性肝炎的描述中正确的是
A. 属于 RNA 病毒
B. 当 HBV 感染结束时，HDV 也随之结束
C. 临床表现以向慢性转化
D. 血清抗 HDVAg 或抗 HDV - IgC 阳性，即可诊断为丁型肝炎
E. 目前无专门的针对 HDV 的抗病毒药物

48. 下列关于大肠癌的描述正确的是
A. 直肠癌最多见
B. 克罗恩病可发生癌变
C. 大部分起源于腺瘤
D. 最早期表现为排便习惯和大便性状的改变
E. 扪及腹部包块提示已是中晚期

三、共用题干单选题：以叙述一个以单一患者或家庭为中心的临床情景，提出 2~6 个相互独立的问题，问题可随病情的发展逐步增加部分新信息，每个问题只有 1 个正确答案，以考查临床

综合能力。答题过程是不可逆的，即进入下一问后不能再返回修改所有前面的答案。

(49~50题共用题干)

患者女性，50岁。因"右下腹痛2个月，加重1周"入院。主要表现为2个月前无明显诱因出现右下腹痛、腹胀伴腹泻，2~3次/天，黄色糊状便，无黏液脓血，无里急后重。无发热、恶心呕吐，无皮肤、巩膜黄染，无进行性消瘦。既往有乙型肝炎病史15余年。查体：T 36.7℃，P 65次/分，R 19次/分，BP 120/68mmHg。神志清楚，全身皮肤黏膜无黄染，浅表淋巴结未触及。心肺无异常。腹部平坦，未见腹壁静脉曲张，未见肠型和蠕动波，腹软，右下腹触及一大小约1.0cm×1.5cm的包块，质中，活动度可，有压痛，移动性浊音阴性，肠鸣音4次/分。双下肢无水肿。检查：血常规、血生化、血淀粉酶、肿瘤标志物均在正常范围内；CRP 33mg/L；粪隐血：（＋＋）。腹部CT平扫示升结肠和回盲部管壁增厚，周围渗出性改变，并见多发淋巴结。结肠镜检查示盲肠充血水肿，肠腔闭塞；升结肠近肝曲处见大小约2cm×2cm的片状黏膜水肿隆起，表面光滑，呈分叶状。升结肠病变病理检查结果：黏膜中度慢性炎伴水肿和大量嗜酸性粒细胞（＞30个/HP）。

49. 综合患者临床表现和检查结果，首先考虑为

    A. 结肠炎

    B. 寄生虫感染

    C. 嗜酸性粒细胞性结肠炎

    D. 克罗恩病

    E. 肠结核

50. 首选治疗方法为

    A. 美沙拉嗪　　　B. 益生菌

    C. 糖皮质激素　　D. 硫唑嘌呤

    E. 手术

(51~53题共用题干)

患者女性，40岁。5年前出现上腹隐痛，有时伴有反酸、嗳气。自行服用"雷尼替丁"症状可减轻，反复发作。体重无下降。查体：T 36.6℃，神志清楚，巩膜无黄染，心肺无异常。腹软，无压痛，肝脾未触及，肠鸣音正常。胃镜检查：非萎缩性胃炎伴胃窦糜烂；病理检查：胃窦黏膜慢性炎；快速尿素酶试验：H. pylori（＋＋＋）。给予三联（阿莫西林＋克拉霉素＋奥美拉唑）疗法14天，治疗结束后4周 ^{13}C 呼气试验显示 H. pylori 阳性。

51. 下列关于此患者 H. pylori 根除失败的可能原因不正确的是

    A. 克拉霉素耐药

    B. 患者依从性差

    C. 疗程短

    D. 受基因多态性影响

    E. 检测结果假阳性

52. 此患者再次选择根除治疗，优选以下哪种方案

    A. 三联14天（阿莫西林＋呋喃唑酮＋奥美拉唑）

    B. 三联14天（阿莫西林＋克拉霉素＋埃索美拉唑）

    C. 伴同疗法14天（阿莫西林＋克拉霉素＋甲硝唑＋奥美拉唑）

    D. 伴同疗法14天（阿莫西林＋克拉霉素＋甲硝唑＋埃索美拉唑）

    E. 铋剂四联疗法14天（阿莫西林＋呋喃唑酮＋埃索美拉唑＋丽珠得乐）

53. 如果患者两次治疗后依旧失败，下列措施中做法不正确的是

    A. 立即进行第三次杀菌

    B. 检测患者的 CYP2C19 基因多态性

C. 行幽门螺杆菌的药敏试验

D. 服用微生态制剂

E. 权衡利弊后进行临床决断

（54～56 题共用题干）

患者女性，65 岁。确诊为乙肝后肝硬化 8 年，腹胀伴双下肢水肿 2 个月，加重伴无尿 3 天。查体：蛙状腹，腹部静脉曲张，液波震颤阳性，双下肢可凹性水肿。化验：血钠 120mmol/L，BUN19mmol/L。

54. 最可能的诊断是

A. 慢性肾小球肾炎

B. 肝性脑病

C. 肝肾综合征

D. 肝肺综合征

E. 急性肾衰竭

55. 与肝硬化腹水形成无关的是

A. 门静脉高压

B. 低钠低氯血症

C. 继发醛固酮增多

D. 有效循环不足

E. 毛细血管通透性增加

56. 关于肝肾综合征的治疗，错误的是

A. 预防感染

B. 扩容的基础上利尿

C. 大量放腹水

D. 扩容基础上联合应用奥曲肽

E. 输注白蛋白提高循环血容量

（57～59 题共用题干）

患者男性，63 岁。进行性吞咽困难 5 个月，消瘦明显。因近半个月来，周身无力，消瘦明显，呕吐、恶心，吐出物中有隔夜食物，颈部淋巴结肿大入院。

57. 患者最可能的诊断是

A. 反流性食管炎

B. 食管贲门失弛缓症

C. 食管癌

D. 硬皮病

E. 食管裂孔疝

58. 为明确诊断首先进行的检查是

A. 食管 pH 测定

B. 食管滴酸试验

C. 食管压力测定

D. 食管脱落细胞检查

E. 食管镜伴活检

59. 患者经上述检查：呈坡状隆起，侵及食管壁各层及周围组织，切面灰白如脑髓。属于的类型为

A. 草伞型　　　B. 髓质型

C. 缩管型　　　D. 溃疡型

E. 隐伏型

（60～62 题共用题干）

患者女性，31 岁。因"反复腹泻 1 个月"就诊。患者为 HIV 携带者。近日出现腹泻，每日排不成形软便，严重时为水样便，10 余次/天，伴乏力、消瘦，阵发性脐周绞痛，排便后稍缓解。

60. 以下病原菌中，最可能感染的是那种

A. 弯曲杆菌　　B. 白色念珠菌

C. 大肠埃希菌　D. 轮状病毒

E. 沙门菌

61. 以下检查中，哪项最可能阳性

A. 血培养

B. 血清念珠菌凝集滴度升高

C. 粪便中检测到夏科莱登结晶

D. 粪便检查到阿米巴滋养体

E. 肥达试验阳性

62. 关于治疗正确的是

A. 喹诺酮类　　B. 制霉菌素

C. 万古霉素　　D. 甲硝唑

E. 复方新诺明

（63～65 题共用题干）

患者男性，25 岁。1 周来食欲不振，检查：ALT 230U/L，血清总胆红素

70μmol/L，丁型肝炎 IgG 抗体（+），HBsAg（+），HBeAg（+），抗－HBc IgM 抗体（+）。

63. 本例应诊断为
    A. 急性丁型肝炎
    B. 急性无黄疸型肝炎
    C. 急性黄疸型乙型肝炎
    D. 乙型肝炎病毒携带者
    E. 急性黄疸型乙型肝炎合并丁型肝炎

64. 进一步检查错误的是
    A. HDV－DNA
    B. 抗 HDV－IgM
    C. 肝脾胆彩超
    D. HDV－IgG 滴度
    E. HBV－DNA

65. 关于治疗的叙述，错误的是
    A. 急性肝炎一般为自限性，多可完全康复
    B. 急性肝炎抗病毒治疗需选用阿昔洛韦
    C. 慢性丁型肝炎目前无特殊专门针对 HDV 的抗病毒药物
    D. 人群普遍易感，且缺乏特异性免疫预防措施
    E. 可通过乙肝疫苗接种来预防 HDV 感染

四、案例分析题：每道案例分析题至少 3～12 问。每问的备选答案至少 6 个，最多 12 个，正确答案及错误答案的个数不定。考生每选对一个正确答案给 1 个得分点，选错一个扣 1 个得分点，直至扣至本问得分为 0，即不含得负分。案例分析题的答题过程是不可逆的，即进入下一问后不能再返回修改所有前面的答案。

（66～70 题共用题干）

患者男性，42 岁。有 10 年胆囊结石病史。2 天前因左上腹痛，向左肩背部放射，伴恶心、呕吐胃内容物，呕吐后疼痛不缓解入院。查体：体温 39℃，脉搏 120 次/分，呼吸 20 次/分，血压 100/60mmHg，巩膜黄染，上腹胀，腹膜炎体征（+），移动性浊音（－），肠鸣音减弱。

66. 患者最可能诊断为
    A. 胃穿孔
    B. 胆管结石并胆管炎
    C. 急性胆源性胰腺炎
    D. 急性胆囊炎
    E. 肠系膜上动脉血栓
    F. 幽门梗阻

67. 患者进一步检查需首选的检查方法是
    A. B 超
    B. 尿常规
    C. 血气分析
    D. 血清、尿淀粉酶测定
    E. 血钾、钠、氯、钙测定
    F. 腰穿脑脊液检查

68. 血常规 WBC 20×10^9/L，N 0.87。B 超示胰腺呈不规则的强回声。血钙 1.8mmol/L，血糖 13mmol/L。患者神志淡漠，血压逐渐下降至 80/50mmHg。此时应考虑为
    A. 急性化脓性梗阻性胆管炎
    B. 重症急性胰腺炎
    C. 胰腺脓肿
    D. 肠坏死穿孔
    E. 酮症酸中毒
    F. 胆囊炎穿孔

69. 患者应采取的治疗措施包括
    A. 补液，纠正休克
    B. 择期手术
    C. 应用抗生素和激素
    D. 胃肠减压，抗胰酶，镇痛
    E. 予以镇静、解痉药

F. 胃肠减压，纠正休克，维持水、电解质平衡

70. 患者拒绝手术治疗，经保守治疗，疼痛逐渐减轻，7 天后出现上腹逐渐膨隆，腹胀，恶心、呕吐影响进食。查体：上腹部可触及半球形、光滑、不移动、有囊性感肿物，触痛不明显。目前最有可能诊断为
    A. 胰腺脓肿
    B. 胆囊癌
    C. 先天性胰腺囊肿
    D. 胰腺癌
    E. 胰腺假性囊肿
    F. 肠扭转

(71～75 题共用题干)

患者男性，59 岁，上腹隐痛 2 个月，伴食欲减退，体重减轻。

71. 提示：胃镜提示胃体大弯侧不规则溃疡，底覆污秽苔，周围黏膜肿胀呈围堤状，质硬，胃黏膜蠕动差，病理活检未见明显癌细胞。下一步应进行哪些处理
    A. 上腹 CT
    B. 超声内镜
    C. 再行胃镜胃黏膜活检
    D. 手术治疗
    E. 抗溃疡治疗
    F. 抗病毒治疗

72. 提示：再行上述检查提示符合胃腺癌改变。下列哪些属于胃癌癌前病变
    A. 胃腺体增生
    B. 假幽门腺化生
    C. 胃黏膜异型增生
    D. 胃息肉
    E. 肠型化生
    F. 胃溃疡
    G. 胃腺体萎缩

73. 早期胃癌的定义为
    A. 癌肿 <1cm，无淋巴结转移
    B. 癌肿 <2cm，无淋巴结转移
    C. 癌浸润不超过黏膜下层，不论有无局部淋巴转移
    D. 癌浸润不超过肌层，无局部淋巴结转移
    E. 癌浸润黏膜层、黏膜下层及肌层
    F. 癌浸润不超过黏膜下层，病灶较大

74. 下列哪些溃疡有较高的恶变率
    A. 胃多发性溃疡
    B. 复合性溃疡
    C. 胃体大弯溃疡
    D. 胃角溃疡
    E. 十二指肠球部溃疡
    F. 胃窦溃疡

75. 提示：上腹 B 超示肝、胆、胰、脾、肾未见异常，上腹 CT 提示胃体见一 3cm×4cm 包块，边界欠清。确诊后应选择的治疗方案为
    A. 术后积极化疗
    B. 足量放疗
    C. 放射介入治疗
    D. 及时手术治疗
    E. 化疗加中药治疗
    F. 中药治疗

(76～79 题共用题干)

患者男性，73 岁。有 20 多年丙肝后肝硬化史。2 天前因聚餐后出现意识淡漠，行为反常，扑翼样震颤（＋），病情逐渐加重入院。查体：巩膜黄染，不能唤醒，腱反射和肌张力亢进，血氨230μmol/L。

76. 患者目前可考虑诊断为
    A. 肝性脑病
    B. 脑血管意外
    C. 肺性脑病
    D. 低血糖昏迷

E. 酒精中毒

F. 糖尿病高渗性昏迷

77. 肝性脑病发病机制的学说有

    A. 锰的毒性

    B. 血浆氨基酸失衡学说

    C. 氨中毒学说

    D. γ-氨基丁酸（GABA）学说

    E. 假性神经递质学说

    F. 酪氨酸学说

78. 该患者目前可能出现的临床表现有

    A. 肌张力亢进

    B. 不能唤醒

    C. 扑翼样震颤无法引出

    D. 各种反射都消失

    E. 腱反射亢进

    F. 脑电图呈特征性改变

79. 血常规：Hb 65g/L。血气分析：pH 7.52，血钾 2.70mmol/L，血氨 170μmol/L。患者可采取的治疗措施为

    A. 乳果糖灌肠治疗

    B. 高蛋白质饮食

    C. 纠正低钾性碱中毒

    D. 静脉滴注葡萄糖

    E. 静脉滴注甘露醇

    F. 应用精氨酸和L-鸟氨酸-L-天冬氨酸

（80~83题共用题干）

患者男性，43岁。因膝关节酸痛而口服阿司匹林2片，3次/d。1小时前感恶心，呕吐咖啡样物，约500ml，解柏油样便，约700g。查体：P1 20次/min，BP 90/75mmHg，神志清，贫血貌，四肢湿冷，上腹压痛。

80. 最关键的急诊检查是

    A. 血电解质   B. 血常规

    C. 血气分析   D. 尿糖

    E. 血脂   F. 血糖

81. 目前考虑的诊断有

    A. 胃溃疡

    B. 支气管扩张症

    C. 胃癌

    D. 类风湿性关节炎

    E. 失血性休克

    F. 上消化道出血

82. 患者血 Hb48g/L。首选治疗为

    A. 奥美拉唑   B. 果胶铋

    C. 阿司匹林   D. 吲哚美辛

    E. 输血   F. 706代血浆

    G. 糖皮质激素

83. 本患者诊断为上消化道出血伴失血性休克。急诊胃镜的最佳时机为

    A. 12小时以内   B. 12~24小时

    C. 24~48小时   D. 48~72小时

    E. 6小时内   F. 1周以后

（84~86题共用题干）

患者女性，47岁。因胆囊结石伴胆囊炎入院，入院后行腹腔镜胆囊切除术，术后第二天出现腹痛、腹胀。查体：T 39.5℃，P 120次/分，BP 106/70mmHg，皮肤及巩膜无黄染，腹肌紧张，全腹压痛及反跳痛，移动性浊音阳性，双下肢无水肿。血常规 WBC 21×10⁹/L，N 0.92，血淀粉酶：89U/L。

84. 为进一步明确腹痛原因，下一步应行哪些检查

    A. 肝功能

    B. 腹腔穿刺行腹水常规、生化等检查

    C. 腹部CT

    D. 腹部立位片

    E. 胃镜

    F. 肠镜

85. 肝功能提示血总胆红素正常，腹水总胆红素 128μmol/L，最可能诊断为

    A. 急性胰腺炎

B. 胆总管结石并胆管炎

C. 肠穿孔

D. 胆漏并胆汁性腹膜炎

E. 肠梗阻

F. 肠套叠

86. 最适合的治疗是

　　A. 禁食并按急性胰腺炎处理

　　B. 胆总管切开引流术

　　C. PTCD 引流

　　D. 腹腔引流

　　E. 腹腔引流术 + ERCP 鼻胆管引流

　　F. MRCP

（87 ~ 89 题共用题干）

　　患者女性，58 岁。反复吞咽困难 1 年。进行性加重 2 个月，伴有恶心呕吐及消瘦。

87. 最可能的诊断

　　A. 食管肿瘤　　　B. 癔球症

　　C. 贲门失弛缓症　D. 胃癌

　　E. 幽门梗阻　　　F. 食管憩室

88. 需要做以下哪项检查

　　A. B 超

　　B. 胸片

　　C. ECT

　　D. 胃镜 + 病理活检

　　E. ERCP

　　F. 食管钡餐造影

89. 若诊断为食管间质瘤。恶性程度较高，若术后开始使用化疗药物甲磺酸伊马替尼，该药物的作用机制为

　　A. 抑制 c – kit 受体

　　B. 抑制 PDGFR 受体

　　C. 抑制 bcr – abl 受体

　　D. 抑制酪氨酸激酶

　　E. 以上均不正确

（90 ~ 93 题共用题干）

　　患者女性，28 岁。以"右下腹至全腹剧痛 10 小时"为主诉入院。患者入院前 1 天参加宴会，饮酒饱餐后 3 小时突然出现右下腹剧痛，疼痛呈持续性，刀割样，并很快转移至全腹。深呼吸、变换体位时加剧，静卧、两腿屈曲时腹痛减轻，同时伴有恶心，呕吐当日食物，无咖啡样物及鲜血。病后自觉畏寒，发热，无寒战。未排气、排便。既往史：无右下腹疼痛史，有反复发作的中上腹疼痛及反酸、胃灼热史。服用胃药可缓解，无呕血便血史。查体：T 38.℃，P 88 次/min，R 37 次/min，BP 120/80mmHg，急性面容，神志清楚，平卧位，两腿屈曲，心肺查体未见异常，腹部平坦，未见胃肠型及蠕动波，全腹肌紧张，拒按，有明显压痛及反跳痛，右下腹为主，肾区叩痛阴性。

90. 该患者可能的诊断有

　　A. 急性阑尾炎

　　B. 急性出血坏死性胰腺炎

　　C. 肝破裂

　　D. 消化性溃疡穿孔

　　E. 肾或输尿管结石

　　F. 消化性溃疡出血

　　G. 胆囊炎穿孔

　　H. 脾破裂

　　I. 卵巢囊肿蒂扭转

91. 患者下一步应做的检查及化验有

　　A. 立位腹平片

　　B. 血、尿常规及淀粉酶

　　C. 上消化道造影

　　D. 腹部超声

　　E. 肛诊

　　F. 肺 CT

　　G. 胃镜

92. 患者完善立位腹平片检查提示膈下存

在游离气体，肝胆脾胰腺及盆腔超声未见明显异常，尿常规正常。目前的诊断为

A. 急性阑尾炎

B. 幽门梗阻

C. 急性出血坏死性胰腺炎

D. 消化性溃疡穿孔

E. 肾或输尿管结石

F. 泛发性腹膜炎

G. 胆囊炎穿孔

H. 卵巢囊肿蒂扭转

I. 肠梗阻

93. 入院后，患者腹痛难忍，血压下降至 85/50mmHg，心率 115 次/min，经抗感染治疗未见明显好转。下一步的治疗是

A. 纠正休克状态

B. 纠正休克同时继续抗炎保守治疗

C. 手术

D. 纠正休克同时手术治疗

E. 继续抗炎保守治疗

F. 在抗炎抗休克的同时行手术治疗

(94～97 题共用题干)

患者女性，28 岁，因颜面、双下肢水肿 1 年，腹胀 1 个月就诊。既往体健，但结婚 5 年未孕。查体：体温 36.5℃，轻度贫血貌，心、肺（－），腹部膨隆，无压痛，肝、脾未及，移动性浊音（＋），双下肢轻度水肿。

94. 根据患者主诉，对进一步检查有重要提示作用的常规检查有哪些

A. 血常规　　　　B. 尿常规

C. 粪常规　　　　D. 血沉

E. 肝功能　　　　F. 肾功能

G. 测定 hCG　　　H. PPD 试验

I. 心电图

95. 提示：常规检查显示 Hb92g/L，WBC

4.3×10^9/L，中性 0.80，血小板正常，尿常规正常，粪常规正常，血沉 33mm/h，氨基转移酶和胆红素正常，总蛋白 51g/L，白蛋白 22g/L，肾功能正常，PPD（＋），心电图示窦性心动过速，肢导低电压。根据上述常规检查结果，初步诊断考虑

A. 肾病综合征

B. 结核性腹膜炎

C. 肝硬化失代偿，门静脉高压，脾功能亢进

D. 克罗恩病

E. 蛋白丢失性胃肠病

F. 小肠淋巴管扩张症

G. 腹膜间皮瘤

H. 卵巢肿瘤

96. 为证实初步诊断，还应做的影像学和内镜检查

A. 肝、脾 B 超

B. 双肾 B 超

C. 心脏超声

D. 全消化道造影

E. 腹腔血管造影

F. 小肠镜

G. 胶囊内镜

H. 核素淋巴管显像

I. 淋巴管造影

97. 提示：腹腔积液检查显示外观白色微混，细胞总数 1800/μL，白细胞 700/μl，单核 0.90，比重 1.012，黎氏试验（－），总蛋白 1.8g/L，清蛋白 0.8g/L，抗酸杆菌和瘤细胞均（－）。根据腹腔积液检查结果，并结合病史和常规检查，可能参与患者腹腔积液形成的疾病有哪些

A. 肝硬化

B. 肾病综合征

C. 结核性腹膜炎

D. 缩窄性心包炎

E. 小肠淋巴管扩张症

F. 蛋白丢失性胃肠病

G. 肿瘤腹膜转移

H. 腹膜后纤维化

I. 腹腔黏液瘤

（98～100题共用题干）

患者男性，55岁。长期酗酒史，每日饮白酒3两。近5个月有阵发性上腹痛。1天前因进食油腻食物后出现上腹部持续性胀痛，放射至背部，伴恶心、呕吐，无畏寒、发热，无皮肤、巩膜黄染，肠鸣音3次/分。至医院查血常规：WBC 14.5 × 10^9/L，N 0.89；总胆红素22.4μmol/L，丙氨酸氨基转移酶35U/L，淀粉酶1080U/L。CT检查提示胰腺周围渗出、胰头稍肿大、胰腺钙化点。

98. 该患者最可能的诊断是

A. 慢性胰腺炎

B. 急性胰腺炎

C. 慢性胰腺炎急性发作

D. 急性胆囊炎

E. 急性胆管炎

F. 胰腺脓肿

99. 为明确病变性质，需进一步进行的检查是

A. 腹部MRI

B. 腹部US

C. 超声内镜

D. 低张十二指肠造影

E. ERCP检查

F. 腹部CT

100. 关于慢性胰腺炎与胰腺癌描述正确的是

A. 慢性胰腺炎脂肪泻显著

B. 胰腺癌黄疸更显著

C. 慢性胰腺炎可质硬，呈结节样改变

D. 慢性胰腺炎患者体重无明显下降

E. 慢性胰腺炎更易合并糖尿病

F. 超声内镜活检有助于两者鉴别

全真模拟试卷（五）

一、单选题：每道试题由 1 个题干和 5 个备选答案组成，题干在前，选项在后。选项 A、B、C、D、E 中只有 1 个为正确答案，其余均为干扰选项。

1. 属于遗传学派细胞衰老机制的是
   - A. 自由基学说
   - B. 重复基因失活
   - C. 线粒体 DNA 突变
   - D. 大分子交联
   - E. 复制性衰老

2. 下列哪项与胃酸分泌无关
   - A. 乙酰胆碱
   - B. 胃泌素
   - C. 肾上腺素
   - D. 胰岛素
   - E. 组织胺

3. 肠白塞病的典型临床特点不包括
   - A. 消化道多部位均可累及，以食管多见
   - B. 肠白塞病主要表现为溃疡
   - C. 主要临床症状为腹痛
   - D. 肠道受累最常见部位是回盲部
   - E. 以青年男性多见

4. 患者女性，60 岁。腹部阵发性胀痛伴呕吐 3 天，呕吐为胃内容物。近 2 个月来有时腹胀，大便带黏液，无脓血。查体：BP 89/60mmHg，P105 次/分，腹胀，未见肠型，右下腹触及一斜行肿块，质韧压痛。腹部透视见一个气液平面。白细胞 $11 \times 10^9/L$，血红蛋白 87g/L。应采取的治疗措施为
   - A. 中药治疗
   - B. B 超引导下穿刺
   - C. 手术治疗
   - D. 结肠充气复位
   - E. 对症支持疗法

5. 心源性水肿的主要表现，除外
   - A. 静脉压升高
   - B. 水肿特点是首先出现于身体下垂部分
   - C. 水肿性质软而移动性大
   - D. 有肝肿大及颈静脉怒张
   - E. 严重时出现胸、腹水

6. 关于急性胰腺炎的实验室检查，正确的是
   - A. 血清脂肪酶在起病后 48 小时开始升高，持续 7 ~ 14 天
   - B. CRP 是组织损伤和炎症的非特异性标志物
   - C. 血清淀粉酶超过正常值 2 倍可以确诊
   - D. 肝功能受累少见
   - E. 血清淀粉酶水平高低反映病情轻重

7. 急性腹痛患者最常进行的影像学检查是
   - A. 核素显像
   - B. 宫腔镜检查
   - C. MRI 检查
   - D. 腹部 X 线平片
   - E. CT 检查

8. 早期食管癌的病变范围是
   - A. 限于黏膜层
   - B. 侵入或浸透肌层
   - C. 远处淋巴结转移
   - D. 其他器官转移
   - E. 病变长度 >5cm

9. 肝硬化患者一般推荐每天蛋白质摄入量为

A. 0.5~1.0g/kg

B. 1.0~1.5g/kg

C. 1.5~2.0g/kg

D. 2.0~2.5g/kg

E. 2.5~3.0g/kg

10. 超声内镜检查可清晰显示胃壁的五层结构，由内向外依次为

　　A. 黏膜、黏膜下层、黏膜肌层、浆膜和固有肌层

　　B. 黏膜、黏膜肌层、黏膜下层、固有肌层和浆膜层

　　C. 黏膜、浆膜层、黏膜肌层、黏膜下层和固有肌层

　　D. 黏膜、浆膜、黏膜肌层、固有肌层和黏膜下层

　　E. 浆膜层、固有肌层、黏膜下层、黏膜肌层和黏膜

11. 功能性消化不良出现（　　）时，需警惕器质性疾病发生

　　A. 上腹痛、恶心、嗳气

　　B. 早饱、胸痛、腹鸣

　　C. 消瘦、贫血、黑便

　　D. 腹泻、反酸、咽痛

　　E. 上腹烧灼感、腹胀、呕吐

12. 若消化道大出血成人患者出现休克体征，则一次出血量多于

　　A. 2000ml　　　　B. 1200ml

　　C. 1000ml　　　　D. 500ml

　　E. 800ml

13. 关于下消化道出血的描述，错误的是

　　A. 通常便血提示为下消化道出血

　　B. 多数消化道出血相对缓慢，或间隔性，约80%的出血能自行停止

　　C. 结肠或直肠出血最常见的原因是慢性溃疡性结肠炎

　　D. 小肠出血定位诊断比较困难

　　E. 小肠出血的常见病因有血管畸形或憩室出血

14. 对慢性胰腺炎和胰腺癌鉴别有重要价值的检查是

　　A. 经腹壁超声检查

　　B. 超声内镜引导下细针穿刺

　　C. 糖抗原 CA19-9

　　D. 腹部加强 CT

　　E. 腹部磁共振检查

15. 食管内支架置入术的禁忌证为

　　A. 食管-气管瘘形成

　　B. 食管吻合口狭窄，经多次扩张治疗效果欠佳者

　　C. 颈段高位吻合口狭窄

　　D. 腐蚀性食管炎有狭窄者

　　E. 食管癌晚期不能手术者

16. 有助于提示克罗恩病疾病活动的指标不包括

　　A. C 反应蛋白升高

　　B. ESR 升高

　　C. PLT 升高

　　D. 粪便钙卫蛋白升高

　　E. 抗中性粒细胞抗体阳性

17. 食管狭窄扩张治疗术禁忌证为

　　A. 食管炎性狭窄

　　B. 食管术后吻合口狭窄

　　C. 食管化学性烧伤后2周内

　　D. 瘢痕性食管狭窄

　　E. 食管恶性狭窄

18. 下列哪一项不是浸润性脾肿大的病因

　　A. 遗传性球形细胞增多症

　　B. 恶性淋巴瘤

　　C. 真性红细胞增多症

　　D. 原发性血小板增多症

　　E. 慢性粒细胞白血病

19. 可以与功能性消化不良同时存在的疾病是

A. 消化性溃疡

B. 胃食管反流病

C. 慢性胰腺炎

D. 甲状腺功能亢进

E. 炎症性肠病

20. 下列哪项不是胆色素结石形成的因素

  A. 双葡萄糖醛酸胆红素

  B. B-葡萄糖醛酸胆红素

  C. 葡萄糖醛酸-1,4-内酯

  D. 胆道蛔虫病

  E. 肝胆管狭窄

21. 患者男性，32岁，以"急性腹膜炎"急诊住院，血白细胞计数 20×10^9/L。行急诊手术，术中发现回肠末端溃疡穿孔，周围有肉芽肿，部分有干酪样坏死，邻近肠系膜淋巴结肿大。最可能的诊断是

  A. 溃疡性结肠炎并发回肠穿孔

  B. 克罗恩病肠穿孔

  C. 阿米巴肠穿孔

  D. 伤寒肠穿孔

  E. 肠结核穿孔

22. 运用超声内镜检查时先使用的图像为

  A. 低倍圆形全景图

  B. 低倍半圆形全景图

  C. 低倍半圆形半景图

  D. 高倍圆形全景图

  E. 高倍半圆形半景图

23. 早期原发性胆汁性肝硬化典型、常见的生化指标异常为

  A. 血清碱性磷酸酶升高

  B. 血清白蛋白明显降低

  C. 血清胆红素明显升高，以间接胆红素升高为主

  D. 血氨明显升高

  E. 血清丙氨酸氨基转移酶明显升高

24. 食管静脉丛循环途径正确的是

  A. 肝门静脉-肠系膜上静脉-食管下段静脉丛-奇静脉-上腔静脉

  B. 肝门静脉-肠系膜上静脉-食管下段静脉丛-椎静脉-上腔静脉

  C. 肝门静脉-胃左静脉-食管下段静脉丛-奇静脉-上腔静脉

  D. 肝门静脉-胃左静脉-食管下段静脉丛-奇静脉-下腔静脉

  E. 肝门静脉-胃左静脉-食管下段静脉-椎静脉-下腔静脉

25. 患者女性，38岁。间断发作下腹部疼痛伴腹泻3年，排便4~5次/d，脓血便，排便后疼痛可缓解。曾行结肠镜检查见充血、糜烂以及小溃疡。首先应进行的检查是

  A. 粪便常规+隐血

  B. 结肠镜

  C. 腹部B超

  D. 腹部CT

  E. 粪便培养

二、多选题：每道试题由1个题干和5个备选答案组成，题干在前，选项在后。选项A、B、C、D、E中至少有2个正确答案。

26. 以下能引起人类肿瘤的病毒中，属于DNA病毒的是

  A. 反转录病毒（如人类嗜T淋巴细胞病毒Ⅰ型，HTLV-Ⅰ）

  B. 乙型肝炎病毒（HBV）

  C. 人乳头状瘤病毒（HPV）

  D. EB病毒（EBV）

  E. 人类免疫缺陷病毒（HIV）

27. 可抑制结肠运动的化学物质有

  A. 去甲肾上腺素

  B. 促胰液素

  C. 生长抑素

D. 乙酰胆碱

E. 5－羟色胺

28. 小肠性腹泻的特点是

　A. 肉眼可见脓血

　B. 无里急后重

　C. 疼痛部位在左下腹

　D. 粪便中可含脂肪

　E. 粪便量少

29. 功能性消化不良与下列哪些因素有关

　A. 胃肠功能障碍

　B. 内脏感觉过敏

　C. 胃底对食物的容受性舒张功能下降

　D. 精神和社会因素

　E. 遗传

30. 下列药物中，经常服用可引起便秘的有

　A. 吗啡　　　B. 酚酞

　C. 阿托品　　D. 硫糖铝

　E. 安定

31. 可以了解腹水患者有无贫血以及白细胞数量改变的检查内容有

　A. 血常规

　B. 红细胞沉降率

　C. 肝功能

　D. 尿常规

　E. 胰酶

32. 食管酸滴定试验中出现的阳性反应有

　A. 恶心　　　B. 胸骨后烧灼感

　C. 胸骨后疼痛　D. 咳嗽

　E. 腹压增加

33. 在肠道中，嗜酸性粒细胞浓度最高的部位是

　A. 小肠　　　B. 盲肠

　C. 阑尾　　　D. 结肠

　E. 直肠

34. 内窥镜下黏膜切除术（EMR）的方法

主要有

　A. 剥离活检法

　B. 双管道内镜法

　C. 透明帽法

　D. 套扎器法

　E. 分次切除

35. 脾动脉栓塞疗法的术后并发症有

　A. 脾脓肿　　　B. 胸部并发症

　C. 脾外栓塞　　D. 脾破裂

　E. 胰腺炎

36. 克罗恩病导致低蛋白血症的机制为

　A. 黏膜破损

　B. 黏膜通透性增加

　C. 蛋白消耗增加

　D. 蛋白吸收不良

　E. 淋巴管阻塞

37. 引起抗反流屏障 LES 压力降低的因素有

　A. 低脂肪食物　B. 巧克力

　C. 促胰液素　　D. 茶碱

　E. 胆囊收缩素

38. 小肠淋巴瘤导致低蛋白血症的机制为

　A. 黏膜破损

　B. 黏膜通透性增加

　C. 蛋白消耗增加

　D. 蛋白吸收不良

　E. 淋巴管阻塞

39. 肝移植的主要适应证为

　A. 终末期肝病伴有曲张静脉出血

　B. 终末期肝硬化

　C. 肝肿瘤

　D. 急性肝功能衰竭

　E. 难治的肝性脑病

40. 其他器官恶性肿瘤术后出现肝结节，特别是伴有哪些指标升高，应首先考虑转移性肝癌可能

A. AFP   B. CA242

C. CA19-9   D. CEA

E. CA50

41. 关于 SOD 错误的表述

A. 可以分为 4 型

B. Ⅰ型 SOD 指功能障碍型，主要与乳头括约肌纤维狭窄形成有关

C. Ⅱ型介于Ⅰ型和Ⅲ型之间，多属于功能障碍或纤维化

D. Ⅲ型指乳头狭窄型，主要是乳头括约肌痉挛

E. SOD 发作时会出现典型胆绞痛表现，但肝功能基本正常

42. 慢性胰腺炎的手术方式有

A. 针对胆道疾病的手术，以促进胰液流向肠道

B. 胰移植术

C. 胰切除术

D. 胰管减压及引流术

E. 迷走神经，腹腔神经节切除术

43. 下面疾病出现消化性溃疡的发病率高于一般人群的是

A. 类风湿关节炎

B. 肺心病

C. 甲状旁腺功能亢进

D. 肝硬化

E. 慢性胆囊炎

44. 高胃泌素血症可见于

A. 恶性贫血

B. 萎缩性胃炎

C. 胃泌素瘤

D. 抑酸药物治疗后

E. 幽门螺杆菌感染

45. 腹膜间皮瘤胃肠道造影的表现有

A. 肠曲受压移位改变，肠袢扭曲变形，间距增宽，外形不整

B. 肠曲分布异常，围绕肿瘤周缘拥挤分布

C. 若肿瘤压迫严重造成肠腔狭窄，可表现为不完全肠梗阻

D. 晚期聚集的肠曲可发生粘连固定，而黏膜皱襞却完好无损

E. 晚期聚集的肠曲发生粘连固定，黏膜皱襞也受损

46. 引起细菌性肝脓肿的最常见致病菌不包括

A. 克雷伯氏菌

B. 大肠埃希菌

C. 金黄色葡萄球菌

D. 铜绿假单胞菌

E. 变形杆菌

47. 治疗真菌性食管炎的抗真菌药物主要有

A. 氟康唑   B. 酮康唑

C. 制霉菌素   D. 两性霉素 B

E. 伊曲康唑

48. 结核性腹膜炎在腹腔镜检查中可见到的现象有

A. 浆膜失去正常光泽

B. 浆膜混浊黏连

C. 肝实质无受侵表现

D. 腹膜壁层及脏层、大网膜有弥漫分布的结节、斑块、肿物

E. 腹膜、网膜与内脏（肠、肝）表面有散在或集聚的灰白色结节

三、共用题干单选题：以叙述一个以单一患者或家庭为中心的临床情景，提出 2~6 个相互独立的问题，问题可随病情的发展逐步增加部分新信息，每个问题只有 1 个正确答案，以考查临床综合能力。答题过程是不可逆的，即进入下一问后不能再返回修改所有前面的答案。

（49~50 题共用题干）

患者男性，65 岁，间歇性上腹痛 10

年，持续并加重半年，进食后明显，伴纳差、腹胀、腹泻。入院查：血压、心肺未见异常。辅助检查：尿淀粉酶正常，粪便苏丹Ⅲ染色阳性。超声：胆囊多发结石，胰腺回声不均匀，胰腺实质内见 4mm × 3mm 强回声光团伴声影。

49. 下列疾病中可能性最大的是
    A. 功能性消化不良
    B. 胰腺癌
    C. 糖尿病
    D. 慢性胰腺炎
    E. 胆囊癌

50. 采集病史时应注意询问下列各项，除了
    A. 饮酒史　　　B. 黄疸史
    C. 糖尿病史　　D. 急性胰腺炎
    E. 胃癌

(51～53 题共用题干)

患者男性，62 岁。因中上腹不适 4 年，1 个多月来进食后饱胀就诊。自述有嗳气，不反酸，胃纳不佳，体重减轻。实验室检查：红细胞 3.0×10^{12}/L，血红蛋白 90g/L。

51. 最有助于诊断的辅助方法是
    A. 复查粪便隐血
    B. 胃液分析
    C. 吞钡试验
    D. 胃肠钡餐 X 线检查
    E. 内镜和胃黏膜活检组织学检查

52. 患者最可能诊断为
    A. 慢性浅表性胃炎
    B. 慢性萎缩性胃炎
    C. 胃溃疡
    D. 早期胃癌
    E. 胃息肉

53. 今后患者最主要的随访措施是
    A. 粪便隐血试验

B. 胃液分析
C. 胃镜及随访
D. 胃肠 X 线钡餐检查
E. 血清促胃液素测定

(54～56 题共用题干)

患者女性，41 岁。平素健康，近期出现上腹不适、乏力，就医发现 HBsAg（＋），HBeAg（＋），HBcAb（＋）。

54. 为明确是否有肝硬化，首选的检查为
    A. 肝胆脾彩超
    B. 肝 CT
    C. 血管造影
    D. 肝活组织病理学检查
    E. 肝 MRI

55. 对于肝功能较好、无并发症的乙肝肝硬化患者，不能采用的治疗方案为
    A. 拉米夫定100mg 每天 1 次口服，无固定疗程，长期应用
    B. 对于出现菌株变异后病情加重的患者，给予阿德福韦
    C. 给予阿德福韦 10mg 每天 1 次口服，无固定疗程，长期服用
    D. 给予小剂量干扰素
    E. 给予足量干扰素

56. 下列对于肝功能失代偿的乙肝肝硬化患者的说法，不正确的是
    A. 对于 HBV－DNA 阳性，GPT 正常或升高者可抗病毒治疗
    B. 不能给予干扰素治疗
    C. 可给予拉米夫定治疗
    D. 当菌株发生变异时，应加用其他抗病毒药
    E. 抗病毒治疗可改善肝硬化的最终结局

(57～59 题共用题干)

患者男性，25 岁，间断右下腹痛伴腹泻 6 个月，粪便呈糊状，有时有水样便，

发作时 3～6 次/日，无脓血便，粪常规有时可见白细胞，隐血试验阳性；发病以来体重下降 3kg，2 年前有肛瘘病史，已愈合。结肠镜检查发现盲肠、升结肠黏膜呈铺路石样并有纵行溃疡，回盲瓣多发溃疡，所见回肠末端（约 20cm）有散在阿弗他溃疡。

57. 该患者最可能的诊断是
    A. 倒灌性回肠炎 B. Crohn 病
    C. 肠结核   D. 回盲部癌
    E. 肠淋巴瘤

58. 要确诊该病，活检组织病理检查中最有意义的是
    A. 隐窝脓肿
    B. 肠腺体萎缩
    C. 灶状淋巴细胞浸润
    D. 非干酪样肉芽肿
    E. 杯形细胞减少

59. 要了解该患者消化道病变的范围，还应做的检查是
    A. 小肠钡剂造影
    B. 腹部 CT 检查
    C. 腹部超声检查
    D. 血 C 反应蛋白检查
    E. 肠系膜上动脉造影

（60～62 题共用题干）
    患者男性，39 岁。畏寒、发热 2 周余。B 超和 CT 检查发现右肝 8cm×5cm 占位性病变，可见明显液性暗区。AFP 阴性。

60. 哪项检查对明确诊断最有帮助
    A. MRI
    B. 肝动脉造影
    C. 肝动脉造影＋CT 检查
    D. 动态观察 AFP 变化
    E. 肝脏穿刺＋病理学检查

61. 诊断考虑
    A. 原发性肝癌   B. 胆总管结石

C. 肝硬化   D. 肝囊肿
E. 肝脓肿

62. 选择最为适宜的治疗方法为
    A. 头孢三代抗感染
    B. 切开引流治疗
    C. 腹部 B 超下引导穿刺，脓腔内注射抗生素
    D. 营养支持治疗
    E. 血管介入治疗

（63～65 题共用题干）
    患者女性，48 岁，农民。间断右上腹胀痛、腹胀、纳差、乏力 4 个月。患者 6 年前曾在化工厂工作半年，期间有密切接触二氧化硫史。生化检查：丙氨酸氨基转移酶（ALT）43U/L，天冬氨酸氨基转移酶（AST）44U/L，免疫检查：抗核抗体（ANA）、抗线粒体抗体（AMA）及抗平滑肌抗体（SMA）均阴性。腹部增强 CT 结果显示，肝脏呈弥漫不均质改变，三支肝静脉未见明确显影，大量腹水，考虑肝纤维化合并巴德－吉亚利综合征可能，请结合临床。血管彩超结果显示，肝静脉右支为 0.4cm，肝静脉左支为 0.3cm，肝静脉较正常纤细，血流速度为 15cm/s（减慢）；门静脉主干为 0.9cm，下腔静脉为 1.1cm，静脉内未见狭窄、血栓、膜状阻塞。

63. 该患者考虑诊断为
    A. 急性甲型病毒性肝炎
    B. 急性戊型病毒性肝炎
    C. 肝窦阻塞综合征
    D. 肝硬化失代偿期
    E. 布－加综合征

64. 下列哪项不是该疾病的主要诊断依据
    A. 腹痛与黄疸
    B. 接触史至发病的时间和病程
    C. 除外其他病因
    D. 偶尔再用药发生反应

E. 肝病理

H. 输尿管结石

65. 哪项不是该疾病的病理表现

A. 小叶中央灶性坏死和脂肪变性

B. 汇管区为主的界面坏死

C. 肝脏炎症可较轻，但小胆管淤积可较明显

D. 肝脏炎症反应较重，与临床生化表现不成比例

E. 主要是中性粒细胞或嗜酸粒细胞浸润

四、案例分析题：每道案例分析题至少 3～12 问。每问的备选答案至少 6 个，最多 12 个，正确答案及错误答案的个数不定。考生每选对一个正确答案给 1 个得分点，选错一个扣 1 个得分点，直至扣至本问得分为 0，即不含得负分。案例分析题的答题过程是不可逆的，即进入下一问后不能再返回修改所有前面的答案。

(66～70 题共用题干)

患者女性，71 岁。因"间断腹痛 6 天，伴恶心、呕吐 1 天"入院。6 天前无明显诱因下出现脐周疼痛，阵发性钝痛，伴食欲缺乏，进食后加重，无恶心呕吐，未治疗。1 天前出现恶心呕吐，吐出胃内容物。既往房颤病史 20 余年，平时口服华法林。查体：腹软，无压痛及反跳痛及肌紧张，未触及包块，肝脾肋下未触及，肝肾区无叩痛，移动性浊音阴性。

66. 该患者初步诊断需考虑

A. 急性胰腺炎

B. 消化性溃疡

C. 缺血性肠病

D. 肠易激综合征

E. 不全肠梗阻

F. 心绞痛

G. 急性胆囊炎

67. 该患者入院后拟完善的相关检查有

A. 便常规及隐血

B. 结肠镜及活检

C. 便细菌培养

D. 胃镜

E. 腹部 CT

F. 血常规

G. 肺 CT

H. 心电图

I. 泌尿系彩超

J. 血尿淀粉酶

68. 提示：该患者实验室检查：白细胞 $11.2 \times 10^9/L$，D－二聚体 3.6mg/L，淀粉酶正常，粪便 OB 弱阳性。辅助检查：心电图显示心房颤动。腹部彩超：肠系膜上动脉斑块形成。腹部 CT 平扫：腹主动脉、肠系膜上动脉硬化，肠内少量积气。首先考虑的诊断是

A. 急性胰腺炎　　B. 消化性溃疡

C. 缺血性肠病　　D. 肠易激综合征

E. 不全肠梗阻　　F. 心绞痛

69. 患者拒绝进一步肠系膜动脉 CTA 检查，要求保守治疗，应给予的治疗措施是

A. 禁食

B. 补液，维持水电解质平衡

C. 抗生素治疗

D. 血管升压素

E. 低分子右旋糖酐

F. 糖皮质激素

G. 持续低流量吸氧

H. 左氧氟沙星

70. 提示：患者保守治疗后出院，再次因"腹痛腹泻 4 天，便血 1 天"入院。血常规：WBC $13 \times 10^9/L$，Hb 110g/L，D－二聚体 5.9mg/L，粪便 OB（＋＋）。此时首选的检查方法是

A. 结肠镜检查

B. 腹部增强 CT

C. 肠系膜动脉造影

D. 剖腹探查

E. 双气囊小肠镜检查

F. 腹部彩超

（71～75 题共用题干）

患者男性，50 岁。乙肝后肝硬化 8 年，腹水半年，5 天前反复呕血黑便，经抢救治疗后好转，近 2 天来嗜睡，定向力下降。查体：可见肝掌，扑翼样震颤阳性。化验及检查：血氨 156μmol/L，血糖 5.6mmol/L；头 CT 未见异常。

71. 目前最可能的诊断是

A. 贫血　　　　B. 脑栓塞

C. 失血性休克　D. 肝性脑病

E. 低血糖昏迷　F. 脑出血

72. 该患者诊断已明确，进一步可采取的治疗措施有

A. 乳果糖灌肠

B. 弱酸液灌肠

C. 肥皂水灌肠

D. 口服硫酸镁

E. 限制进食蛋白质类物质

F. 生理盐水灌肠

G. 口服氨基水杨酸制剂

H. 口服糖皮质激素

I. 应用免疫抑制剂

J. 清除肠道积血

K. 给予抗抑郁药

73. 能促进体内氨代谢的措施有

A. 益生菌

B. L-鸟氨酸-L-门冬氨酸

C. 纠正低钾血症

D. 谷氨酸钠

E. 弱酸灌肠

F. 谷氨酸钾

G. 口服抗生素

H. 精氨酸

I. 止泻

J. 鸟氨酸-α-酮戊二酸

K. 乳果糖通便

74. 对该患者有利的措施有

A. 人工肝

B. 肝移植

C. 预防感染

D. 补充芳香族氨基酸

E. 补充支链氨基酸

F. 慎用镇静药物

G. 手术切除肝脏

H. 抗病毒治疗

I. 给予普萘洛尔

J. 免疫治疗

K. 激光治疗

75. 如果该患者昏迷后，家属迫切希望患者立即清醒，可给予的药物有

A. 氟马西尼　　B. 苯巴比妥

C. 苯妥英钠　　D. 异丙嗪

E. 氯苯那敏　　F. 吗啡

（76～79 题共用题干）

患者女性，61 岁。1 个月以来一直乏力、食欲缺乏、黄疸，伴恶心、呕吐，吐出胃内容物。尿色加深，排便次数增加，2～3 次/天，稀烂，无黏液。查体：体温 37.4℃，血压 140/85mmHg，脉搏 84 次/分，呼吸 20 次/分。右上腹可触及一包块，较软，随呼吸上下活动，无压痛，肝肋下 3cm，质尚软，脾未触及。肝功能黄疸值 22U/L、GPT 195U/L。在当地医院经护肝、抗炎、利胆等治疗后，GPT 降至 55U/L，黄疸值仍持续上升，转来诊治。

76. 直接胆红素 16.1mg/L，间接胆红素 8.2mg/L，尿胆红素（＋＋＋）。B 超示肝偏大，包膜光整，胆囊增大，外

形饱满，胆汁透声差，肝内胆管、胆总管扩张，可见细密的强回声光团，不伴声影。可初步诊断的疾病有

A. 壶腹癌
B. 病毒性肝炎
C. 胰头癌
D. 原发性肝癌
E. 胆总管下端结石
F. 慢性胰腺炎

77. 术中发现胆总管下端壶腹部有一肿块，大小 3.0cm×3.5cm，冰冻切片证实为管状腺癌，肿块未侵及门静脉、腔静脉、肠系膜上动静脉。应考虑进行的手术为

A. 胰腺全切除术
B. 胆囊 – 胃吻合术
C. 胆总管切开"T"形管引流术
D. Whipple 或胰十二指肠切除术
E. 胆囊 – 十二指肠吻合术
F. 空肠 – 胆总管吻合术

78. 术后第 2 天，患者精神差，呼吸 30 次/分，胃肠减压量 1000ml/d 以上，血钾 3.6mmol/L，血钠 130mmol/L，血氯 90mmol/L，pH 7.36，PCO_2 47mmHg，PO_2 70mmHg，HCO_3^- 26mmol/L，BE +5mmol/L。根据上述情况，诊断正确的有

A. 混合性碱中毒
B. 代谢性碱中毒（失代偿）
C. 低钠、低氯血症
D. 呼吸性酸中毒（失代偿）
E. 混合性酸中毒
F. 代谢性碱中毒合并呼吸性酸中毒

79. 术后第 6 天，腹腔引流管引流量增加，每天 200～300ml，为淡血性液。查体：体温 37.8℃，右上腹胀痛，轻度腹肌紧张，WBC $16.0×10^9$/L。此时应首先

考虑的并发症有

A. 胰瘘
B. 胃肠吻合口瘘
C. 胆瘘，胆汁性腹膜炎
D. 膈下脓肿
E. 胆道逆行感染
F. 腹水伴感染

（80～83 题共用题干）

患者男，46 岁。主因"上腹痛、腹泻 3 个月"入院浅表淋巴结肿大，心肺无异常，腹平软，全腹无压痛、反跳痛，肝脾肋下未触及，Murphy 征阴性，移动性浊音阴性，肠鸣音正常。

80. 进一步追问以下哪些病史有助于诊断

A. 有无糖尿病病史
B. 饮酒史
C. 油腻食物
D. 疫水疫区接触史
E. 用药史
F. 长期接触某些化学物质

81. 考虑哪种疾病可能性大

A. 细菌性痢疾
B. 病毒性肝炎
C. 慢性胰腺炎
D. 炎症性肠病
E. 消化道肿瘤
F. 自身免疫性胰腺炎

82. 需进一步进行何检查可明确诊断

A. 腹部 CT 检查
B. 肠镜检查
C. CA19 – 9
D. 粪便常规＋培养
E. 超声检查
F. MRI 检查

83. CT 检查提示胰腺占位可能，哪些疾病可能性大

A. 局灶性慢性胰腺炎

B. 胰腺癌

C. 胰腺内分泌肿瘤

D. 胰腺脓肿

E. 结肠肿瘤胰腺转移

F. 胰腺实性假乳头状瘤

（84～86题共用题干）

患者男性，58岁。饮酒30余年。5小时前大量饮酒后突然出现上腹痛，弯腰抱膝体位疼痛缓解，伴呕吐及发热，1小时前出现幻觉及烦躁不安。查体：意识恍惚，计算力、定向力降低，查体不配合。

84. 该患者目前可能的诊断是

    A. 肺性脑病   B. 酒精中毒

    C. 肝性脑病   D. 胰性脑病

    E. 低血糖昏迷   F. 慢性胆囊炎

85. 提示：化验结果回报：血糖13mmol/L，血钠140mmol/L，血钾4.6mmol/L，ALT 126U/L，Cr 85μmol/L，AMY 130U/L。下一步需要观察的指标有

    A. 血糖   B. 血清离子

    C. 血淀粉酶   D. 肝功能

    E. 肾功能   F. 尿淀粉酶

86. 该患者发病的可能原因不包括

    A. 十二指肠乳头水肿

    B. 蛔虫堵塞

    C. 手术创伤

    D. 胰液排出受阻

    E. 生长抑素大量排出

    F. 胰管扩张

（87～89题共用题干）

患者男性，50岁，腹泻、腹痛3年，加重20日。25年前因左侧睾丸精原细胞瘤行手术切除并放射治疗7周。术后粪便一直不成形，1～2次/日，无黏液、脓血便，无明显腹痛。3年前无诱因出现腹痛、腹泻，腹痛主要位于左下腹和中下腹，呈绞痛，排粪后无缓解，疼痛尚可忍受，不影响正常工作；排粪次数3～4次/日，溏便，有时带黏液。20日前腹痛加剧，呈持续性疼痛，阵发性加剧，难以忍受，影响夜间休息以及日常工作，并感腹胀。

87. 提示：查体：T 36.5℃，P 80次/分，R 20次/分，Bp 120/60mmHg。体型消瘦，巩膜无黄染，腹部平坦，左下腹可见皮肤色素沉着，局部皮肤稍硬，左下腹感压痛，肠鸣音亢进，左侧睾丸缺如。为明确诊断首先应检查的项目包括

    A. 血常规

    B. 粪常规、寄生虫卵及隐血

    C. 腹部立位X线平片

    D. 腹部CT

    E. 心电图

    F. 结肠镜

88. 提示：血红蛋白10.5g/L，白细胞和血小板计数均正常。肝、肾功能正常。粪检可见大量红、白细胞，无寄生虫及虫卵，隐血（+）。腹部立位X线平片未见异常。为明确诊断下一步可考虑的诊断措施包括

    A. 腹部增强CT

    B. 结肠镜

    C. 钡剂灌肠

    D. 粪培养

    E. D-木糖吸收试验

    F. 以上全部

89. 提示：下消化道造影示乙状结肠见15cm狭窄段，管壁边缘不规则。结肠镜检查：距肛门40cm处肠腔狭窄，黏膜粗糙，有黏膜糜烂、多发斑片状溃疡，触之易出血，活检为黏膜慢性炎。最可能的诊断是

    A. 溃疡性结肠炎 B. 克罗恩病

    C. 放射性肠炎   D. 慢性痢疾

E. 淋巴瘤　　　　F. 以上全部

（90～93题共用题干）

患者男性，52岁。近1周来反复高热，伴寒战，右上腹疼痛，食欲减低，体重下降。查体：巩膜黄染，肝肋下1cm，剑突下2cm，肝区叩痛阳性，移动性浊音阴性；肝功能：TBil 58μmol/L，ALB 28g/L；AFP 40μg/L；PT 14.2秒。

90. 目前最可能的诊断是

　　A. 肝脓肿

　　B. 肝囊肿

　　C. 慢性肝炎

　　D. 继发性肝癌

　　E. 肝硬化并肝癌

　　F. 急性肝炎

91. 该病的感染途径有

　　A. 肝动脉　　　　B. 食管静脉

　　C. 下肢静脉　　　D. 肝外伤

　　E. 腹壁静脉　　　F. 门静脉

　　G. 胆道　　　　　H. 盆腔静脉

　　I. 腹主动脉　　　J. 胃左动脉

　　K. 直肠下静脉

92. 可引起该病的微生物有

　　A. 阿米巴原虫

　　B. 支原体

　　C. 金黄色葡萄球菌

　　D. 链球菌

　　E. 结核分枝杆菌

　　F. 克雷伯菌

　　G. 军团菌

　　H. 衣原体

　　I. 大肠埃希菌

　　J. 破伤风杆菌

　　K. 念珠菌

93. 该病可能会出现的并发症有

　　A. 膈下脓肿

　　B. 脓腔内出血

C. ARDS

D. 脓肿破裂入肺

E. 肾脓肿

F. 胆道大出血

G. 肛脓肿

H. 腰肌脓肿

I. 肾衰竭

J. 肝肾综合征

（94～97题共用题干）

患者女性，32岁。孕1产0，孕33周，主因餐后上腹部持续剧烈疼痛18小时入院，腹痛于坐位及膝胸位减轻。既往有胆石症病史。

94. 提示：查体：T 37.5℃，P 100次/分，R 22次/分，Bp 90/50mmHg。巩膜轻度黄染，腹部稍膨隆，腹软，上腹部压痛明显，Murphy征阳性，肠鸣音减弱。为明确诊断应紧急检查的项目包括

　　A. 血常规

　　B. 胃肠造影

　　C. 血清淀粉酶

　　D. 血淀粉酶/肌酐廓清率测定

　　E. 腹部X线平片

　　F. 血 ALT、AST、GGT、ALP

　　G. 血脂肪酶

　　H. 血细胞比容

95. 提示：患者腹痛，伴恶心。血淀粉酶、脂肪酶升高。急诊应尽快做的处理包括

　　A. 胃肠减压

　　B. 肌内注射吗啡

　　C. 肌内注射阿托品

　　D. 禁食

　　E. 吸氧

　　F. 静脉滴注奥美拉唑

　　G. 输血

H. 输液

96. 提示：血淀粉酶 700U/L，血脂肪酶 3000U/L。患者腹部压痛阳性，无反跳痛及肌紧张，Hb 105g/L，WBC 16.4×10^9/L，N 0.75，L 0.20。B 超检查见胆囊内有强回声的光团伴声影，胆总管 1.0cm。诊断考虑的疾病是

A. 胃穿孔

B. 消化性溃疡

C. 肠梗阻

D. 肝脓肿

E. 胆源性急性胰腺炎

F. 阑尾炎

G. 胆囊炎

H. 胆管蛔虫病

97. 提示：入院第 2 日患者腹痛加重，出现寒战、发热，体温 39℃，WBC 17.8×10^9/L，N 0.80，L 0.20，Hb 90g/L，B 超提示：胆总管 1.7cm。此时，应优先采取的诊断和治疗措施包括

A. 腹部穿刺

B. 腹部 CT 判断严重度

C. 胃肠 X 线钡剂造影

D. 血培养

E. 经验性应用抗生素治疗

F. 逆行胰胆管造影（ERCP）

G. 终止妊娠

(98 ~ 100 题共用题干)

患者男性，38 岁。因肝功能反复异常 3 年入院。巩膜无黄染，无尿黄，精神食欲尚可。既往曾于 20 年前发现 HBsAg 阳性。

98. 入院后应首先进行的实验室检查项目包括

A. HBV DNA 定量

B. 乙肝五项

C. 血常规

D. 肝功能

E. 颅脑 CT

F. 凝血功能

G. 腹部 B 超

99. 提示：B 超发现肝脏缩小，未见占位性病变，脾大。血常规 WBC 2.14×10^9/L，Plt 44×10^9/L。HBV DNA 2.2×10^5 copies/ml，AFP 60ng/ml，ALT 80U/L，TBil 正常。该患者可能的诊断应包括

A. 慢性乙型病毒性肝炎

B. 肝硬化

C. 自身免疫性肝病

D. 白血病

E. 脾功能亢进

F. 肝恶性肿瘤

G. 中毒性肝炎

100. 提示：入院第 5 天，患者突然出现呕吐鲜血，量约 1500ml。患者出血的原因可能为

A. 胰腺脓肿

B. 食管胃底静脉曲张破裂出血

C. 胰头癌

D. 原发性肝癌

E. 消化性溃疡

F. 自发性出血

G. 肠出血

全真模拟试卷（六）

一、**单选题**：每道试题由 1 个题干和 5 个备选答案组成，题干在前，选项在后。选项 A、B、C、D、E 中只有 1 个为正确答案，其余均为干扰选项。

1. 线粒体与细胞凋亡相关的基因、蛋白不包括
   A. nm23 基因
   B. 腺苷转位因子
   C. 电压依赖性阴离子通道
   D. Bcl－2 家族
   E. Smac 蛋白

2. 具有降低食管下括约肌（LES）压力作用的药物是
   A. 奥美拉唑   B. 硝苯地平
   C. 美托洛尔   D. 阿托品
   E. 伊托必利

3. 关于结肠镜息肉电切前清洁肠道，错误的是
   A. 服硫酸镁
   B. 服甘露醇
   C. 服复方聚乙二醇电解质散剂
   D. 服导泻中药
   E. 服辉灵

4. 经口内镜下环形肌切开术（POEM）治疗贲门失弛缓症（AC）的过程中，下列判断隧道到达胃－食管交界处（GEJ）方法不正确的是
   A. 根据进镜刻度判断
   B. 胃底倒镜观察
   C. 根据贲门处黏膜下栅栏状粗大平行血管判断
   D. 镜身退出黏膜下隧道，直接观察或进入胃腔倒镜观察分离止点是否到达 GEJ 下方 2～3cm
   E. 根据进镜阻力判断，当镜身接近 GEJ 时可以感到阻力增加，而通过 GEJ 后到达胃黏膜下层时阻力则突然消失

5. 患者男性，78 岁。间断餐后上腹痛伴嗳气 40 年，无反酸，曾行胃镜及病理检查提示重度萎缩性胃炎。近期出现乏力及消瘦。胃镜发现胃角巨大溃疡，周边不规则隆起，中心有较大血凝块附着，其余部位无出血病变。行手术治疗，术后病理最可能为
   A. 胃淋巴瘤   B. 胃间质瘤
   C. 胃癌   D. 胃溃疡
   E. 胃结核

6. 患者男性，上腹部不适，食欲不振 3 个月。1 个月来出现黄疸进行性加重，有体重减轻，全身明显黄染，肝未触及，深吸气时可触及肿大的胆囊底部，无触痛。化验：血胆红素 15mg/dl；尿检：胆红素阳性。最可能是
   A. 肝炎   B. 胆石症
   C. 胰头癌   D. 慢性胰腺炎
   E. 肝癌

7. 根据食管胃静脉曲张诊断和治疗规范，下列哪项不是食管静脉曲张硬化剂注射治疗的适应证
   A. 伴有大量腹水者
   B. 既往有 EV 破裂出血史
   C. 外科手术后 EV 再发者
   D. 不适合手术治疗者

E. 急性 EV 破裂出血

8. 患者女性, 40 岁。因脐周痛伴腹泻 2 个月入院。既往有过敏性鼻炎。肠镜检查发现黏膜皱襞粗大、充血, 有潜在单个溃疡。活检发现嗜酸性粒细胞浸润。初步诊断为
   A. 溃疡性结肠炎
   B. 肠结核
   C. 克罗恩病
   D. 肠癌
   E. 嗜酸粒细胞性胃肠炎

9. 提示消化性溃疡并发幽门梗阻最有价值的临床表现是
   A. 腹胀
   B. 呕吐物量大
   C. 呕吐物内无胆汁
   D. 呕吐物内含大量酸臭宿食
   E. 呕吐后症状可缓解

10. 贲门失弛缓症的气囊扩张压力达到多少时, 大部分可获得较好疗效
    A. 50～100mmHg
    B. 100～150mmHg
    C. 150～200mmHg
    D. 200～300mmHg
    E. 300～350mmHg

11. 食管癌的主要转移方式是
    A. 淋巴转移   B. 直接侵犯
    C. 血行转移   D. 种植转移
    E. 黏膜下浸润

12. 关于幽门管溃疡的描述, 不正确的是
    A. 无典型的节律性症状
    B. 进餐后出现腹痛, 疼痛剧烈
    C. 抗酸治疗可彻底消除症状
    D. 易发生幽门痉挛和幽门梗阻
    E. 溃疡位于胃窦远端、十二指肠球部前端幽门管处

13. 患者女性, 60 岁。因多关节肿痛, 自行服用消炎痛 25mg, tid, 服用 2 天后患者出现不适。下列哪项症状与服用消炎痛无关
    A. 头痛、烦躁   B. 上消化道出血
    C. 肾功能减退   D. 高血压
    E. 耳鸣

14. 患者男性, 59 岁。吞咽困难半年余, 呈进行性加重, 现只能进流食, 并出现胸痛及呛咳。该患者食管 X 线钡剂造影检查最不能出现的影像是
    A. 食管造影时气道内出现造影剂
    B. 食管下端呈鸟嘴状改变, 边缘光滑
    C. 局部食管腔扩张
    D. 部分食管腔明显狭窄
    E. 食管管壁僵硬, 蠕动中断

15. AFP 阳性可早于临床症状多长时间出现
    A. 1～2 个月   B. 3～5 个月
    C. 6～8 个月   D. 8～11 个月
    E. 12 个月以上

16. 长期腹泻, 明显消瘦, 腹部发现包块, 首先考虑为
    A. 结肠癌   B. 胃肠炎
    C. 溃疡性结肠炎   D. 食物中毒
    E. 阿米巴痢疾

17. 患者男性, 67 岁, 反复腹泻 10 年, 多于饭后或晨起发作, 每日 5～6 次, 近日大便带血, 该患者不应考虑的诊断是
    A. 痔疮   B. 结肠癌
    C. 溃疡性结肠炎   D. 肠易激综合征
    E. 直肠癌

18. 原发性胆汁性肝硬化特殊的并发症不包括
    A. 骨质疏松

B. 高脂血症

C. 脂溶性维生素缺乏

D. 脂肪泻

E. 白内障

19. 胆囊结石的疼痛特点不包括
    A. 多数为隐痛
    B. 剧烈胆绞痛
    C. 常为夜间发作
    D. 疼痛与体位有关
    E. 疼痛向腰背呈束带状放射

20. 急性胰腺炎白细胞计数增多，主要增多的白细胞是
    A. 中性粒细胞　　B. 嗜碱性粒细胞
    C. 嗜酸性粒细胞　D. 淋巴细胞
    E. 单核细胞

21. 在肠结核的治疗中，下列哪一项不正确
    A. 为使患者早日康复，防止耐药性的产生，目前多采用长程抗结核治疗
    B. 一般用异烟肼与利福平两种杀菌药联合
    C. 治疗开始 1~2 周即有症状改善
    D. 腹痛可用抗胆碱能药物
    E. 伴完全肠梗阻者应手术治疗

22. 功能消化不良的临床亚型包括
    A. 下腹痛综合征
    B. 餐后不适综合征
    C. 功能性腹痛综合征
    D. 嗳气病
    E. 成人反刍综合征

23. 转移性肝癌增强 CT 的典型强化类型为
    A. 充填式强化　　B. 不均匀强化
    C. 均匀强化　　　D. 不强化
    E. 牛眼征样强化

24. 检测血液肿瘤标志物癌胚抗原（CEA）对直肠癌患者的意义是

A. 早期诊断

B. 确定是否有转移

C. 分期的依据

D. 决定手术方式

E. 预测预后和监测复发

25. 患者男性，54 岁。突发右上腹阵发性剧烈绞痛，突然发作，突然终止。查体：巩膜轻度黄染，腹部平软，右上腹无压痛及反跳痛，肠鸣音正常。
    A. 胆道蛔虫症　　B. 消化道穿孔
    C. 急性胰腺炎　　D. 急性胆囊炎
    E. 高位肠梗阻

二、多选题：每道试题由 1 个题干和 5 个备选答案组成，题干在前，选项在后。选项 A、B、C、D、E 中至少有 2 个正确答案。

26. 抑癌基因失活的途径有
    A. 等位基因的隐性作用
    B. 抑癌基因的显性负作用
    C. 单倍体不足假说
    D. 基因甲基化
    E. 杂合子缺失

27. 幼儿腹痛常见的原因有
    A. 先天畸形　　B. 蛔虫病
    C. 肠套叠　　　D. 胆石症
    E. 消化性溃疡

28. 引起分泌性腹泻的原因包括
    A. 小肠淋巴瘤
    B. 先天性肠黏膜离子吸收缺陷
    C. 外源性或内源性促分泌物刺激
    D. 胆酸重吸收障碍
    E. 小肠对糖类吸收不良

29. 关于血清谷丙转氨酶测定的叙述，下列哪些是正确的
    A. 谷丙转氨酶（GPT）经 WHO 命名为丙氨酸氨基转移酶（ALT）

B. 主要存在于肝细胞核中

C. ALT 在肝脏内较血清约高 1000 倍

D. 只要有 1% 的肝细胞坏死，即可使血清 ALT 增高 1 倍

E. ALT 是最敏感的肝功能检查指标之一

30. 胶囊内镜的应用禁忌证包括

A. 排空迟缓

B. 不完全性梗阻者

C. 完全性梗阻者

D. 蠕动功能障碍者

E. 起搏器或除颤器安装者

31. 贲门失弛缓症（AC）的内镜下治疗方法主要有

A. 内镜下扩张治疗

B. 内镜下肉毒杆菌注射

C. 内镜下放置食管支架治疗

D. 经口内镜下环行肌切开术（POEM）

E. 硬化剂治疗

32. 属于要素型肠内营养制剂的是

A. 百普素   B. 维沃

C. 安素   D. 能全力

E. 瑞素

33. 腹腔肿块的性质有

A. 先天性   B. 炎症性

C. 损伤性   D. 梗阻性

E. 肿瘤性

34. MRCP 的优点包括

A. 无创

B. 无 X 线照射

C. 不需造影剂

D. 用于胰胆疾病治疗

E. 可获得组织学标本

35. 诊断类癌的生化诊断指标包括

A. 血 5 - HT 和尿 5 - HIAA

B. 五肽胃泌素激发试验

C. 铬粒素

D. 生长抑素（SS）受体核素显像

E. 胃酸分析

36. 嗜酸性粒细胞增多常见于下列哪些疾病

A. 支气管哮喘

B. 寄生虫病

C. 粒细胞白血病

D. 结核

E. 风湿性疾病

37. 晚期食管癌血行转移的常见部位是

A. 脑   B. 肾、肾上腺

C. 肺   D. 骨

E. 肝

38. 胃食管反流病的常见并发症为

A. 上消化道出血

B. 食管狭窄

C. 食管癌

D. Barrett 食管

E. 食管溃疡

39. 下列哪些是消化性溃疡的常见并发症

A. 出血   B. 穿孔

C. 感染   D. 幽门梗阻

E. 癌变

40. 肠结核导致低蛋白血症的机制为

A. 黏膜破损

B. 黏膜通透性增加

C. 蛋白消耗增加

D. 蛋白吸收不良

E. 淋巴管阻塞

41. 以下患者哪些需要警惕合并真菌性食管炎可能的是

A. 长期接受抗生素或类固醇激素治疗者

B. 晚期肿瘤，并接受放射治疗或抗肿瘤药物治疗者

C. 免疫缺陷性疾病患者

D. 胃溃疡患者

E. 食管溃疡患者

42. Hp 的毒性因子中，能破坏黏液屏障功能的有

A. 空泡毒素（Vac A 蛋白）

B. 磷脂酶 A

C. Cag A 蛋白

D. 脂多糖

E. 脂酶

43. 吸收不良综合征患者出现出血倾向是由于

A. 维生素 K 吸收不良

B. 低凝血酶原血症

C. 长期维生素 D 吸收不良

D. B 族维生素、维生素 A 缺乏

E. 长期钙、镁吸收不良

44. 肝右叶细菌性肝脓肿在胸部 X 线片中可见

A. 膈肌升高

B. 运动受限

C. 胃小弯受压、推移征象

D. 反应性胸膜腔积液

E. 肝影增大或局限性隆起

45. 急性胆囊炎病初的病理表现有

A. 胆囊增大

B. 胆囊壁增厚

C. 黏膜充血、水肿

D. 白细胞浸润

E. 胆囊积脓

46. 急性胰腺炎的全身并发症有

A. 消化道出血

B. 败血症

C. 多器官功能衰竭（MOF）

D. 假性囊肿

E. 胰腺脓肿

47. CA125 升高可见于

A. 卵巢癌　　　B. 胰腺癌

C. 胃癌　　　　D. 结肠癌

E. 乳腺癌

48. 食管胃底静脉曲张破裂大出血的止血措施有

A. 纤维内镜直视下止血

B. 三腔二囊管加压止血

C. 经颈静脉肝内门体静脉分流术

D. 垂体后叶素静点

E. 西咪替丁（甲氰咪胍）静滴

三、共用题干单选题：以叙述一个以单一患者或家庭为中心的临床情景，提出 2～6 个相互独立的问题，问题可随病情的发展逐步增加部分新信息，每个问题只有 1 个正确答案，以考查临床综合能力。答题过程是不可逆的，即进入下一问后不能再返回修改所有前面的答案。

（49～50 题共用题干）

患者女性，28 岁。腹痛、低热消瘦、腹泻 3 年，近 1 个月加重。右下腹痛较明显，有时可出现上腹及脐周痛，自觉进餐后可诱发腹痛及便意。查体：右下腹 3cm×5cm 肿块，质中等，较固定，轻压痛。

49. 该患者常出现上腹或脐周部疼痛，其原因为

A. 原发灶肠系膜淋巴结结核

B. 并发肠梗阻

C. 胃回肠反射或胃结肠反射

D. 回盲部病变引起的牵涉痛

E. 胃肠功能紊乱

50. 进餐可诱发腹痛及便意，主要是由于进餐引起

A. 刺激胃酸分泌增加

B. 肠梗阻加重

C. 胃回肠反射或胃结肠反射

D. 牵涉痛

E. 可能并发肠穿孔

(51~53题共用题干)

患者女性，67岁。胆囊结石20余年。2小时前餐后出现剧烈上腹痛并向腰背放射，伴恶心、呕吐、发热。查体：BP 130/75mmHg，P95次/min，巩膜轻度黄染，上腹明显压痛，伴反跳痛及肌紧张，移动性浊音阴性。血清淀粉酶800U/L，血钙：2.0mmol/L，血糖：8.0mmol/L。

51. 应首先考虑的诊断是

A. 急性心肌梗死

B. 胆囊穿孔

C. 急性阑尾炎

D. 消化性溃疡穿孔

E. 胆源性急性胰腺炎

52. 为了明确诊断，需要进一步做的检查是

A. 腹部CT增强　　B. 胃镜

C. 立位腹平片　　D. 腹部超声

E. 血脂肪酶

53. 该病的治疗不包括

A. 禁食水　　B. 胃肠减压

C. 补液　　D. 吗啡止痛

E. 抑酸

(54~56题共用题干)

患者男性，58岁。因肺癌行肺叶切除术后，胸部CT提示肺部感染，应用第3代头孢菌素类抗生素治疗5天，患者出现腹泻症状，5~10余次/天，严重时为水样便，伴中低热、恶心呕吐、腹胀。

54. 最可能感染的是以下哪种

A. 大肠埃希菌

B. 艰难梭菌

C. 变形杆菌

D. 蜡样芽孢杆菌

E. 沙门菌

55. 下列哪项结果具有诊断意义

A. 粪隐血试验阳性

B. 粪便培养有艰难梭菌生长

C. 粪白细胞增加

D. 肠镜提示黏膜充血水肿

E. 腹部平片提示结肠扩张、结肠袋肥大

56. 经肠镜检查发现黄白色假膜，考虑艰难梭菌感染，用甲硝唑和万古霉素治愈后患者复发。恰当的治疗方法是

A. 换用其他抗生素

B. 增加抗生素的剂量

C. 增加消胆胺的量以结合毒素

D. 和第一疗程使用相同的抗生素，但增加疗程至14天

E. 增加抗生素疗程至30天

(57~59题共用题干)

患者男性，45岁。既往体健。近1个月出现上腹痛，黄疸进行性加深，无发热。体检：皮肤巩膜黄染，腹平软，无压痛、反跳痛，右上腹触及肿大胆囊，无压痛。

57. 诊断应首先考虑

A. 原发性肝癌　　B. 慢性胆囊炎

C. 慢性胰腺炎　　D. 胰腺癌

E. 胆囊结石

58. 若黄疸为梗阻性黄疸，选择哪项检查明确梗阻部位最佳

A. B超检查

B. CT检查

C. MRI检查

D. ERCP检查

E. 十二指肠低张造影

59. 如手术发现胰头癌，但边界尚清，与周围组织无粘连，无肿大淋巴结，应采取何种手术方式

A. Whipple胰头十二指肠切除术

B. 全胰切除术

C. 胆囊十二指肠切除术

D. 胆总管十二指肠切除术

E. 胃空肠吻合术

（60~62 题共用题干）

　　患者女性，55 岁，上腹胀 5 年，加重 10 日，进食后明显，空腹减轻；伴嗳气，早饱、恶心，无呕吐，无明显腹痛；排便 1 次/4 日，干结，排便困难，无黑便；体重下降2kg。既往有糖尿病史 20 年，近半个月来自行停服降血糖药物。查体：皮肤、巩膜未见黄染，心、肺（-），腹平，未见胃型、肠型及蠕动波；腹软，无压痛，未及包块，肝、胆、脾未触及；肠鸣音 4 次/分；上腹振水音阴性。

60. 最可能的诊断是

　　A. 幽门梗阻

　　B. 功能性消化不良

　　C. 肠梗阻

　　D. 小肠细菌过度生长

　　E. 胃轻瘫

61. 对该患者诊断最有价值的检查是

　　A. 胃镜

　　B. 上消化道造影

　　C. 腹部 X 线平片

　　D. 核素胃排空试验

　　E. 葡萄糖氢呼气试验

62. 首选的治疗方法是

　　A. 促动力药+控制血糖药物

　　B. 外科手术治疗

　　C. 抗生素

　　D. 二甲硅油

　　E. 胃肠减压术

（63~65 题共用题干）

　　胃息肉属于胃良性肿瘤，在临床上是常见的消化道疾病。

63. 按照组织学分类下列说法错误的是

　　A. 腺瘤性息肉为肿瘤性息肉

B. 增生性息肉为非肿瘤性息肉

C. 淋巴滤泡性炎症为恶性改变

D. 错构瘤性息肉为非肿瘤性息肉

E. 幼年性息肉综合征为非肿瘤性息肉

64. 胃息肉临床表现多样，下列说法错误的是

　　A. 可无症状　　B. 上腹隐痛不适

　　C. 上消化道出血　D. 消化道梗阻

　　E. 息肉极少癌变

65. 胃息肉确诊最常用的方法是

　　A. 胃镜检查

　　B. 上消化道造影

　　C. 胸腹 CT

　　D. DR

　　E. 超声胃镜

四、案例分析题：每道案例分析题至少 3~12 问。每问的备选答案至少 6 个，最多 12 个，正确答案及错误答案的个数不定。考生每选对一个正确答案给 1 个得分点，选错一个扣 1 个得分点，直至扣至本问得分为 0，即不含得负分。案例分析题的答题过程是不可逆的，即进入下一问后不能再返回修改所有前面的答案。

（66~70 题共用题干）

　　患者女性，62 岁。1 天前饱餐后出现左下腹阵发性疼痛，排暗红色稀血便，每日 6~8 次，量约 50ml，无明显黏液，排便后腹痛稍有缓解。同时伴有腹胀、食欲不振、恶心，无呕吐。查体：T37.5℃，P 101 次/分，血压 146/90mmHg。神志清，精神不振，皮肤巩膜无黄染，浅表淋巴结不肿大。心肺查体未见异常。腹软，左下腹压痛，轻度反跳痛，肝脾肋下未及，Murphy 征阴性，肝区、肾区无叩击痛，移动性浊音阴性，肠鸣音 5~6 次/分，实验室检查：血淀粉酶 50U/L。患者既往有冠

心病、高血压病史。

66. 最有可能的诊断是

    A. 急性胆囊炎

    B. 急性阑尾炎

    C. 缺血性结肠炎

    D. 完全性肠梗阻

    E. 急性胰腺炎

    F. 肠易激综合征

    G. 克罗恩病

67. 该疾病分类可分为

    A. 原发型   B. 坏疽型

    C. 特殊型   D. 一过型

    E. 狭窄型   F. 出血型

    G. 多发型

68. 该病变最常见于

    A. 结肠脾曲   B. 结肠右曲

    C. 乙状结肠   D. 回盲部

    E. 直肠   F. 升结肠

    G. 十二指肠

69. 下列哪一检查可明确上述诊断

    A. 腹部 X 线检查

    B. 超声检查

    C. 计算机体层摄影术（CT）检查

    D. 磁共振成像（MRI）检查

    E. 肠镜检查

    F. T - spot

    G. 便培养

70. 对该患者的治疗不包括

    A. 鼓励患者早期禁食

    B. 静脉营养支持

    C. 纠正水、电解质平衡紊乱

    D. 应用血管扩张药（罂粟碱、前列地尔、丹参）

    E. 预防性使用抗生素

    F. 输注悬浮红细胞

    G. 应用肛管排气

（71～75 题共用题干）

    患者男性，42 岁。有 5 年肝硬化病史。因近日出现睡眠时间倒错，语言不清来诊。查体：血钾 3.5mmol/L，血钠 136mmol/L，血氨 90μmol/L，血清 pH 7.48。

71. 以下检查可能出现异常的有

    A. 脑电图

    B. 简易智力测验

    C. 扑翼样震颤

    D. 头颅 CT

    E. 血氨

    F. 以上全部

72. 经查体发现患者扑翼样震颤（＋）。以下诊断最正确的是

    A. 亚临床肝性脑病

    B. 肝性脑病一期

    C. 肝性脑病二期

    D. 肝性脑病三期

    E. 肝性脑病四期

    F. 以上全部

73. 若患者呈昏睡状态，锥体束征（＋）。以下诊断最正确的是

    A. 肝性脑病一期

    B. 肝性脑病二期

    C. 肝性脑病三期

    D. 肝性脑病四期

    E. 亚临床肝性脑病

    F. 以上均不正确

74. 以下首选的治疗药物是

    A. 谷氨酸钠   B. 谷氨酸钾

    C. 精氨酸   D. 左旋多巴

    E. 复方氨基酸   F. 以上均可

75. 若患者出现意识障碍进一步加重。需考虑的问题有

    A. 肝性脑病加重

    B. 电解质紊乱

    C. 酸碱平衡失调

D. 低血糖昏迷

E. 高渗性昏迷

F. 以上均不正确

（76～79题共用题干）

患者男性，61岁。以"腹痛，排黏液血便1日"为主诉入院。患者1日前无明显诱因出现左侧腹部痉挛性疼痛，阵发性加重，并排黏液鲜血便，1～2小时排便一次，每次量约50ml，血与便相混合，排便后腹痛可减轻，无里急后重。查体：腹软，左侧腹部有压痛，无反跳痛及肌紧张，未触及包块，肝、脾肋下来触及，肝肾区无叩痛，移动性浊音阴性。

76. 该患者初步诊断可能是以下哪些疾病

A. 肠易激综合征

B. 慢性结肠炎

C. 结肠息肉

D. 细菌性痢疾

E. 溃疡性结肠炎

F. 缺血性结肠炎

G. 急性出血坏死性小肠炎

77. 该患者入院后拟完善哪些相关检查

A. 粪常规及隐血

B. 结肠镜及活检

C. 粪便细菌培养

D. 胃镜

E. 腹部血管CT

F. 血常规

78. 该患者肠镜结果显示：结肠脾曲黏膜充血、水肿，多发性浅溃疡。结肠镜下黏膜活检见黏膜坏死，黏膜下水肿、出血。腹部血管CT：肠系膜上动脉见血栓形成。粪常规：WBC0/HP，RBC10～12/HP，隐血（＋＋＋）；3次粪便细菌培养阴性。血常规：白细胞8.5×10^9/L，中性粒细胞0.839，红细胞4.85×10^{12}/L，血红蛋白132g/L，

血小板282×10^9/L。该患者目前诊断为

A. 急性出血坏死性小肠炎

B. 克罗恩病

C. 大肠癌

D. 细菌性痢疾

E. 溃疡性结肠炎

F. 缺血性结肠炎

79. 对于该患者目前治疗上应给予

A. 禁食

B. 补液，维持水、电解质平衡

C. 抗生素治疗

D. 血管加压素

E. 低分子右旋糖酐

F. 糖皮质激素

G. 持续低流量吸氧

（80～83题共用题干）

患者女性，48岁。4个月前因体检发现CA19－9增高，为119.90U/ml，呈进行性增高。近日复查CA19－9为701.52U/ml，有稀便。查体：T 36.8℃，P 80次/分，R 20次/分，BP 120/70mmHg；神志清楚，全身皮肤、巩膜无黄染、出血点，腹部平坦，无压痛、反跳痛及肌紧张，肝脾肋下未及，移动性浊音阴性，Murphy征阴性。

80. 患者CA19－9增高与以下哪些疾病有关

A. 胰腺癌　　B. 结直肠癌

C. 胆管癌　　D. 黄疸

E. 乳腺癌　　F. 慢性胰腺炎

81. 2个月后患者出现剧烈背痛，CT提示胰体癌。患者出现剧烈背痛的原因是

A. 直接蔓延

B. 淋巴转移

C. 血行转移

D. 沿神经鞘转移

E. 以上答案均不对

82. 关于患者疼痛描述正确的是
    A. 仰卧位缓解
    B. 弯腰屈膝位缓解
    C. 进食后缓解
    D. 夜间缓解
    E. 无明显缓解体位
    F. 蜷膝侧卧位使疼痛减轻

83. 患者易合并的症状不包括
    A. 消化不良
    B. 消化道出血
    C. 糖尿病
    D. 血管血栓性疾病
    E. 黄疸
    F. 心脑血管意外

(84~86 题共用题干)

　　患者男性，45 岁，上腹隐痛 6 年，为空腹时疼痛，进餐后可缓解，1 年前患者行胃肠钡透提示十二指肠球部变形，2 日前因大量进食后出现上腹疼痛加重，疼痛可向腰背部放散。查体：上腹部压痛、反跳痛及肌紧张，急检血常规提示：白细胞 11×10^9/L，中性粒细胞 0.78。

84. 该患者初步诊断为
    A. 急性重症胰腺炎
    B. 胃溃疡穿孔
    C. 绞窄性肠梗阻
    D. 十二指肠溃疡穿孔
    E. 胃癌
    F. 急性胃炎

85. 消化性溃疡的重要病因是
    A. 幽门螺杆菌感染
    B. 非甾体消炎药
    C. 吸烟
    D. 胃酸、胃蛋白酶
    E. 遗传
    F. 精神因素

86. 最易发生幽门梗阻的溃疡是

    A. 胃角溃疡
    B. 胃窦溃疡
    C. 球后溃疡
    D. 胃多发性溃疡
    E. 幽门管溃疡
    F. 吻合口溃疡

(87~89 题共用题干)

　　患者男性，57 岁。诊断溃疡性结肠炎 10 年，一直规律治疗，疾病稳定。近期再发便血 4 个月。患者 4 个月前，排便时发现粪便表面附着少量鲜血，未予理会，以后常常发现粪便表面带血，无黏液及脓，每日 1 次。发病以来无发热，食欲好，体重无明显变化。查体：一般状态好，皮肤黏膜未见出血点，心肺查体未见异常，腹平软，肝脾肋下未触及，全腹无压痛，未触及包块，肠鸣音正常。

87. 引起其便血的可能疾病有
    A. 痔疮
    B. 细菌性痢疾
    C. 溃疡性结肠炎再发
    D. 消化性溃疡
    E. 结肠息肉
    F. 缺血性结肠炎
    G. 结直肠癌
    H. 肠易激综合征
    I. 不全肠梗阻
    J. 急性出血坏死性小肠炎
    K. 过敏性紫癜

88. 为确定诊断，应进一步做的检查有
    A. 胃镜
    B. 肛诊
    C. 结肠镜及活检
    D. 腹部血管彩超
    E. 立位腹平片
    F. 便细菌培养
    G. 便常规及隐血

H. 肝胆脾彩超

I. 甲状腺功能

89. 可给予的治疗措施有

A. 观察，不予处置

B. 结肠部分切除术

C. 内镜下息肉切除术

D. 质子泵抑制剂

E. 抗生素

F. 定期复查结肠镜

G. 化疗

(90～93 题共用题干)

患者女性，反复便血 1 年，加重 18 天。查体：T 36.5℃，R 18 次/分，P 70 次/分，BP 110/70mmHg。营养一般。心、肺查体正常。腹部平软，全腹无压痛、反跳痛和肌紧张，肝脾肋下未及，肠鸣音 4 次/分，无气过水声和高调肠鸣音。

90. 该患者应采取的辅助检查为

A. 便常规和便隐血

B. 血清淀粉酶

C. ANCA 和 ASCA

D. 胸片

E. 腹腔穿刺

F. 结肠镜

91. 肠镜提示回盲部深大溃疡，病理提示：血管炎。诊断首先考虑为

A. 肠白塞病

B. 克罗恩病

C. 溃疡性结肠炎

D. 肠结核

E. 肠肿瘤

F. 阿米巴痢疾

92. 出现发热，最高体温 38.5℃，最好使用哪种药物治疗

A. 美沙拉嗪

B. 糖皮质激素

C. 甲氨蝶呤

D. 反应停

E. 英夫利昔单抗

F. 阿达木单抗

93. 提示肠穿孔的是

A. 腹肌紧张

B. 右下腹压痛、反跳痛

C. 腹部 CT 提示膈下游离气体

D. 腹穿抽出粪水

E. 发热至 40℃

F. 肝浊音界消失

(94～97 题共用题干)

患者男性，50 岁，酒后上腹痛、腹胀 8 小时。查体：上腹明显压痛，肌紧张反跳痛，血压 120/80mmHg，脉搏 88 次/分。

94. 可能的诊断

A. 消化性溃疡急性穿孔

B. 急性胰腺炎

C. 急性肠梗阻

D. 急性心肌梗死

E. 急性胃肠炎

F. 以上均不正确

95. 提示：血淀粉酶 > 500U。诊断为

A. 消化性溃疡急性穿孔

B. 急性胰腺炎

C. 急性肠梗阻

D. 急性胃肠炎

E. 急性胆囊炎

F. 以上全部

96. 提示：血钙 1.25mmol/L。对疾病有何提示意义

A. 提示出血坏死型胰腺炎

B. 提示预后不良

C. 不提示预后

D. 提示水肿型胰腺炎

E. 提示预后良好

F. 无意义

97. 下列哪些措施正确
    A. 禁食
    B. 胃肠减压
    C. 应用质子泵抑制剂
    D. 及早应用肾上腺糖皮质激素
    E. 及早应用奥曲肽或生长抑素
    F. 以上均不正确

(98~100题共用题干)

患者男性，60岁。因"反复腹痛1年，加重3天"入院。既往有长期饮酒史，伴体重下降，腹泻，怀疑慢性胰腺炎。

98. 首先不考虑下列哪项检查
    A. 粪脂检查　　　B. EUS
    C. ERCP　　　　D. 血糖检测

E. 胰泌素试验　　F. 腹部平片

99. 以下支持慢性胰腺炎诊断的是
    A. 胰腺萎缩
    B. 腹部平片可见胰腺钙化灶
    C. MRCP提示胰管扩张
    D. 胰腺肿大，周围渗出
    E. 内镜超声提示胰管不规则改变
    F. 单个液体积聚

100. 患者近期使用胰酶替代治疗及口服镇痛药物治疗，症状控制良好，随访中最应该监测的是
    A. 凝血功能　　B. 血常规
    C. 胃镜　　　　D. CA19-9
    E. 肝肾功能　　F. 血淀粉酶

高级卫生专业技术资格考试用书

消化内科学全真模拟试卷与解析

（副主任医师/主任医师）

答案解析

主　编　张　晶

副主编　刘冬祺　林　雪　刘治达

编　委　王　蓉　高　明　尹雪莹　齐　鑫

　　　　马学峰　周怡然　戈蓁杨

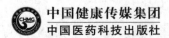
中国健康传媒集团
中国医药科技出版社

目 录

全真模拟试卷（一）答案解析

一、单选题

1. A sis 基因编码的蛋白质是一种生长因子，它可以促进细胞的增殖和分化，与肿瘤的发生和发展有关。其他选项中，jun 和 fos 是转录因子，参与细胞的转录调控，与肿瘤的发生和发展也有一定关联，但它们并不直接编码生长因子。myc 是一种蛋白质，它在细胞生长和分化中发挥重要作用，也与肿瘤发生有关。raf 是一个信号传导蛋白，参与细胞生长和分化的调控，也与肿瘤发生有关。

2. A 允许性感染是指病毒感染宿主细胞后，病毒可以复制自身基因组，并产生一些特定的蛋白质，如转化蛋白。转化蛋白能够改变宿主细胞的生理机制，使其处于有利于病毒复制和传播的状态。其他选项中，核内形成病毒颗粒和新的病毒释放是病毒复制的后续步骤，不属于允许性感染早期发生的改变。病毒基因组整合到细胞 DNA 中是一种特殊的感染方式，适用于一些特定的 DNA 病毒，如逆转录病毒。细胞发生裂解通常是在病毒感染后的晚期，当病毒复制完成后，细胞会被破坏释放出新的病毒颗粒。

3. A N－ras 基因是一种原癌基因，其激活可以引发肝癌的发生。原癌基因的激活方式多种多样，包括基因点突变、基因易位、基因扩增、插入激活等。在肝癌中，N－ras 基因的激活主要是通过基因点突变来实现的。这些突变可能导致 N－ras 基因产生异常的激活信号，促进肿瘤细胞的增殖和生存。其他选项中，基因易位是指基因的染色体位置发生改变，通常与染色体断裂和重新连接有关，与 N－ras 基因的激活在肝癌中并无直接关系。基因扩增是指某个基因在染色体上复制多次，增加了基因的拷贝数，与 N－ras 基因的激活也无直接关系。插入激活是指在基因中插入其他基因或 DNA 序列，导致基因的异常激活，但在 N－ras 基因中并非主要的激活方式。原癌基因的低甲基化是一种表观遗传学改变，可能会导致基因的异常表达，但与 N－ras 基因的激活也无直接关系。

4. D 根据患者的病史和体格检查所见，可以怀疑急性消化道溃疡穿孔并引起弥漫性腹膜炎。患者反复上腹痛 6 个月，突发剧烈上腹痛 2 小时，伴恶心、呕吐，全腹部压痛、反跳痛，腹肌紧张，肝浊音界缩小，肠鸣音消失等体征，提示可能存在消化道溃疡穿孔并引起了腹腔内炎症反应。急性胰腺炎一般会伴有明显的胰腺炎症体征、黄疸等症状。胆总管结石常表现为胆绞痛、黄疸等症状。急性阑尾炎通常会出现右下腹痛、恶心、呕吐等症状。急性肠梗阻一般会伴有肠鸣音增强、腹胀等症状。四项均与患者的体征不符。

5. D 剧烈呕吐会导致胃内压力增加，从而引起贲门或食管黏膜的撕裂伤，导致呕血。这种情况常见于咳嗽、呕吐、哭闹等剧烈运动后，特别是在婴儿和幼儿中较为常见。消化性溃疡和慢性胃炎虽然也可能引起呕血，但通常与剧烈呕吐后的呕血不相关。急性胃黏膜病是一种常见的急性胃病，其特征是胃黏膜在短时间内发生炎症和损伤，但一般不会导致呕血。胆石症是指胆囊或胆管内存在结石，与剧烈呕吐后的呕血无直接关系。

6. A 消化性溃疡是指胃和十二指肠黏膜发生溃疡，是上消化道出血的最常见原因。消化性溃疡可以由多种因素引起，如感染、非甾体类抗炎药物使用、应激等。急性糜烂性胃炎是一种急性胃病，其特点是胃黏膜发生糜烂和炎症，但并不是上消化道出血最常见的原因。慢性胃炎是指胃黏膜长期存在炎症和损伤，也可以导致上消化道出血，但其发生率不如消化性溃疡高。胃癌是一种恶性肿瘤，可以引起上消化道出血，但在发生率上不如消化性溃疡常见。肝硬化食管胃底静脉曲张破裂是肝硬化患者常见的并发症之一，会导致严重的上消化道出血，但其发生率不如消化性溃疡高。

7. D 胆汁淤积性黄疸是指由于胆汁排泄障碍导致胆红素在血液中积聚而引起的黄疸。其临床特点包括尿胆红素强阳性、伴皮肤瘙痒、皮肤呈暗黄色以及粪便呈浅灰色或陶土色。在胆汁淤积性黄疸中，血清非结合胆红素（间接胆红素）一般不会明显增高，而是血清结合胆红素（直接胆红素）增高，因为胆汁无法顺利排出体外，导致胆红素在血液中积聚。

8. C 上消化道内镜检查是一种通过直接观察食管、胃和十二指肠的内部情况来诊断疾病的方法。常见的适应证包括疑有溃疡、肿瘤、X线钡餐疑胃癌、上消化道出血以及食管静脉曲张。腐蚀性胃炎不是上消化道内镜检查的常见适应证，其诊断通常可以通过临床症状和其他检查结果来确定，无需进行内镜检查。

9. C 食管狭窄扩张治疗术是通过使用扩张器或气囊等器械来扩张食管狭窄的治疗方法。在食管化学性烧伤后的早期（通常是在烧伤发生后的2周内），食管黏膜受损且易于发生溃疡，此时进行扩张治疗可能会进一步加重损伤和引起并发症。因此，食管化学性烧伤后的早期是禁忌进行食管狭窄扩张治疗术的。食管炎性狭窄、食管术后吻合口狭窄、瘢痕性食管狭窄以及食管恶性狭窄都可以考虑进行食管狭窄扩张治疗术。

10. A 嗜酸性粒细胞胃肠炎是一种以嗜酸性粒细胞在胃肠道黏膜中的浸润为特征的炎症性疾病。其临床表现可以有食欲减退、腹痛、腹泻等消化系统症状，而外周血嗜酸性粒细胞增加程度并不一定与症状的严重程度相关。嗜酸性粒细胞胃肠炎可累及食管到直肠各部位，为良性自限性疾病，以嗜酸性粒细胞浸润胃肠道、管壁水肿增厚为特点，可累及消化道浆膜层。

11. E 粪便隐血试验是一种常用的检查方法，用于检测消化道出血。阳性结果表示在粪便中存在血液，但无法确定出血量的具体大小。根据常规的评估，粪便隐血试验阳性通常提示每天出血量在5ml以上。因此，E选项是正确的答案。50ml、30ml以上、20ml以上和10ml以上的出血量都超过了通常的粪便隐血试验阳性提示的出血量范围。

12. C M胆碱受体拮抗药能抑制迷走神经，松弛肠道平滑肌。重症溃疡性结肠炎患者结肠病变广泛而严重，常累及肌层与肠肌神经丛，肠壁张力减低，结肠蠕动消失，肠内容物与气体大量积聚，如给予大剂量M胆碱受体拮抗药，可加重上述症状，甚至导致急性结肠梗阻（并非机械性肠梗阻），称"中毒性巨结肠"（中毒性结肠扩张），可能会引起麻痹性肠梗阻，但不会引起肠穿孔、结肠大出血和肠瘘。

13. E 急性胰腺炎是一种胰腺急性炎症，常见的病因包括胆石症、ERCP检查、高脂血症和酗酒。消化性溃疡是胃或十二指肠黏膜的慢性溃疡，与急性胰腺炎的发生没有直接的关联。

14. C 在酸滴定试验中，通过滴注生理盐水来中和食管内的胃酸，以测量中和胃酸所需的生理盐水量。滴注的速度通常为 10ml/min，滴注的时间为 15 分钟。因此，C 选项是正确答案。

15. E 自身腹水浓缩回输术是一种治疗顽固性腹水的方法。顽固性腹水是指对利尿剂治疗无效或反复发作的肝硬化腹水。该方法通过将患者的腹水经过过滤、浓缩和灭活处理后回输给患者，既减少了腹水的负担，又可以维持体内的电解质和蛋白质平衡。因此，自身腹水浓缩回输术主要用于肝硬化顽固性腹水的治疗。肝硬化代偿期、感染性腹水、血性腹水和癌性腹水可以采用其他治疗方法进行管理。

16. D 放射性胃肠损伤是指由于放射治疗而引起的胃肠道组织的损伤。严重放射性胃肠损伤的发生与受到的放射剂量有关，一般认为，当放射剂量达到 50Gy 时，严重放射性胃肠损伤的发生率明显升高。因此，D 选项是正确答案。

17. B 在急性胰腺炎的治疗中，短期使用肾上腺糖皮质激素可考虑用于处理合并的 ARDS。ARDS 是急性呼吸窘迫综合征的缩写，是严重的肺部炎症反应导致的急性呼吸衰竭。在严重的急性胰腺炎中，由于全身炎症反应和胰腺组织损伤，可能导致 ARDS 的发生。因此，在这种情况下，短期使用肾上腺糖皮质激素有助于减轻炎症反应和改善呼吸功能。氮质血症、高血糖症、腹水和明显的低钙血症在急性胰腺炎的治疗中一般不是直接的适应证。

18. B 下食管括约肌（LES）是食管与胃之间的一个环形肌肉，起到阻止胃内容物逆流入食管的作用。其正常压力通常在 1.33～3.47kPa 范围内。这个压力范围可以确保食物在正常情况下从食管顺利进入胃，同时防止胃酸反流进入食管引起胃食管反流病（GERD）。因此，B 选项是正确答案。

19. A 自发性腹膜炎是指在无明显腹腔感染源的情况下，腹腔内发生细菌感染。在肝硬化患者中，由于肝功能受损和门静脉高压，肠道中的细菌容易进入腹腔，导致自发性腹膜炎的发生。而大肠埃希菌是肠道中最常见的细菌，也是自发性腹膜炎的主要致病菌。因此，A 选项是正确答案。链球菌、葡萄球菌、肠球菌和幽门螺杆菌在肝硬化患者并发自发性腹膜炎中的致病作用相对较小。

20. D 急性胆囊炎通常表现为右上腹部剧痛，而不是隐痛。右上腹隐痛与慢性结石性胆囊炎、肝区压痛和叩击痛与肝内胆管结石、上腹部阵发绞痛与结石阻塞胆管以及上腹部钻顶样剧痛与胆道蛔虫病的关系是正确的。

21. B 患者有反复上腹疼痛的病史，饥饿时加重和夜间痛是溃疡性疼痛的典型特点。呕咖啡样胃内容物和黑便提示出血的存在。低血压和心率增快可能是由于失血引起的循环血量减少。面色苍白也是失血的表现。因此，最可能的病因是十二指肠溃疡并发出血。肝硬化出血、胃溃疡出血、胃癌出血和食管贲门撕裂综合征的临床表现和病史与患者的情况不符。

22. C 根据患者的情况，应该进行 Hp 检测，如果 Hp 阳性，则应该选择 B 选项的 PPI + 阿莫西林 + 甲硝唑联合疗法（10 天）。如果 Hp 阴性，应该选择 A 选项的 PPI + 胃黏膜保护剂进行治疗。其他选项中，避免服用 NSAIDs 药物是合理的，因为 NSAIDs 可以刺激胃黏膜，加重溃疡的症状。三餐定时，规律起居，保持乐观心态也是胃十二指肠溃疡的辅助治疗措施。

23. D 组织相容性抗原（HLA）是一

组高度多态性的细胞表面分子，它在移植器官的免疫识别中起着重要作用。在肝脏移植中，供受者之间的组织相容性抗原配合程度越高，排斥反应的发生及严重程度就越低。因此，D 选项是正确答案。基因类似度、ABO 血型配合程度、血缘关系和组织特异性抗原配合程度与肝脏排斥反应的发生和严重程度的相关性没有组织相容性抗原配合程度高。

24. B 肠结核的临床表现非特异，包括腹痛、腹泻、腹部压痛等症状，与其他肠道疾病相似。因此，诊断肠结核主要依靠其他方法，如影像学检查、活检和抗结核治疗试验。在高度怀疑肠结核的病例中，如果抗结核治疗 2~6 周有效，可以提供强有力的支持，提示肠结核的可能性较大。其他选项中，患者曾诊断为肺结核不能直接用于肠结核的诊断，PPD 试验阳性只能提示结核感染的存在，而有腹痛、腹泻、右下腹压痛和午后低热及盗汗也是肠结核的常见症状，但不具备特异性。

25. B 重症急性胰腺炎可以导致肺部并发症，如急性呼吸窘迫综合征（ARDS）、肺间质水肿、胸腔积液和严重肠麻痹及腹膜炎，这些并发症可能导致呼吸困难。胆总管下端梗阻与呼吸困难症状无明显关系，因为这一病理生理改变主要影响胆道系统，而不是呼吸系统。

二、多选题

26. ABCD 抑癌基因的产物主要包括转录调节因子、负调控转录因子、周期蛋白依赖性激酶抑制因子和信号通路的抑制因子。这些基因产物在细胞中起着抑制癌症发生和发展的作用。蛋白激酶不是抑癌基因的典型产物。

27. ABCE 急性腹泻的特点包括起病急骤、病程较短、常伴有腹痛和每天排便次数可多达 10 次以上。急性腹泻通常是由

感染、食物中毒或药物引起的，症状出现迅速且持续时间较短。腹痛是腹泻的常见伴随症状之一。与吸收不良或肠道肿瘤有关的是慢性腹泻，不属于急性腹泻的特点。因此，正确答案是 ABCE。

28. CE 在 G_1 期，cyclin D 与 CDK4 和 CDK6 结合，形成复合物。这个复合物可以磷酸化下游的蛋白质，从而推动细胞周期的进行。CDK2、CDK3 和 CDK5 在细胞周期的其他阶段发挥重要作用，但在 G_1 期并不是与 cyclin D 结合的主要 CDK。因此，正确答案是 CE。

29. AB 长链脂肪酸指的是含有 12~18 个碳原子的脂肪酸，红花油和大豆油中含有丰富的这种类型的脂肪酸。椰子油和可可油主要富含中链脂肪酸和短链脂肪酸，不属于长链脂肪酸。芝麻油也不是主要用于制作长链脂肪乳剂。因此，正确答案是 AB。

30. ABCDE 可引起嗜酸细胞增多的疾病包括蠕虫感染、淋巴瘤、炎症性肠病、嗜酸细胞胃肠炎和哮喘。嗜酸细胞是一种特殊类型的白细胞，其细胞质含有大量酸性颗粒。在上述疾病中，炎症和过敏反应等因素会导致嗜酸细胞增多。因此，正确答案是 ABCDE。

31. ABCDE 近年来涌现的新一代的内镜诊断技术包括窄带成像技术、散射分光镜技术、内镜光学相干断层成像技术、荧光内镜和共聚焦激光内镜。这些新技术的出现和发展，使得内镜诊断能够更加准确和精细，有助于早期病变的发现和诊断。

32. ABCE 关于 γ-谷氨酰转肽酶（GGT）的临床意义，A 慢性肝炎和肝硬化若为持续高值，表示病情不稳定或有恶化趋势；若 GGT 逐渐下降，表明肝脏病变趋向非活动性；C 急性酒精性肝炎 GGT 可达 1000U/L 以上；E 经常饮酒者 GGT 大部分

在 80U/L 左右。D 肝癌 GGT 多正常（肝癌时 GGT 的升高并不明显，因此不能作为诊断肝癌的依据）。

33. ABCD 内镜下黏膜剥离术（ESD）的适应证，A 最大直径 >20mm 且必须在内镜下一次性切除；B 抬举征阴性的腺瘤及部分早期癌；>10mm 的内镜下黏膜切除术（EMR）残留或复发再次行 EMR 治疗困难者；D 有可靠证据提示肿瘤已浸润至固有肌层。E 反复活检不能证实为癌的低位直肠病变不是 ESD 的适应证。

34. ABCE 急性胰腺炎可出现的体征，A 由于胰腺炎引起的腹腔积液，可导致移动性浊音的出现；B 当胰腺炎引起胆道梗阻或胰头炎症侵及胆总管时，可导致黄疸的出现；C 由于胰腺炎引起的肠胀气和肠麻痹，可导致肠鸣音减弱；E 由于胰腺炎引起的炎症反应和腹腔积液，可导致全腹明显压痛的出现。D 右上腹血管杂音通常是肝脏或胆道的问题，而不是急性胰腺炎的体征。

35. ACD A 细菌性痢疾是由致病菌引起的肠道感染，其中的病理特点之一就是黏液脓血便；B 放射性肠炎通常不会导致黏液脓血便；C 溃疡性结肠炎是一种自身免疫性疾病，其主要症状之一就是黏液脓血便；D 大肠癌可导致肠道黏膜破溃、坏死，出现黏液脓血便；E 缺铁性肠炎是由于长期慢性失血引起的肠道炎症，不常见黏液。

36. CDE A 协助反流性食管炎的诊断并不是禁忌证，而是该试验的适应证；B 鉴别不典型胸痛是否由食管疾病所致并不是禁忌证，而是该试验的适应证；C 鼻咽部或上食管梗阻是禁忌证，因为这些情况可能影响试验的进行；D 严重而未能控制的凝血性疾病是禁忌证，因为试验可能增加出血的风险；E 急性食管炎、食管黏膜的大疱性疾病是禁忌证，因为这些情况可能增加试验的不适和并发症的风险。

37. ACE 有关促胃液素瘤，A 促胃液素瘤可以导致胃和肠道的溃疡形成；B 促胃液素瘤细胞分泌大量促胃液素，仅极少数患者空腹血清促胃液素水平在正常范围，绝大部分都是高于正常范围。C 一般内科治疗效果不好，因为促胃液素瘤需要通过手术切除或其他肿瘤治疗方法进行治疗；D 促胃液素瘤并非胰岛 B 细胞瘤，而是一种来源于肠上皮细胞的神经内分泌肿瘤；E 促胃液素瘤可以引起高胃酸分泌，导致胃酸过多引起溃疡等症状。因此，正确答案是 ACE。

38. ABCDE A 溃疡引起的胃肠道刺激会导致呕吐；B 肝炎引起的肝功能异常可以导致恶心和呕吐；C 青光眼患者可能会出现剧烈的眼痛、头痛和恶心，最终导致呕吐；D 神经性厌食患者可能因为食欲减退和摄食行为异常而出现呕吐；E 脑出血会引起颅内压增高，导致恶心和呕吐。

39. ABCDE 嗜酸性粒细胞性食管炎的典型内镜下表现，A 嗜酸性粒细胞性食管炎可导致食管壁增厚和纤维化，进而引起食管环、缩小或狭窄的表现；B 内镜下可见食管黏膜表面出现线形沟槽，这是由于黏膜下嗜酸性粒细胞浸润所引起的；C 嗜酸性粒细胞性食管炎可表现为食管黏膜上有白色斑块或分泌物的存在；D 黏膜下嗜酸性粒细胞浸润可导致食管黏膜出现纵行铺路石样改变；E 嗜酸性粒细胞性食管炎可导致黏膜下血管减少的表现。

40. ABC A 白念珠菌是最常见的导致真菌性食管炎的菌种；B 热带念珠菌和 C 克鲁斯念珠菌也是可能引起真菌性食管炎的念珠菌；D 植物真菌和 E 隐球菌一般不是导致真菌性食管炎的菌种。因此，正确答案是 ABC。

41. **ABCDE** A 急性胰腺炎可能引发一系列并发症，如感染、腹腔积液、脓肿、多器官功能障碍综合征等，这些并发症会对预后产生重要影响；B 年龄大的患者通常预后较差，因为老年人的器官功能和免疫力较差；C 低白蛋白和低氧血症可能反映了患者的营养状态和氧合情况，对于预后有一定影响；D 低血钙是急性胰腺炎时常见的电解质紊乱，严重情况下可能导致神经-肌肉兴奋性增加，对预后有一定影响；E 急性胰腺炎时，严重炎症反应可能导致循环血容量不足，进而出现低血压，低血压对于预后有一定影响。因此，正确答案是 ABCDE。

42. **ACDE** A 胃泌素瘤多见于十二指肠或胃窦小弯侧，这是其常见发生部位；B 胃黏膜皱襞纤细并不是胃泌素瘤的典型表现；C 胃泌素瘤可引发严重并发症，如穿孔、出血等，因此并发症发生率较高；D 胃泌素瘤引起的胃黏膜增生可能导致胃黏膜皱襞肥大；E 胃泌素瘤患者即使经难治性溃疡手术治疗后仍然容易复发。因此，正确答案是 ACDE。

43. **CDE** C 急性出血坏死型胰腺炎的主要病理特点是胰腺增大变硬、腺泡及脂肪组织坏死和血管坏死出血。A 间质充血、水肿不是其主要病理特点；B 急性胰腺炎时，血管一般没有明显的变化；D 急性胰腺炎时，胰腺腺泡和周围脂肪组织可能发生坏死；E 急性胰腺炎时，由于炎症反应和坏死的存在，胰腺血管可能发生坏死并导致出血。因此，正确答案是 CDE。

44. **ABCD** A 肝癌患者因为肝功能受损，可能会出现肝性脑病的表现，如意识障碍、认知功能障碍等；B 肝癌可导致肝门静脉高压，进而引起食管胃底静脉曲张，造成上消化道出血；C 肝癌患者因为肝功能减退，免疫力下降，容易出现继发感染，如肝脓肿、胆道感染等；D 肝癌结节可能会发生破裂出血，造成腹腔内出血。E 伴癌综合征一般不是原发性肝癌的常见并发症。因此，正确答案是 ABCD。

45. **AD** A 粪便同位素标记蛋白测定：通过给患者摄入标记蛋白，并检测其在粪便中的排泄量来评估肠道蛋白丢失的程度；B 血常规可以检测贫血等与蛋白丢失相关的指标，但不能直接确定蛋白丢失的原因；C 肠镜可以检查肠道黏膜的病变情况，但不能直接确定蛋白丢失的程度；D 蛋白丢失性肠病常伴随着胰酶分泌减少，因此测定粪便中的 α_1 抗胰蛋白酶含量可以作为诊断依据；E 粪便隐血检测主要用于筛查结肠疾病，不是诊断蛋白丢失性肠病的特异性方法。因此，正确答案是 AD。

46. **ABC** 强直性脊柱炎（AS）是一种慢性的炎症性关节病，A 强直性脊柱炎与溃疡性结肠炎之间有一定的关联，两者可能共享相似的遗传因素并且有共同的免疫异常。B 肺炎克雷伯杆菌感染与强直性脊柱炎的发病有一定关联，尤其是在亚洲人群中。C HLA-B27 是强直性脊柱炎的主要遗传易感因子，约90%的强直性脊柱炎患者携带 HLA-B27 抗原。D 链球菌感染与强直性脊柱炎的发病没有直接关联。E 克罗恩病是一种炎症性肠道疾病，而强直性脊柱炎是一种炎症性关节病。虽然两者都可能与免疫系统异常有关，但并没有确凿的证据表明它们之间有直接的关联因此，正确答案是 ABC。

47. **ABCD** A 慢性萎缩性胃炎常常伴随着胃体黏膜的灶性萎缩，这是其常见的病理改变之一。B 慢性萎缩性胃炎可以同时伴有浅表性胃炎，即胃黏膜的炎症主要限于黏膜表层。C 慢性萎缩性胃炎可能与幽门螺杆菌感染无关，尽管幽门螺杆菌感染可能导致其他类型的胃炎。D 胆汁反流是指胆汁进入胃部，慢性萎缩性胃炎可能与胆汁反流有关。E 对于慢性萎缩性胃炎的治疗，抗酸或抑酸药物可以用于缓解胃酸分泌过多引起的症状，如胃痛、胃灼热等。因此，正确答案是 ABCD。

48. ADE A 腹压增高可以增加胃内压力，使胃酸更容易反流到食管，从而加重烧心症状。D 烧心是胃食管反流时胃酸刺激食管黏膜产生的一种烧灼感觉，通常在胸骨后或剑突下部位。E 卧位和弯腰可以增加胃酸反流到食管的可能性，因此这些姿势可能会加重胃食管反流烧心症状。B 站立时并不一定会加重胃食管反流烧心症状，因为站立姿势并不会直接影响胃酸反流到食管的程度。C 胃食管反流烧心的时间发生可以与进食有关，但并不一定在餐后半小时出现，具体时间可以因个体差异而有所不同。因此，答案选 A、D、E。

三、共用题干单选题

49. E 功能性肠病 - 腹泻型（IBS - D）、溃疡性结肠炎、慢性细菌性痢疾和伪膜性肠炎通常不会引起明显的包块和消瘦。

50. A 结肠镜能够直接观察结肠黏膜，发现异常的肿块或病变，并进行活组织检查以明确诊断。血常规、粪常规、粪脂测定和粪致病菌培养可能有助于评估患者的肠道功能和排除其他疾病，但无法直接确定结肠病变。

51. A 内镜检查可以直接观察食管的病变，并进行活组织检查以明确诊断。食管 X 线检查、食管黏膜脱落细胞检查、食管压力测定和食管 pH 测定可能有助于评估食管功能和排除其他疾病，但无法直接确定食管病变。

52. C 反流性食管炎、食管贲门失弛缓症、硬皮病和食管裂孔疝通常不会引起明显的颈部淋巴结肿大和消瘦。

53. C 根据食管黏膜活检示髓质型呈

坡状隆起，侵及食管壁各层及周围组织的病变特点，该病变属于 Ⅱ 级。食管癌分为 Ⅰ～Ⅳ 级，Ⅱ 级表示病变侵及食管壁各层及周围组织。

54. A 根据患者的症状描述，包括反复阵发性中上腹胀痛，血常规异常（嗜酸性粒细胞增高），以及血清 IgE 升高，最可能的初步诊断是嗜酸性粒细胞胃肠炎。因此，最需要进行的检查是胃镜和病理检查，以观察胃肠黏膜病变和确定诊断。

55. E 嗜酸性肉芽肿、炎症性肠病、胰腺炎和胃癌通常不会引起嗜酸性粒细胞增高和血清 IgE 升高的病理改变。

56. B 血嗜酸性粒细胞增高、血清 IgE 升高、阻塞性通气功能障碍以及反复发作的呼吸困难和哮鸣音都是支气管哮喘的常见表现，但气道激发试验阳性是确诊支气管哮喘的重要依据。

57. A 根据患者的症状描述，包括大便次数增多、稀水便、脐周绞痛、鲜红色血便以及既往高血压和房颤病史，最首先考虑的诊断是缺血性结肠炎。急性细菌性痢疾通常伴有发热和腹泻的急性起病，克罗恩病通常有长期的腹泻和消化道炎症的病史，溃疡性结肠炎通常有慢性的腹泻和血便，乙状结肠扭转通常伴有急性腹痛和腹部压痛。

58. B 代谢性酸中毒常见于严重的腹泻，通过丢失大量的碱性负荷和电解质导致体内酸碱平衡紊乱。

59. D 如果患者出现腹部压痛、反跳痛和血压下降，提示患者缺血性结肠炎的类型可能是坏疽型。一过性肠炎型缺血性结肠炎通常有短暂的症状，穿透型缺血性结肠炎通常伴有腹膜炎表现，慢性型缺血性结肠炎通常有长期的症状和缺血的表现。

60. A 根据患者的症状描述，包括反复上腹疼痛，疼痛多出现于餐前，进餐后可缓解，以及剑突下压痛和粪隐血阳性，最可能的诊断是消化性溃疡。急性胃黏膜损害、食管贲门黏膜撕裂综合征、胃癌和胃黏膜脱垂不符合患者的症状和体征。

61. C 内镜可以直接观察胃黏膜的情况，确定是否存在溃疡病变或其他病变，并进行活检以明确诊断。胃肠钡餐透视、胃液分析、腹部 B 型超声和幽门螺杆菌检测也可以作为辅助检查，但内镜是最常用的诊断工具。

62. C 质子泵抑制剂可以抑制胃酸的分泌，减轻消化性溃疡的症状和促进溃疡的愈合。紧急输血、6–氨基己酸静脉滴注、生长抑素静脉滴注和血管升压素静脉滴注在这种情况下不太适用。

63. C 根据患者的症状描述，包括慢性胰腺炎、腹痛加重、黄疸和消瘦，最可能的合并疾病是胰头癌。急性胰腺炎、胆管癌、胆总管结石和壶腹癌不符合患者的症状和既往病史。

64. E 胰腺癌的影像学检查表现通常包括胰腺占位、胰腺钙化、胰管结石和胰腺假性囊肿。胰腺坏死虽然也可能出现在胰腺癌中，但不是胰腺癌的典型影像学表现。

65. C 鉴别胰腺癌与慢性胰腺炎的首选检查是内镜超声和细针穿刺活检（EUS + FNA）。EUS + FNA 可以提供更准确的胰腺图像和组织学诊断，有助于鉴别胰腺癌和慢性胰腺炎。MRI、ERCP、CA19–9 和腹腔镜检查也可以作为辅助检查，但 EUS + FNA 是最常用的诊断工具。

四、案例分析题

66. ABCDEF 食管钡餐检查可能出现的情况有充盈缺损、食管下段鸟嘴样狭窄、管壁僵硬、黏膜皱襞断裂、小龛影和食管下段扩张。这些情况都可以与食管癌相关。

67. C 根据患者的症状和胃镜检查结果，首先考虑的诊断是食管癌。食管癌是老年人常见的恶性肿瘤之一，常表现为进行性吞咽困难和消瘦。

68. ABCD 可能的镜下发现有局部黏膜隆起、黏膜糜烂、溃疡和管腔狭窄。这些都是食管癌的典型病理改变。

69. AC 食管癌的病理分型早期可分为隐伏型、糜烂型、斑块型和乳头型；中晚期可分为髓质型、蕈伞型、溃疡型、缩窄型、腔内型，临床还常见两型同时存在的混合型。

70. BC 根据患者的临床表现和胃镜检查结果，可疑食管癌。食管癌对化疗的效果并不理想，放疗是目前治疗上的首选。A 选项是正确的，早期食管癌可通过内镜下切除；D 选项也是正确的，食管鳞癌和未分化癌对放疗敏感；E 选项也是正确的，食管癌预后整体较差，但早期分期的肿瘤生存期较长；F 选项也是正确的，如果病变长度超过 5cm 且已侵及食管肌层，预后较差。

71. BC 患者有 HBsAg 阳性 5 年，抗 HBs 阴性，HBeAg 阴性，抗 HBe 阳性，抗 HBc 阳性的病史，同时出现间断乏力、右上腹隐痛和肝脏肋下未触及等体征。根据这些表现，可以怀疑患者可能存在慢性乙肝和肝硬化。

72. ABCDEFGHIJ 患者需要进行完善的检查，包括血常规、凝血酶原活动度、生化检查、HBV DNA 定量、乙肝血清学标志物、甲胎蛋白、抗–HCV、腹部 B 超、FibroScan 和 HBV 基因型等。这些检查可以帮助进一步评估患者的肝功能、病情严重程度和病因等。

73. C 入院后的检查结果显示患者血常规、生化、HBV DNA 等指标异常，B 超提示肝硬化，FibroScan 检测结果也高于正常范围。为了明确诊断，关键的检查是肝穿检查，它可以提供肝组织的病理学信息，进一步确定患者的诊断。

74. CE 肝穿病理结果显示慢性乙型肝炎形态改变，符合 HBeAg 阴性慢性乙肝的诊断。胃镜检查发现轻度食管静脉曲张和慢性十二指肠球炎。综合患者的临床和病理检查结果，可以诊断患者为 HBeAg 阴性慢性乙肝和代偿期肝硬化。

75. C 患者被诊断为 HBeAg 阴性慢性乙肝和代偿期肝硬化。关键的治疗方案是抗病毒治疗，目前抗病毒治疗是慢性乙肝的主要治疗方法，可以通过抑制病毒复制和减少肝炎病变，延缓疾病进展并降低肝硬化和肝癌的风险。

76. BE 低血糖性休克是由于血糖水平过低导致脑部供氧不足引起的休克，在该患者的病史和体格检查中，并未提到低血糖的症状，如饥饿、出汗、心悸等，也没有提到发热的症状。

77. AD 患者出现上消化道大出血，为确定原发病，应给予的诊疗措施包括补充血容量抗休克治疗和生命体征平稳后胃镜检查。补充血容量可以维持循环稳定，胃镜检查可以直接观察上消化道黏膜的情况，帮助确定出血的原因。

78. BCEG 十二指肠溃疡的典型症状为反复发作的慢性上腹部疼痛，具有周期性和节律性，进食或服用碱性药物后可获得缓解，A、D、H 描述正确，B、C、E 描述错误，部分患者以消化道出血、穿孔等并发症为首发症状，可表现为呕血、黑便、乏力等，F 描述正确，幽门螺杆菌检测为重要诊断方法，阳性可诊断 Hp 现症感染，I 描述正确，其疼痛与体位变换无关，G 描述错误。因此，本体选不支持该诊断的选项为 BCEG。

79. AEG 该患者的治疗原则为卧床、禁食、保温、观察生命体征等一般急救措施，原发病的治疗：抑酸、保护胃黏膜及立即根除幽门螺杆菌治疗，积极补充血容量。急诊手术、气囊压迫止血、依靠药物升压在这种情况下不是首选的治疗方案。待活动性出血停止后根除幽门螺杆菌也是治疗的措施之一。

80. ADE A 患者有腹腔积液和呕血，可能导致贫血。D 呕血和黑便可能导致电解质紊乱。E 患者有腹腔积液和肝病的病史，加上嗜睡和认人不清的症状，可能是肝性脑病。因此，可能的诊断是贫血、电解质紊乱和肝性脑病。失血性休克、氮质血症和心衰在题目中未提及相关症状和病史，所以不是最可能的诊断。

81. ABCDEFG 根据提示信息，患者曾发生昼睡夜醒，循衣摸床。对于这种情况，对诊断有帮助的检查包括脑电图，扑翼样震颤，血氨，诱发电位，脑 CT，血常规和血生化。这些检查可以帮助评估患者的脑功能和肝性脑病的程度。

82. A 根据提示信息，患者脑电图节律变慢。根据这个表现，诊断考虑肝性脑病，肝性脑病是由肝脏功能不全导致的脑功能异常。

83. B 弱酸性液灌肠可以帮助降低肠道的 pH 值，促进氨的转化为非毒性形式，减少肝性脑病的症状。其他选项在肠道血氨的排出方面没有明确的效果。

84. E 根据患者的症状，如乏力、消瘦、腹胀、黄疸和体重下降，以及体征如黄染、肝大和肝功能异常，结合 B 超提示的胰头占位，高度怀疑为胰头癌。A 胆总管结石，没有明显的胆绞痛或黄疸的病史和体征。B 虽然患者有肝大，但肝癌通常不会导致梗阻性黄疸。C 胆管癌，患者没有胆绞痛的病史和体征。D 十二指肠癌，没有明显的相关症状和体征。F 慢性胆囊炎，患者的黄疸和肝大不能仅仅归因于慢性胆囊炎。

85. ABCDEF 鉴别诊断包含壶腹癌，胆石症，慢性胰腺炎，胃癌，肝炎和肝脏肿瘤。这些疾病也可以引起类似的症状和体征，因此需要通过进一步的检查来进行鉴别诊断。

86. ABCDEF 治疗包括姑息手术治疗，放疗，化疗，补充胰酶、营养支持等，手术治疗和靶向治疗。这些治疗措施可以根据患者的具体情况来选择，以控制病情和改善患者的生活质量。

87. ABC 胰腺的解剖结构包括胰头、胰体和胰尾，因此这些都是可能的位置。

88. D 超声内镜可以提供高分辨率的胰腺图像，并且可以进行针吸活检，对胰腺癌的诊断有很高的敏感性。

89. ABCEF 关于患者疼痛的特点描述正确的是屈膝位缓解，餐后加剧，双季肋部可呈束带状疼痛，夜间常加剧，持续进行性加剧的中上腹痛。这些特点描述符合胰腺癌引起的上腹部疼痛的常见特点。仰卧位缓解不是胰腺癌疼痛的特点。

90. BCDF 该患者有糖尿病和冠心病支架术史，长期服用阿司匹林，这些因素增加了消化性溃疡的风险。剧烈上腹痛并向腰背部放散，是消化性溃疡穿透的典型症状，B 正确。患者有冠心病支架术史，根据患者的上腹痛、向腰背部放散以及恶心呕吐等症状，急性胰腺炎的可能性需要考虑，心肌梗死也有一定可能性，C、D 正确。患者有糖尿病史，根据病史中的剧烈上腹痛、向腰背部放射以及恶心呕吐等症状，也需考虑到糖尿病酮症，F 正确。在该患者的病史中，并未提到有胆绞痛的特征，如脂肪餐诱发、持续性胆绞痛、发热等，A 错误；未提到与主动脉夹层相关的症状，如胸背疼痛、脉搏不对称、血压差异等，E 错误。

91. CDEFG 有助于明确诊断的检验包括淀粉酶，心肌酶谱，血清肌钙蛋白，血酮体和血糖。这些检验可以帮助评估患者的胰腺功能、心肌损伤和糖尿病酮症的情况。

92. CDEF C 患者有冠心病病史，胸痛可能是心源性的，进行肺部 HRCT 可以排除肺部原因导致的胸痛。D 患者有剧烈上腹痛，伴恶心呕吐，向腰背部放散，进行 MRCP 可以评估胆道系统是否存在结石或梗阻等病变。E 进行腹部大血管彩超可以评估腹部大血管的状况，排除腹主动脉瘤等病变。F 虽然题干没有提到相关症状，但进行泌尿系 B 超可以评估泌尿系统的状况，排除泌尿系统的异常。根据题干的信息，心电图和腹部 CT 在此情况下可能不是首选的检查。所以，正确答案是 CDEFG。

93. CDE C 在急性胰腺炎的诊断中，血清淀粉酶的升高是一个重要的指标，一般认为超过正常值的 3 倍可以确诊急性胰腺炎。D 血清淀粉酶的轻度升高可以与其他疾病有关，如消化性溃疡穿孔等，但并不能确诊急性胰腺炎。E 在重症急性胰腺炎时，由于胰腺坏死导致淀粉酶释放减少，血清淀粉酶的水平可能会降低。F 血清淀粉酶的升高也可见于心肺疾病，如心肌梗死、肺栓塞等。因此，血清淀粉酶的升高不仅仅与急性胰腺炎有关。所以，正确答案是 CDE。

94. A 胃镜可以直接观察胃黏膜的情况，发现任何异常病变，如溃疡、肿块等，并进行活检以进一步明确诊断。

95. E 在胃窦部发现一直径约 3cm 的黏膜下球形隆起性病灶，质硬，边界清晰，表面光滑，黏膜色泽正常，顶部中央有小而深的溃疡，覆血痂。这些特点符合胃间质瘤（GIST）的临床表现。

96. BCDE 为进一步明确诊断及判断

预后，应考虑的免疫组化检查项目应包括CD117，CD34，PCNA 和 Ki67。这些免疫组化检查可以帮助确定胃 GIST 的性质和生长指数。

97. EF 根据题干描述，未发现有远处转移，因此外科手术切除是首选治疗方法。术后给予甲磺酸伊马替尼可以减少复发和转移的风险。放疗和传统化疗在胃 GIST 的治疗中作用较小。

98. BCDE B 粘连型结核性腹膜炎是指结核病灶引起的腹膜腔内炎症反应，形成粘连。C 干酪型结核性腹膜炎是指结核病灶形成干酪样坏死物质，可形成腹膜腔内干酪性肿块。D 混合型结核性腹膜炎是指结核病灶引起的腹膜腔内炎症反应，包括粘连、渗出和干酪变性等多种病理改变。E 渗出型结核性腹膜炎是指结核病灶引起的腹膜腔内渗出液体，导致腹腔积液。因

此，正确的答案是 BCDE。对于选项 A 和 F，它们并不是结核性腹膜炎的病理分型。

99. ABCDEF 支持结核性腹膜炎诊断的有青壮年患者，有结核病史，伴有其他器官结核病证据，发热原因不明达 2 周以上，伴有腹胀、腹泻、腹水、腹壁柔韧感或腹部肿块，腹腔穿刺获得腹水，呈渗出性，一般细菌培养结果阴性，结核菌素试验强阳性，结核感染 T 细胞斑点试验（T‑Spot）阳性，胃肠钡餐 X 线检查发现肠粘连等征象。这些都是结核性腹膜炎的典型表现和支持诊断的依据。

100. E 结核性腹膜炎的主要传播途径是血行播散，结核病灶可以通过血液进入腹膜。粟粒型结核，睾丸结核，结核性脑膜炎，活动性关节结核和结核性多浆膜炎都可以通过血行播散引起结核性腹膜炎。

全真模拟试卷（二）答案解析

一、单选题

1. C p53 基因产物是一种重要的肿瘤抑制蛋白，它在细胞中具有多种功能。p53 蛋白主要通过以下方式发挥作用：抑制细胞增殖、监视 DNA 损伤和诱导细胞凋亡、诱导细胞分化以及参与细胞周期的调节。p53 蛋白并不直接参与修复受损 DNA 配对碱基的过程，因此 C 选项是正确答案。

2. E 转移性右下腹痛是急性阑尾炎的典型症状，常伴有其他症状，如发热、恶心、呕吐等。急性阑尾炎通常需要进行外科手术治疗，以防止炎症进一步恶化并导致并发症。急性胃肠道穿孔是剖腹探查的绝对适应证，粘连性肠梗阻有时需要外科手术治疗，急性胰腺炎的手术治疗需根据临床表现和影像学检查结果来决定，以发热为首发症状的腹痛并非所有情况下都需要手术治疗。

3. B 急性糜烂出血性胃炎是一种严重的胃黏膜疾病，常伴有胃黏膜糜烂和出血。胃镜检查是诊断和评估该疾病的重要方法。在急性出血期间进行胃镜检查可能会干扰出血的观察和评估，因此一般建议在出血后 24～48 小时进行胃镜检查，以获得最准确的结果。12～24 小时可能过早，48～72 小时可能过晚，24～36 小时也较早。

4. B 感染性坏死是急性胰腺炎并发症中的严重并发症，常发生于重症急性胰腺炎。感染性坏死是由于胰腺及周围组织的坏死继发感染而形成，通常表现为腹部痛性包块和中毒症状。B 超并不是诊断 IPN 的最重要影像学手段。诊断 IPN 主要依靠 CT 检查，可以明确坏死程度和范围，有助于制定治疗方案。

5. D 肠结核的病理特点主要包括溃疡、增生和混合三个类型。溃疡型肠结核是最常见的类型，表现为肠壁溃疡和炎症，常伴有肠腔狭窄。增生型肠结核是指肠壁广泛增厚和纤维化，形成肠腔狭窄。混合型肠结核则同时具有溃疡和增生的特点。A、B 和 C 选项所描述的病理分型不是肠结核的常见分类。肠结核的临床和病理表现可根据其病程和炎症程度分为急性型、慢性型和隐匿型，但这不是其病理分型。因此，D 选项是正确答案。

6. E 功能性消化不良是指没有明确器质性病变的消化系统症状，常见于餐后出现上腹部不适、胀痛、嗳气等症状。这些症状通常是间断的，并且不影响睡眠。吞咽困难更常见于食管疾病，上腹痛伴贫血可能是胃溃疡等病变的表现，反复反酸、胃灼热伴胸痛可能是胃食管反流病的特征症状，突发上腹刀割样疼痛向腰背部放射可能是胆石症的典型症状。

7. C 重症急性胰腺炎是一种严重的疾病，其临床表现常包括腹痛、全腹膨隆、广泛压痛和肠鸣音消失。腹痛剧烈也是急性胰腺炎的典型症状，但并非只见于重症病例。血淀粉酶、脂肪酶水平升高后持续不降是急性胰腺炎的实验室检查结果，但不能作为重症急性胰腺炎的特征性表现。血白细胞计数 $>15 \times 10^9/L$，以中性粒细胞增多为主和 C 反应蛋白较正常值升高 2 倍也是急性炎症的常见表现，但不是特异性的重症急性胰腺炎的临床特点。

8. C 根据病史和临床表现，该患者呈现发热、上腹痛、恶心、呕吐等症状，且吐物含有坏死的胃黏膜，这些特点与急性化脓性胃炎相符。急性化脓性胃炎是一种严重的胃炎，常见于细菌感染或重症疾病引起的胃黏膜坏死。腹部弥漫性压痛、肌紧张及反跳痛是急性腹膜炎的体征，提示炎症可能已经向腹膜蔓延。胃癌通常不会引起急性发热和坏死的胃黏膜，胃溃疡通常不会导致坏死的胃黏膜和弥漫性压痛，急性胃穿孔通常会引起剧烈的持续性腹痛，而急性糜烂性胃炎的表现不够典型，且没有腹膜刺激征。因此，C 选项是最可能的诊断。

9. C 血淀粉酶和尿淀粉酶都是胰腺产生的酶，但它们在急性胰腺炎的发生和进展过程中的表现不同。在急性胰腺炎的早期，胰腺炎症导致血淀粉酶迅速释放入血循环，因此血淀粉酶的升高速度较快。而尿淀粉酶的升高则相对较慢，因为它需要经过肾脏排泄才能出现在尿液中。因此，C 选项是正确的描述。两者同时升高是可能的，但血淀粉酶的升高速度较快；前者升高慢于后者和前者不升高，后者升高都与实际情况不符；前者持续时间长也并非特征性表现。

10. C 消化性溃疡是指胃和十二指肠的黏膜发生溃疡，造成溃疡面上的血管破裂导致出血。消化性溃疡是上消化道大出血的主要原因，尤其是十二指肠溃疡和胃窦溃疡。胃炎和急性胃黏膜病变可以引起上消化道出血，但相对较少见。胃癌和食管胃底静脉曲张破裂也可导致上消化道出血，但其发生率较消化性溃疡要低。

11. C 嗜酸性粒细胞胃肠炎是一种罕见的炎症性肠病，其特点是腹胀、恶心、呕吐和腹水，同时伴有血中嗜酸性粒细胞的显著增加。本例中，患者有反复发作的腹胀、恶心、呕吐症状，腹水中嗜酸性粒细胞百分比升高，同时胃镜检查提示浅表性胃炎，这些表现都支持嗜酸性粒细胞胃肠炎的诊断。肝硬化通常伴有门脉高压引起的腹水，但不会出现嗜酸性粒细胞升高；高嗜酸细胞综合征是一种嗜酸性粒细胞增多的血液病，与本例中的临床表现不符；肠结核通常表现为腹泻、腹痛和消瘦，而不是腹胀和恶心呕吐；克罗恩病是一种慢性炎症性肠病，通常表现为腹痛、腹泻和消瘦，而不是腹胀和恶心呕吐。

12. E 蛋白丢失性胃肠病是指由于胃肠道蛋白质丢失过多而导致的一种综合征。主要表现为低蛋白血症，常伴有水肿、贫血、营养不良等症状。其发病机制涉及肠系膜淋巴管阻塞、肠黏膜屏障损伤等。诊断的必要条件是证实蛋白质从肠道丢失，常通过 24 小时尿蛋白定量或粪便蛋白定性来确定。治疗主要包括控制原发病、补充蛋白质和营养支持等。补充白蛋白只是治疗的一部分，其他蛋白质的补充同样重要，因此选项 E 不正确。

13. D 活动性消化道出血是指近期内有明显的消化道出血，其临床表现通常包括血红蛋白下降、血尿素氮增高和网织红细胞持续增高。血红蛋白下降是由于血液丢失导致的贫血；血尿素氮增高是由于血液中的蛋白质被消化道分解并吸收，导致尿素氮升高；网织红细胞是骨髓释放的不成熟红细胞，其增高反映了红细胞的破坏和再生。而肠鸣音减弱通常不是活动性消化道出血的典型表现，因为消化道出血与肠蠕动减弱无直接关系。黑便次数增多是消化道出血时常见的表现，黑便是因为血液在胃肠道内被部分消化和转化而变为黑色。

14. E 克罗恩病是一种慢性炎症性肠病，其内镜下的表现可以是节段性分布、黏膜呈铺路卵石样改变，可见纵行溃疡和肠腔狭窄。环状溃疡并非克罗恩病的典型表现，而是溃疡性结肠炎的特征之一。克罗恩病的溃疡往往呈线状或纵行分布，而不是环状，边缘也不呈鼠咬状。

15. E 口服胆囊造影剂通常需要一定的时间才能被消化系统吸收并达到胆囊。一般来说，口服胆囊造影剂后经过 12～14 小时，胆囊内的造影剂浓度最高，能够提供清晰的胆囊显影效果。因此，E 选项是正确答案。其他选项中的时间段都不是胆囊显影的最佳时间。

16. A 肠白塞病是一种以肠道血管炎症为特征的疾病，可累及全身各大、中、小血管。在肠道中，主要受累的是肠系膜和肠壁的静脉血管。因此，A 选项是正确的描述。B、C、D、E 选项都对受累血管的范围和类型有误描述。

17. D 功能性消化不良是一种没有明确器质性病变的消化系统疾病，其主要症状包括上腹痛、早饱、上腹灼热感和餐后饱胀。排便后上腹不适可缓解的症状通常不是功能性消化不良的典型表现，而是与其他胃肠道疾病如肠易激综合征等有关。

18. D γ–氨基丁酸（GABA）是一种主要的抑制性神经递质，在中枢神经系统中起到抑制神经元活动的作用。它通过与 GABA 受体结合，使神经元的兴奋性降低，从而抑制神经传递。多巴胺、谷氨酸、乙酰胆碱和去甲肾上腺素都属于兴奋性神经递质，参与调节神经元的兴奋性和神经传递。

19. B 急性胰腺炎是一种严重的胰腺炎症，其中高三酰甘油血症是其中一种常见的病理生理改变。正常情况下，血三酰甘油水平应该低于 1.7mmol/L。当血三酰甘油水平升高到 11.0mmol/L 或以上时，可以被认为是高三酰甘油血症。因此，B

选项是正确答案。A 血三酰甘油水平的阈值过低；C 和 E 虽然提到了血三酰甘油水平达到正常上限的 3 倍，但没有给出具体数值；D 20.0mmol/L 过高，不符合高三酰甘油血症的诊断标准。

20. B Barrett 食管是一种食管黏膜的病理改变，通常是由于长期胃酸反流引起的。它被认为是食管腺癌的主要癌前病变之一。食管息肉是一种良性病变，不是癌前病变；反流性食管炎是一种炎症性疾病，也不是癌前病变；食管溃疡和食管糜烂是食管黏膜损伤的表现，但也不是直接的癌前病变。因此，B 选项是正确答案。

21. A 昂丹司琼是一种常用的抗乙酰胆碱药物，用于治疗晕动症和呕吐。昂丹司琼在孕妇中的安全性尚不确定，因此不建议孕妇使用。B 描述的晕动症呕吐的症状是正确的描述；C 选项 Mallory – Weiss 综合征和 Boerhaave 综合征是呕吐的严重并发症；D 右侧卧位可以缓解肠系膜上动脉综合征的症状；E 妊娠末 3 个月严重呕吐是妊娠急性脂肪肝的一个风险因素。

22. B 埃索美拉唑是一种质子泵抑制剂，可抑制胃酸分泌，有效治疗消化性溃疡和胃食管反流病。它能够减少胃酸对溃疡的刺激，促进溃疡的愈合。铝碳酸镁是一种抗酸药，但疗效相对较弱；西咪替丁是一种 H_2 受体拮抗剂，能减少胃酸分泌，但疗效不如质子泵抑制剂；枸橼酸铋钾是一种胃黏膜保护剂，可以促进溃疡的愈合，但不是治疗消化性溃疡的首选药物；米索前列醇是一种前列腺素类药物，具有保护胃黏膜的作用，但在消化性溃疡的治疗中使用较少。

23. E 急性胆石性胰腺炎是由胆囊结石引起的急性胰腺炎，其病理解剖条件包括：胆囊多发性小结石（<0.3cm）、胆囊管内径较宽（>0.4cm）、胆总管与主胰管的共同通路较长（＞0.5cm）以及Oddi括约肌狭窄。副胰管的存在与急性胆石性胰腺炎无直接关系，因此E选项是错误的描述。

24. B 阿米巴肝脓肿是由阿米巴原虫感染引起的肝脓肿，其主要症状包括长期发热、全身消耗、肝大、压痛和血白细胞计数增多。左上腹或左下胸痛不是阿米巴肝脓肿的典型症状，因此B选项是正确答案。阿米巴肝脓肿的症状可以因感染部位和程度而有所不同，但持续发热和全身消耗是比较常见的症状。

25. A 放射性肠炎是由于盆腔放疗导致的肠道黏膜损伤引起的炎症反应。宫颈癌放疗后，患者可能会出现放射性肠炎的症状，包括便血、腹泻和腹痛。结肠镜检查通常可以显示肠道黏膜的损伤和溃疡。肠癌是可能的，但需要进一步的检查和评估来确认。肠结核在发达国家相对较少见，且通常伴有其他症状，如发热、体重减轻和腹痛。克罗恩病和溃疡性结肠炎可以引起结肠溃疡，但在这种情况下，放疗史是一个重要的提示，并且放射性肠炎更常见。

二、多选题

26. ABCDE 细胞色素P450是一类酶，主要存在于细胞的内质网上，参与体内许多药物代谢和生物合成的过程。细胞色素P450在不同组织中的表达量和功能可能有所不同。A细胞色素P450在平滑肌中的表达可能参与平滑肌收缩和代谢。B细胞色素P450在内分泌组织中的表达可能与激素代谢和合成有关。C肝脏是细胞色素P450最主要的表达组织，细胞色素P450在肝脏中参与药物代谢、解毒和合成等重要功能。此外，肺和肾组织中也有细胞色素P450的表达。D细胞色素P450在脑组织中的表达相对较少，但部分亚型的细胞色素P450在脑组织中也有一定表达。E细胞色素P450在脂肪组织中的表达可能与脂肪代谢和药物代谢有关。

27. ABCDE 抗麦胶蛋白抗体（anti-tTG抗体）是用于诊断和筛查乳糜泻的重要指标。存在一些情况下，抗麦胶蛋白抗体可能呈现假阳性结果，其中包括：A溃疡性结肠炎是一种炎症性肠病，患者的免疫系统存在异常反应。在溃疡性结肠炎患者中，抗麦胶蛋白抗体可能呈现假阳性结果。B克罗恩病也是一种炎症性肠病，免疫系统异常可能导致抗麦胶蛋白抗体的假阳性结果。C消化性溃疡是一种胃黏膜损害的疾病，与乳糜泻无直接关联，但在少数消化性溃疡患者中，抗麦胶蛋白抗体可能出现假阳性结果。D反流性食管炎是食管黏膜损害的疾病，与乳糜泻无直接关联，但在少数反流性食管炎患者中，抗麦胶蛋白抗体可能呈现假阳性结果。E胃肠炎是胃和肠道黏膜的炎症性疾病，其中一些炎症性胃肠疾病（如克罗恩病、溃疡性结肠炎）可能导致抗麦胶蛋白抗体的假阳性结果。

28. ACE A Apaf-1是调控线粒体介导的凋亡途径的重要蛋白。B Cyclin蛋白主要参与细胞周期的调控，与细胞凋亡无直接关联。C核酸内切酶G是凋亡过程中的关键蛋白之一。D CDK激酶主要参与细胞周期的调控，与细胞凋亡无直接关联。E Fas是一种细胞表面的膜蛋白，可以与其配体FasL结合，启动细胞凋亡的信号转导途径。

29. BC B胆盐是由肝脏产生的胆汁中的主要成分，它在回肠中起到乳化脂肪的作用，使脂肪分子更容易被吸收。维生素B₁₂主要在胃和回肠中被吸收。在回肠中，维生素B₁₂与胃酸结合，然后与一种称为内因子的蛋白质结合，通过回肠细胞的特殊受体被吸收。A糖类主要在小肠中被消化和吸收，而不是在回肠中。D 蛋白质主要在胃和小肠中被消化和吸收，而不是在回肠中。E 脂肪在小肠中被分解为脂肪酸和甘油，然后通过肠壁上的细胞进入淋巴系统，最终被吸收。尽管回肠是吸收脂肪的地方，但脂肪的主要吸收过程发生在小肠中。

30. ABC A. 由于结肠完整的短肠综合征患者的胆盐的回收功能受损，胆盐分泌减少，脂肪的吸收能力降低。因此，患者需要摄入较低脂肪的饮食，以减少脂肪的负担。B 草酸盐是一种存在于食物中的物质，对结肠完整的短肠综合征患者可能有刺激作用，导致腹泻。因此，患者需要限制摄入草酸盐含量较高的食物。C 糖类是一种易于消化和吸收的营养物质，对结肠完整的短肠综合征患者来说是重要的能量来源。患者需要摄入富含糖类的饮食，以满足能量需求。D 由于脂肪的吸收能力降低，结肠完整的短肠综合征患者需要限制摄入高脂肪的饮食，以减少脂肪的负担。E 糖类是结肠完整的短肠综合征患者的重要能量来源，患者需要摄入富含糖类的饮食，而不是低糖类饮食。因此，答案选 ABC。

31. AC 吞咽空气会导致进入消化道的气体主要是氮气（N_2）和氧气（O_2）。由于人体无法消化和吸收氮气，大部分会排出体外，而氧气会被吸收进入血液中。因此，吞咽空气产生的气体主要是氮气和氧气。

32. ABCDE 尿胆原是由肝脏产生的物质，在正常情况下只有少量的尿胆原会从肝脏进入胆汁和肠道，最终通过粪便排出体外。A 肝功能受损会导致肝脏无法正常代谢和排泄尿胆原，从而使尿胆原在体内积累。B 胆红素是尿胆原的前体物质，当体内胆红素生成过多且胆管通畅时，肝

脏产生的尿胆原也会增多。C 肠道吸收尿胆原的增加也会导致尿胆原在体内积累。D 肾小管对尿胆原的重吸收增加也会导致尿胆原在体内积累。E 胆管梗阻可以导致胆汁排泄受阻，从而使尿胆原在体内积累。

33. BD 根据本病患者的典型症状，反复排黏液血便、腹痛，伴里急后重感，左侧腹痛等，可初步诊断为溃疡性结肠炎（UC）。UC 主要累及结肠，特别是直肠和乙状结肠。UC 的病理特点是肠壁炎症，活动期可见大量中性粒细胞和嗜酸性粒细胞浸润。UC 的病变呈连续性，从直肠开始，向上侵犯整个结肠，而不是节段性的。UC 的病变通常仅累及结肠黏膜层，不会累及肠全层。UC 的溃疡呈片状或连续性，往往不是裂隙状的，而且通常只累及黏膜层，不会深达肌层。因此，正确的描述是 B 和 D。

34. ADE 胃镜检查（胃内镜检查）是一种通过口腔插入胃镜，观察胃部和食道内部的检查方法。A 原因不明的上腹部疼痛、不适、饱胀、食欲下降的症状可能与胃部疾病（如胃炎、溃疡等）有关，胃镜检查可以帮助了解病变的情况。D 胃镜检查可以用于检测和摘除上消化道的息肉。E 当患者出现上消化道出血且原因不明时，胃镜检查可以帮助确定出血的来源和原因。B 和 C 选项中提到的腹痛、腹泻、腹部包块和不明原因的便血，虽然可能与胃肠道有关，但并非胃镜检查的首要适应证。针对这些情况，可能需要进一步的临床评估和其他检查手段来确定最合适的诊断和治疗方案。

35. BCDE 脾动脉栓塞疗法是一种治疗脾脏疾病的介入手术，通过封闭脾动脉来减少或阻断脾脏的血供。B 脾动脉栓塞疗法可能会导致脾脏缺血坏死，引起脾脓肿或出血，进而引起胸腔积液。C 由于脾

脏缺血坏死引起的胸腔积液或胸膜反应可能会导致左肺不张。D 胸腔积液或胸膜反应可能会导致肺炎的发生。E 脾动脉栓塞疗法可能引起胸腔积液、胸膜炎症反应，从而导致胸膜反应的发生。A 选项的脾脓肿虽然可能是脾动脉栓塞疗法的并发症之一，但并不是最常见的胸部并发症，因此不属于该题的正确答案。

36. DE 食管黏膜防御屏障是指保护食管黏膜免受胃酸和其他刺激物侵害的屏障系统。其中，上皮后因素是指与黏膜上皮细胞相邻的结构和因素，D 酸性环境能够促进黏液层的形成和黏附，从而增强防御屏障的功能。E 充足的血液供应可以提供足够的氧和营养物质，维持黏膜细胞的正常代谢和功能，从而有助于防御屏障的维持。A、B、C 选项中提到的黏液层、黏膜表面的 HCO_3^- 浓度和上皮细胞间连接结构，属于黏膜的前线防御屏障，而不是上皮后因素。它们的作用是阻止酸性胃内容物直接接触到黏膜表面，减少对黏膜的损伤。

37. ABC 肠道蛋白丢失的检查方法，A 通过给患者口服标记蛋白，然后检测粪便中标记蛋白的排出量来评估肠道蛋白丢失的程度。B α_1 抗胰蛋白酶是一种肠道蛋白，其测定可以间接反映肠道蛋白丢失的情况。C 通过给患者静脉注射标记的人血清白蛋白，然后用放射性核素显像技术观察其在肠道的吸收和排泄情况，判断肠道蛋白丢失的情况。D 腹部 CT 主要用于观察器官的形态和结构，对于评估肠道蛋白丢失并不是直接的检查方法。E 肠镜可以直接观察肠道黏膜的情况，包括炎症、溃疡等病变，但不能直接测定肠道蛋白的丢失情况。

38. ABC 腺瘤性息肉可分为三种类型：管状腺瘤、绒毛状腺瘤和管状绒毛状腺瘤，其中管状腺瘤最常见。

39. ABE Lauren 分型是根据胃癌的组织学起源进行分类，将胃癌分为两类，即肠型和弥漫型。Lauren 分型将胃癌分为肠型和弥漫型两种类型。肠型胃癌具有腺管结构，类似于肠道上皮，而弥漫型胃癌则没有腺管结构，细胞分散生长。Lauren 分型适用于大部分胃癌病例，但约有 15% 的胃癌无法明确归类为肠型或弥漫型。C 和 D 选项的描述不准确。Lauren 分型不是按照肿瘤的生长方式或膨胀型和浸润型进行分类的。而是根据胃癌的组织学特点进行分类。

40. BC 家族性结肠息肉病是一种遗传性疾病，患者常出现大量结肠息肉。B 家族性结肠息肉病中，直肠是癌变最常见的部位之一。C 家族性结肠息肉病中，乙状结肠也是癌变的常见部位。A、D、E 选项的结肠近端、小肠、大肠都可以发生癌变，但在家族性结肠息肉病中，癌变最常见的部位是直肠和乙状结肠。

41. ABC 胰腺内分泌肿瘤是一类罕见的胰腺肿瘤，它们产生激素或激素样物质，具有一些共同的生化特点，包括：A 胰腺内分泌肿瘤可以产生多种激素样物质，包括胰岛素、胰高血糖素、胰高肽、生长抑素等；B 胰腺内分泌肿瘤细胞常常具有大量的细胞器，特别是内质网，其中含有铬粒素，这是一种可以通过铬酸盐染色显示的颗粒；C 胰腺内分泌肿瘤细胞可能分泌突触素，这是一种调节神经传递的物质。CA19－9 是一种糖蛋白，广泛用于胰腺癌的诊断和监测，但不是胰腺内分泌肿瘤的共同生化特点。E 胰腺内分泌肿瘤中，胰岛素瘤是最常见的一种，它产生过多的胰岛素，导致血糖水平下降，而不是升高。

42. ABCDE A 首先需要确保患者不再接触腐蚀性物质，以防止进一步的损害。

B 可以通过洗胃、导泻等方法清除胃肠道内尚未吸收的腐蚀性物质，减少其对食管黏膜的损害。C 可以采用碱化尿液、强制利尿等方法促进已吸收的腐蚀性物质的排出，减少其对肾脏的损害。D 根据腐蚀性物质的性质，可以选择相应的解毒剂进行治疗，如酸性物质可用碱性物质中和。E 在腐蚀性食管炎治疗中，如果存在感染的迹象，如发热、白细胞增高等，可以酌情使用广谱抗生素进行治疗。因此，腐蚀性食管炎治疗原则包括 ABCDE 五个方面。

43. ACE A 吸烟是慢性胰腺炎的主要危险因素之一。研究表明，吸烟与慢性胰腺炎的发生有密切关系。C 酒精摄入过量是慢性胰腺炎的常见危险因素，长期大量饮酒会导致胰腺受损，引发慢性胰腺炎。E 一些基因突变也被认为与慢性胰腺炎的发生有关，例如胰蛋白酶原基因突变、胰激素受体基因突变等。B 和 D 选项的 2 型糖尿病和高脂血症虽然与胰腺疾病有一定关联，但不是慢性胰腺炎的特定危险因素。因此，慢性胰腺炎的危险因素包括 ACE 三个方面。

44. ABE 粪便蓝氏贾第鞭毛虫是一种常见的肠道寄生虫，其抗原可以通过酶免疫法进行检测。对于粪便蓝氏贾第鞭毛虫感染的治疗，有效的药物是：A 呋喃唑酮是一种广谱抗菌药物，对粪便蓝氏贾第鞭毛虫具有抗原虫活性，是治疗该感染的常用药物。B 甲硝唑也是一种广谱抗菌药物，对粪便蓝氏贾第鞭毛虫具有抗原虫活性，也常用于治疗该感染。E 吡喹酮是一种抗蓝氏贾第鞭毛虫的药物。它属于抗寄生虫药物，可用于治疗粪便蓝氏贾第鞭毛虫感染。C、D 选项的克林霉素、柳氮磺吡啶不是常用于粪便蓝氏贾第鞭毛虫感染的治疗药物。

45. CDE C 丁型肝炎的临床表现与急

性乙型肝炎相似，包括乏力、食欲不振、恶心、呕吐、右上腹痛等症状，同时伴有黄疸。黄疸的发生是丁型肝炎的一个典型表现。D 大多数丁型肝炎患者的预后良好，症状一般会在数周内缓解。极少数患者可能会发展为重症肝炎，如急性肝衰竭。E 丁型病毒可以与乙型肝炎病毒（HBV）重叠感染，即同时感染 HDV 和 HBV。重叠感染的患者病情常较重，临床表现也可能更严重。A 选项是错误的，丁型病毒性肝炎的潜伏期通常为 2～8 周，而不是 4～20 个月。B 选项的不会向慢性转化是错误的，丁型肝炎可以导致慢性肝炎的发展。

46. ABCDE 原发性肠系膜肿瘤可以来源于多种不同的组织类型。A 原发性肠系膜纤维组织肿瘤包括纤维瘤、纤维肉瘤等。B 原发性肠系膜淋巴组织肿瘤包括淋巴瘤、淋巴肉瘤等。C 原发性肠系膜神经组织肿瘤包括神经纤维瘤、神经鞘瘤等。D 原发性肠系膜脂肪组织肿瘤包括脂肪瘤、脂肪肉瘤等。E 原发性肠系膜血管组织肿瘤包括血管瘤、血管肉瘤等。

47. ABC 轻症急性胰腺炎常用的 CT 分级系统是 CTSI。根据 CTSI 分级，轻症急性胰腺炎分为以下几个级别：A 级：CT 表现为胰腺轻度水肿，无明显坏死或液体集聚。B 级：CT 表现为胰腺中度水肿，可能有少量的坏死或液体集聚。C 级：CT 表现为胰腺明显水肿，有明显坏死和/或液体集聚。D 和 E 级是指重症急性胰腺炎的 CT 分级，与轻症急性胰腺炎无关。因此，轻症急性胰腺炎的 CT 分级为 ABC，选项 ABC 是正确的。

48. ACD 腹水浓缩回输是一种治疗腹水的方法，但并不适用于所有情况。腹水浓缩回输治疗的禁忌证有：A 结核性腹膜炎是由结核杆菌引起的腹膜炎，治疗主要是抗结核药物，而不是腹水浓缩回输；

C 癌性腹水是由癌细胞引起的腹腔内积液，其治疗主要是针对原发癌症的治疗，如手术切除、化疗等，而不是腹水浓缩回输；D 自发性腹膜炎是指没有明显的继发原因，而发生的腹膜炎，治疗主要是抗菌药物治疗和支持治疗，腹水浓缩回输可能不适用。B 和 E 选项的血吸虫病性肝硬化和肝炎后肝硬化并不属于腹水浓缩回输治疗的禁忌证。

三、共用题干单选题

49. D 根据患者的症状描述，包括进行性吞咽困难、消瘦和呕吐物中带有暗红色血液，最可能的诊断是食管癌。食管裂孔疝、食管贲门失弛缓症、反流性食管炎和食管良性狭窄不符合患者的症状和体征。

50. E 患者最常见的主诉是进行性吞咽困难。吞咽哽噎感、食管内异物感、胸骨后烧灼感和胸骨后针刺样痛在这种情况下可能不太常见。

51. D 痔疮、肛裂、直肠癌和肠易激综合征也可能引起类似的症状，但由于患者的年龄和典型的症状，溃疡性结肠炎最应首先考虑。

52. D 糖皮质激素是溃疡性结肠炎的一线治疗药物，可以减轻炎症反应和缓解症状。抗生素、替硝唑、SASP 和 5 - 氨基水杨酸（5 - ASA）也可以在溃疡性结肠炎治疗中使用，但糖皮质激素是最常用的药物。

53. C 如果肠镜检查和黏膜活检发现干酪样坏死灶，则上述诊断应考虑为肠结核。淋巴瘤、坏死性肠炎、急性阿米巴性肠炎和慢性细菌性痢疾不会表现出干酪样坏死。

54. B 根据患者的症状描述，包括发作性胸痛、反酸、烧心、呃逆和进食发堵，首先要进行的检查是心电图。这些症状可能与心脏疾病相关，因此心电图可以帮助

排除心脏病作为症状的原因。

55. A 胃镜可以直接观察胃的病变，并进行活检以明确诊断。心电图虽然可以帮助排除心脏病，但胃镜是更直接的诊断工具。

56. D 24 小时食管 pH 监测和食管测压可以评估食管酸度和运动功能，帮助诊断胃食管反流病（GERD）和食管功能障碍等疾病。冠状动脉造影和上消化道造影在这种情况下可能不太适用，心电图已做过检查。

57. B 根据患者的症状描述，包括腹痛、便秘、右下腹压痛和回盲部充盈缺损，最可能的诊断是增生型肠结核。由于患者的既往病史和 X 线钡透的结果，增生型肠结核最应首先考虑。

58. A 纤维结肠镜可以直接观察结肠的病变，并进行活检以明确诊断。便细菌检查、血常规、血沉和胸片也可以作为辅助检查，但纤维结肠镜是最常用的诊断工具。

59. E 回盲部是结核杆菌最容易定植和繁殖的部位，因此肠结核最常见于回盲部。

60. B 该患者有慢性肝病史 6 年，并非先天性，有饮酒史，且 HBsAg（+）、HBeAg（+）、HBV - DNA（+），乙型肝炎的相关指标阳性，这些特点提示患者可能存在慢性乙型肝炎。乙型肝炎是引起肝硬化的常见原因之一，特别是在长期的乙型肝炎病毒感染后，肝功能逐渐受损，出现肝硬化的表现，患者有腹胀和尿少的症状，以及 B 超检查显示少量腹水，也符合肝硬化的临床表现，D 排除，B 正确。题中并未提及酒精性肝病的诊断指标 GCT 和 MCV，也并未提及相关的代谢性疾病，因此排除 A、C。心源性肝硬化又称淤血性肝硬化、槟榔肝，多为心脏严重衰竭所致的

症状和体征，而肝脏受累表现则居次要地位，体重并未提及心脏衰竭，E 错误。

61. E 根据患者的检查结果，包括腹水常规示 WBC450/μl，腹水培养阴性，应用革兰阴性杆菌有效的抗生素治疗不少于 2 周。口服大剂量庆大霉素 + 小檗碱（黄连素）和口服大剂量乳酸杆菌制剂可能不足以治疗腹水中的感染。滴注大剂量青霉素可能不适用，因为腹水培养阴性。因此，应用革兰阴性杆菌有效的抗生素治疗不少于 2 周是最合适的处理方法。

62. E 腹水生化常规 + 培养，可以确定腹水的成分和可能存在的感染。WBC + DC、血培养、尿常规 + 培养和腹部平片可能不能提供足够的信息来做出确切的诊断。

63. D 吲哚美辛是一种非甾体类抗炎药，长期或大剂量使用可引起胃黏膜损伤。在该患者的病史中，大剂量服用吲哚美辛 8 片后出现呕血，提示可能存在胃黏膜糜烂和出血。急性糜烂出血性胃炎是胃黏膜表面糜烂溃疡和出血的炎症反应，通常由于药物、感染或其他因素引起，D 正确。患者的病史中并未提到胃溃疡或十二指肠溃疡的存在，未提及肝病或酗酒等与食管 - 胃底静脉曲张相关的因素，未提到胃溃疡的存在，未提到与食管贲门撕裂综合征相关的因素，因此其他选项不合适。

64. A 急诊胃镜可以直接观察胃黏膜的病变，并进行活检以明确诊断。胃液分析、X 线钡餐透视、血清胃泌素测定和上腹部 B 超也可以作为辅助检查，但急诊胃镜是最直接的诊断工具。

65. B 质子泵抑制剂可以减少胃酸分泌，帮助胃黏膜愈合和减轻炎症。磷酸铝凝胶、铋剂、生长抑素和前列腺素也可以在治疗过程中使用，但质子泵抑制剂是最常用的药物。

四、案例分析题

66. D 腹腔穿刺是诊断结核性腹膜炎的金标准，通过检查腹水中的抗酸杆菌可以确诊。其他选项均不能作为确诊依据。

67. E 结核性腹膜炎的主要感染途径是腹腔内结核病灶直接蔓延。结核杆菌可以通过腹腔内其他部位的结核病灶（如肠道、脾脏等）直接蔓延至腹膜，引发腹膜炎，而不是通过血行播散，淋巴转移或胃肠道感染溃疡。

68. ABCDF 结核性腹膜炎的起病一般较缓慢，症状相对轻微，常常被忽视或误诊；结核性腹膜炎患者常常伴有低热和盗汗等全身症状；结核性腹膜炎患者的体温常常呈现低热或中等热的热型；结核性腹膜炎患者常常出现腹胀、腹痛、腹泻等消化道症状，可以伴随食欲不振、恶心等症状。在结核性腹膜炎中，约有 1/3 的患者会有腹水的形成，而且腹水的量通常不会很大。相比于其他原因引起的腹水，结核性腹膜炎引起的腹水量较少。因此，正确答案是 ABCDF。

69. ABCE 腹部 B 超是一种常用的无创影像检查方法，可以评估腹部脏器的形态、大小和结构，对腹腔内的异常包块、积液等进行初步评估。钡剂灌肠 X 线检查可以评估结肠的形态、排列和功能，对结肠病变进行初步筛查。腹腔穿刺是一种获取腹水样本进行化验和细菌培养的方法，对于结核性腹膜炎的诊断有重要意义。通过腹腔穿刺可以确定腹水的性质和细菌培养结果。腹腔镜检查在结核性腹膜炎的诊断中并不常规进行。虽然腹腔镜检查可以直接观察腹腔内的器官和病变，但在结核性腹膜炎的诊断中，通常会优先考虑非侵入性的检查方法。结肠镜检查可以评估结肠黏膜的病变和炎症情况，对于排除其他可能引起腹胀和低热的结肠疾病有帮助。

因此，正确答案是 ABCE。

70. E 结核性腹膜炎的治疗通常采用联合抗结核药物治疗，包括链霉素、异烟肼和利福平。这个组合方案被认为是最有效的治疗方案。

71. ACDEFG A 急性胰腺炎的诊断中，血淀粉酶和脂肪酶水平升高，可以作为辅助诊断的指标。C 肝肾功能的评估可以帮助判断患者的器官功能是否受损。D 血常规可以评估炎症指标和患者的全身情况。E 腹部彩超可以观察胆囊、胰腺和胆管的情况，帮助诊断胆石症和胰腺炎等疾病。F 血气分析可以评估患者的氧合情况和酸碱平衡。G 心电图可以评估心脏的电生理情况，排除心脏病变。因此，正确答案是 ACDEFG。

72. ABDEF A 禁食、水可以减轻胰腺的刺激，有助于缓解疼痛。B 肠道解痉药可以缓解肠道的痉挛，减轻疼痛。D 质子泵抑制剂（PPI）可以减少胃酸的分泌，有助于保护胃黏膜，减轻胃部炎症和疼痛。E 吸氧可以改善氧合情况，输液可以纠正脱水和电解质紊乱。F 腹腔穿刺引流可以帮助排除腹腔内积液和感染。其他选项不适用于此情况。因此，正确答案是 ABDEF。

73. ABH A 胆管扩张和末端结石提示可能存在胆总管结石。B 血淀粉酶升高和 CT 提示胰腺肿大、渗出支持急性胰腺炎的可能性。H 胆管扩张和 CT 提示胆管渗出可能与急性化脓性胆管炎有关。因此，正确答案是 ABH。

74. DEF 对于急性胆总管结石合并急性胰腺炎的患者，及时行 ERCP 取石是必要的治疗措施，不应延迟到 3 天后，D 错误。应静脉补充电解质，维护足够的循环血容量，补充足够、全面的营养，对于提高本病疗效十分重要，E 错误。窄谱抗生

素与广谱抗生素相对而言，系指某种抗生素仅对革兰氏阴性或阳性细菌有抗菌活性，抗菌范围窄，在未确定何种感染情况下，应选用光谱抗生素预防和控制继发感染，F 错误，G 正确。

75. ACFGIJ 该患者体重 55kg，全胃肠外营养应选择液体量 3000～4000ml，10% 葡萄糖液 500ml +50% 葡萄糖液 200ml +普通胰岛素 60U，监测血糖，复方氨基酸注射液 500～1000ml，20% 脂肪乳 750ml，葡萄糖酸钙 29，白蛋白 2g。这些是全胃肠外营养的常用组合，可以提供充足的营养支持。

76. E 患者的母亲和哥哥也是 HBsAg 阳性，这提示可能存在家庭内传播的情况。

77. CF 代表乙肝病毒复制指标的项目包括 HBeAg 和 HBV-DNA。这些指标可以反映乙肝病毒的活动程度和复制水平。

78. D 患者的 HBsAg 阳性 6 年，反复肝功能异常 1 年，并且 HBeAg 阳性，抗-HBe 阴性，HBV DNA 阳性，ALT 升高，这些都支持慢性乙型肝炎的诊断。

79. AF 对于 HBeAg 阳性慢性乙型肝炎患者，抗病毒治疗的适应证包括 ALT ≥2 倍正常值上限和 HBV DNA ≥104copies/ml。这些指标表示病毒活动性高，需要进行抗病毒治疗来控制病情。

80. CE 患者有长期酗酒史，出现上腹隐痛、向腰背部放散、食欲减退和消瘦等症状，腹部超声显示胰腺增大且边缘不清，这些都与胰腺炎和胰腺癌相关。患者 20 年酗酒史，时间较长，故考虑为慢性胰腺炎。

81. ACDF A 腹部增强 CT 可以提供更详细的胰腺结构和病变情况，而 C 细针穿刺活检可以获取组织样本进行病理学检查。D MRCP 是一种无创的影像学检查方法，可以显示胰腺和胆道系统的解剖结构，

并检测是否存在胰腺癌、胆管结石等病变。在胰腺癌的诊断中，MRCP 可以提供更详细的影像信息，帮助确定肿瘤的位置、大小和周围组织的侵犯情况。F 超声胃镜是一种内镜检查方法，通过内镜将超声探头引入胃中，可以直接观察胃黏膜和周围组织，并进行超声检查。在胰腺癌的诊断中，超声胃镜可以帮助评估胃和胰腺的解剖结构，检测是否存在胰腺肿块、淋巴结转移等病变。

82. ABCDEF A 胰腺增大和边缘不清可能导致主胰管的口径增大。B 胰腺的病变可以导致胰管的扭曲和变形。C 胰腺的病变可能导致胰管的不规则狭窄或中断。D 胰腺的病变可能导致胰管的小分支出现囊性扩张。E MRCP 可以显示胆管系统的病变，有助于诊断和评估。F 胰腺的病变可以导致胰管呈串珠状的改变。因此，正确答案是 ABCDEF。

83. ABCDEF A 胰腺的病变可能导致假性囊肿的形成。B 胰腺的病变可能导致胆总管的狭窄。C 胰腺的病变可能导致十二指肠的梗阻。D 胰腺的病变可能导致胰瘘的形成。E 胰腺的病变可能导致胰源性门静脉高压的发生。F 胰腺的病变可能导致假性动脉瘤的形成。因此，正确答案是 ABCDEF。

84. B 患者有反复腹痛、腹泻、黏液血便，伴阵发性右下腹痛，发热和肛周红肿等症状，这些都与克罗恩病相关。

85. ABCEF 克罗恩病可能出现的临床表现包括消瘦，贫血，白蛋白低，维生素缺乏，骨质疏松症。这些是由于克罗恩病引起的营养吸收障碍和炎症反应。

86. ABCDEF 治疗上的正确措施包括高营养、低渣饮食，肠外营养，补充维生素，激素治疗，暂禁食以及服用柳氮磺吡啶。这些措施旨在减轻炎症、缓解症状和促进肠道愈合。

87. C ERCP 是一种侵入性的检查方法，患者有长期饮酒史和怀疑慢性胰腺炎，应首先进行非侵入性的检查。

88. ABCDE A 慢性胰腺炎可导致胰腺组织的萎缩和纤维化。B 胰腺钙化灶是慢性胰腺炎的常见表现之一。C 胰管扩张是慢性胰腺炎的表现之一，MRCP 可以显示胰管的情况。D 慢性胰腺炎可导致胰腺肿大和周围渗出的表现。E 内镜超声可以观察胰腺管道的情况，胰腺不规则改变是慢性胰腺炎的表现之一。F 单个液体积聚不支持慢性胰腺炎的诊断。慢性胰腺炎通常会导致胰腺组织的纤维化和萎缩，而不是单个液体积聚的表现。因此，正确答案是 ABCDE。

89. D CA19 - 9 是一种肿瘤标志物，用于监测胰腺癌的治疗效果和复发情况。在慢性胰腺炎的治疗过程中，监测 CA19 - 9 的变化可以提供一些参考信息。凝血功能，血常规，胃镜，肝肾功能，血淀粉酶也可以进行监测，但在这种情况下，最应该关注 CA19 - 9 的变化。

90. B 患者有乙型肝炎病史，出现腹胀、呕血和黑便，这些症状与食管 - 胃底静脉曲张破裂出血相关。

91. C 若患者出血量较大，紧急止血治疗应采取三腔二囊管压迫止血。三腔二囊管是一种常用的紧急止血方法，可以通过压迫食管和胃底静脉曲张的位置来止血。

92. ABCDEF 经过三腔二囊管压迫止血后，还需要进行抗酸药治疗，补充血容量，维持水、电解质平衡，生长抑素降低门脉压，合并感染时应用抗生素，密切监测生命体征，注意有无再出血。这些措施旨在稳定患者的病情和维持血液循环。

93. A 胃镜可以直接观察到食管和胃的黏膜情况，可以确定出血的原因和定位病变的位置。其他选项可作为辅助检查，但胃镜是最常用和最准确的检查方法。

94. AC 肝功能可以评估肝脏的功能状态，B超可以进行腹部的影像学检查，帮助确定患者的病因。

95. DF 根据实验室检查结果，ALB和TB的降低，AST/ALT的升高，以及ALP/GGT的升高，提示可能的诊断是胰头癌和梗阻性黄疸。

96. CD 胆总管结石最典型的临床表现是上腹绞痛和对穿性背痛，寒战、高热和随后发生的黄疸三大组症状，题中并未提及，因此C是错误的诊断；肝内胆汁淤积表现为肝脏以及体循环内胆酸、胆固醇及胆红素等胆汁成分的过度堆积，造成对肝细胞及机体的损伤，题中并未提及相关内容，因此D是错误的诊断。胰头癌，壶腹部肿瘤，肝门部肿块在这种情况下都是可能的诊断。

97. BDE 进一步行的检查包括MRCP，CT和CA19-9。MRCP可以更详细地评估胆管和胰管的情况，CT可以提供更全面的腹部影像学信息，CA19-9是一种肿瘤标志物，用于评估胰头癌的情况。

98. D 肝肾综合征是指在慢性肝病的基础上，出现急性肾衰竭的病理生理状态。

其他选项并非主要依据。

99. ACDEF 肝肾综合征患者常伴有感染，尤其是腹腔感染的发生率较高。因此，合理使用抗生素进行联合抗感染治疗是必要的；保护肝功能，促进肝细胞的修复和再生，有助于改善肝功能，退黄；肝肾综合征患者常伴有电解质紊乱、酸碱平衡失调等内环境紊乱，需要进行支持治疗，维持内环境的稳定；通过利尿药物或其他方法增加尿量，改善肾血液循环，保护肾功能，有助于排除体内的毒素和废物；肝肾综合征患者常伴有肝性脑病、感染等并发症，预防和及时治疗这些并发症是重要的。因此，A、C、D、E、F都是合理的肝肾综合征治疗措施。腹水是肝肾综合征的常见表现之一，但腹水的处理方法主要是通过限制钠盐摄入和利尿治疗来减少腹水积聚。限制钠盐摄入可以减少体内液体潴留，而利尿治疗则可以增加尿液排出，帮助减少腹水。

100. C 在肝肾综合征的治疗中，抗感染治疗是非常重要的一环，因为感染是引起肝肾综合征发生的重要原因。其他选项也是治疗中需要考虑的因素，但在这种情况下，广谱、足量、联合抗感染的效果是治疗成败的关键。

全真模拟试卷（三）答案解析

一、单选题

1. A 细胞原癌基因点突变是指 DNA 序列中的一个碱基发生了改变，导致了基因序列的改变。碱基替换是最常见的突变类型，它包括单碱基替换（一个碱基被另一个碱基替换）和双碱基替换（两个相邻的碱基被另外两个碱基替换）。碱基插入是指在 DNA 序列中插入了一个或多个额外的碱基；碱基缺失是指 DNA 序列中缺失了一个或多个碱基；碱基重复是指 DNA 序列中出现了一个或多个重复的碱基；碱基颠换是指 DNA 序列中的两个碱基位置发生了交换。尽管这些突变类型在肿瘤中也可以发生，但相对于碱基替换，它们发生的频率较低。

2. C 罗马Ⅲ型诊断标准中功能性消化不良分为 2 个亚型，即餐后不适综合征和上腹疼痛综合征。依据罗马Ⅲ诊断标准，功能性消化不良必须符合以下 1 或 1 点以上：餐后饱胀不适；早饱；上腹痛；上腹灼烧感。因此 C 正确，其他选项均错误。

3. D 间接致癌物是指一类化学物质，在体内经过代谢后才能产生致癌作用。亚硝胺是一种常见的间接致癌物，它是由亚硝酸盐和胺类物质在酸性条件下反应生成的。亚硝酰胺类是一类与亚硝胺相关的化合物，通常也具有致癌作用。糖精是一种人工甜味剂，目前尚无证据表明其具有致癌作用。致癌性烷化剂是一类直接致癌物，它们可以直接与 DNA 结合并引发突变。巴豆油是一种植物油，没有被证明具有致癌作用。

4. B 胰腺癌常常引起持续性的腹痛，这是因为肿瘤压迫或侵犯周围的神经结构所致。当患者弯腰屈膝位时，可以减轻腹痛，这是因为这个姿势可以改变胰腺的位置，减少肿瘤对神经结构的压迫。消化性溃疡和十二指肠淤积症通常不会因为弯腰屈膝位而减轻腹痛。胆总管结石和胆囊结石伴急性胆囊炎的腹痛通常与胆囊或胆道相关，与弯腰屈膝位无直接关系。

5. C 球后溃疡具有球部溃疡症状，但疼痛更剧，可向右肩放射，更易出现出血、穿孔，由于部位较下，器械检查更易漏诊。球后溃疡是消化性溃疡中比较少见的一种类型，以症状重，并发症多，内科治疗效果差和术前确诊较为困难为其特点。球后溃疡由于诊断比较困难，常被漏诊或误诊或延误诊断。由于其位置靠近胃底动脉，这使得球后溃疡容易发生出血。巨大溃疡、幽门管溃疡、胃溃疡和复合溃疡也都可能引起出血，但相对于球后溃疡，它们的出血风险较低。

6. A 急性出血性糜烂性胃炎是一种胃黏膜炎症，常常引起胃黏膜的糜烂和出血。糜烂和出血导致患者呕血和黑便，这是其主要临床症状。恶心、呕吐是胃黏膜炎症的非特异性症状，但不是急性出血性糜烂性胃炎的主要症状。腹胀、腹泻和食欲减退也可能出现在胃黏膜炎症中，但并不是急性出血性糜烂性胃炎的主要症状。腹痛不适可以在急性出血性糜烂性胃炎中出现，但它不是其主要症状。

7. E 胃萎缩会影响胃黏膜的功能，导致胃酸分泌减少，进而影响对维生素 B_{12} 的吸收。维生素 B_{12} 是一种水溶性维生素，它在人体内主要起到参与红细胞形成、神经功能维持等作用。维生素 C 主要参与抗氧化作用，维生素 A 主要参与视觉、免疫等作用，维生素 E 主要参与抗氧化作用，维生素 K 主要参与凝血酶的合成。这些维生素对于该患者的情况并不是主要的补充对象。

8. A 十二指肠球部溃疡是指发生在近幽门处的十二指肠溃疡。在这个位置，胃酸的分泌会明显增加，因为球部溃疡会刺激胃酸分泌，导致胃酸的酸负荷情况明显增加。减少、缺如和正常都不符合球部溃疡的酸负荷情况。轻度增加也不足以描述球部溃疡引起的酸负荷增加。

9. D 肝肾综合征是指在肝功能衰竭的基础上发生的肾功能损害，主要是由于肝脏无法正常代谢和排泄体内代谢产物导致的。因此，肝肾综合征患者的肾脏病理改变主要是功能性的损害。肾脏病理改变包括肾小球滤过膜的损伤、肾小管功能障碍、尿液浓缩功能下降等，都与肝功能衰竭导致的代谢产物在肾脏中的积累有关。肾单位纤维化、肾皮质坏死和肾髓质坏死并不是肝肾综合征的典型病理改变。胆红素对肾脏的毒性作用也不是肝肾综合征的主要病理机制。

10. D 该综合征伴有外胚层病变，如脱发、指甲萎缩。卡纳达－克朗凯特综合征通常是散发性的病例，无家族史。因此，D 选项中的有家族史不是卡纳达－克朗凯特综合征的特征。另外，卡纳达－克朗凯特综合征的发病年龄通常在中年到老年。

11. A 加德纳综合征是遗传性疾病，其特征包括多发性肠息肉、软组织肿瘤和骨瘤。肠外病变最常见的是皮肤和软组织肿瘤。皮肤和软组织肿瘤主要是皮肤纤维瘤和皮脂腺腺瘤。虽然加德纳综合征也与骨瘤有关，但皮肤和软组织肿瘤更为常见。

因此，A 选项是最符合描述的答案。

12. D 上消化道内镜检查是一种常见的诊断和治疗上消化道疾病的方法，但也存在一定的并发症风险。其中，擦伤、穿孔和出血以及食管贲门撕裂都是常见的并发症。这些并发症主要是由于内镜检查过程中对上消化道黏膜的直接或间接损伤导致的。气体爆炸不是上消化道内镜检查的常见并发症。吸入性肺炎是上消化道内镜检查的并发症之一。在内镜检查过程中，如果患者误吸胃内容物或灌注液体进入呼吸道，可能导致吸入性肺炎的发生。

13. D 当食管下括约肌（LES）静息压降低至 6mmHg 以下时，易导致胃食管反流。

14. A 自身腹水浓缩回输术是一种治疗腹水的方法。在进行穿刺时，通常选择左下腹（或右下腹）脐与左（或右）髂骨连线中外 1/3 处作为穿刺点位。这个位置是选择性的，因为在这个位置有较少的神经和血管，可以最大程度地减少穿刺的并发症风险。因此，A 选项是最准确的描述。

15. E 溃疡性结肠炎是一种慢性炎症性肠病，主要累及结肠黏膜。它可以伴随多种肠外表现，如外周关节炎、结节性红斑、坏疽性脓皮病和原发性硬化性胆管炎。颧部红斑不是溃疡性结肠炎的典型肠外表现之一。

16. E 功能性消化不良是一种常见的消化系统疾病，其特点是消化不良的症状，如腹胀、腹痛、恶心、呕吐、饱胀感等，但没有明确的器质性病变。多见于女性，X 线或胃镜检查未见溃疡、炎症或占位，检查未发现肝胆疾病。E 选项是不正确的描述。功能性消化不良的诊断主要依据临床表现，与消化性溃疡的鉴别并不是主要依据，因为消化性溃疡是一种明确的器质性病变，可以通过 X 线或胃镜检查发现溃痂、炎症或占位。因此，E 选项是不正确的描述。

17. E 真菌性食管炎是由真菌感染引起的炎症，通常可以通过纤维胃镜检查观察到食管黏膜上的白色斑点或斑块，并可进行病理活检以确定真菌感染的存在。而食管癌是食管恶性肿瘤，需要通过病理活检来确定是否为癌细胞。因此，E 选项中的病理活检以及纤维胃镜检查是真菌性食管炎与食管癌鉴别的确诊方法。临床症状可以提供一定的线索，但不能确诊；食管钡餐检查可以显示食管的形态和功能，但不能确定病变的性质；脱落细胞检查和免疫诊断方法在真菌性食管炎与食管癌的鉴别诊断中并不常用。

18. E 腐蚀性胃炎是指胃黏膜受到腐蚀性物质的损伤引起的炎症。在腐蚀性胃炎中，不同的腐蚀性物质会引起不同的黏膜改变。E 选项中的强碱呈透明痂是不正确的描述。强碱对胃黏膜的损害会引起坏死和出血，而不是形成透明痂。

19. C 引起胰腺血管坏死的是弹力蛋白酶。在胰腺炎发生的过程中，胰腺组织受到炎症的损伤，导致胰腺酶的泄漏。胰腺酶主要包括胰蛋白酶、糜蛋白酶、弹力蛋白酶和磷脂酶 A 等。弹力蛋白酶是引起胰腺血管坏死的主要原因。弹力蛋白酶可以分解胰腺组织中的弹力纤维，导致血管壁的破坏和出血。胰蛋白酶、糜蛋白酶、磷脂酶 A 和激肽酶在胰腺炎的发生中也起到一定的作用，但它们不是直接引起胰腺血管坏死的原因。

20. C B 型慢性萎缩性胃炎主要累及胃体，导致胃黏膜的萎缩和退化；B 型慢性萎缩性胃炎通常不累及胃窦，所以胃窦的形态通常是正常的；B 型慢性萎缩性胃炎常导致胃酸分泌减少；B 型慢性萎缩性胃炎会导致胃内因子的减少，使得维生素

B_{12} 的吸收受到影响，从而增加恶性贫血的发生率；B 型慢性萎缩性胃炎会导致胃酸分泌减少，促胃液素的水平也会受到影响，可能降低或不变。

21. E 空肠的管壁较回肠来说更厚，回肠的管壁相对较薄，这是为了方便吸收和转运营养物质。空肠的管壁则更厚，这是为了进行消化和吸收。空肠主要负责消化食物，而回肠主要负责吸收营养物质。空肠的血供相对于回肠来说是更丰富的。这是因为空肠负责消化和吸收营养物质，因此需要更多的血液供应。回肠的血供相对较少，主要是为了输送吸收的物质。空肠的小肠绒通常呈横向排列，而回肠的小肠绒通常呈纵向排列。E 错误，空肠和回肠都有集合淋巴滤泡和孤立淋巴滤泡。它们的淋巴结组织分布方式是相似的。

22. C HBV-DNA 是病毒的遗传物质，其存在表明病毒仍在体内进行复制。因此，C 选项中的 HBV-DNA 是用于检测乙型肝炎患者体内 HBV 复制的指标。抗-前 S2 抗体和抗-HBe 是乙型肝炎病毒感染过程中的抗体，不能直接反映病毒的复制状态。HBsAg 是乙型肝炎病毒表面抗原，它可以用于检测病毒感染的存在，但不能确定是否存在病毒复制。抗-HBC IgG 是乙型肝炎病毒核心抗体，它可以用于检测过去的感染，但不能反映当前的病毒复制情况。因此，C 选项是最准确的描述。

23. E 甲胎蛋白（AFP）是一种由胎儿肝脏和胎盘产生的蛋白质，正常情况下在成人体内水平很低。A 慢性乙型病毒性肝炎可以导致肝细胞损伤和再生，从而导致 AFP 增高。B 妊娠期和新生儿时期 AFP 水平会升高，这是正常的生理现象。C 肝硬化通常伴随着肝细胞损伤和再生，因此可以导致 AFP 升高。D 生殖腺胚胎癌是一种恶性肿瘤，常伴随着 AFP 水平的升高。

AFP 可以用作生殖腺胚胎癌的标志物。E 与肝硬化不同，肝脏腺瘤通常不会导致 AFP 的升高。

24. B 胆道蛔虫病是由蛔虫寄生在胆道系统引起的疾病。早期的胆道蛔虫病体征通常比较轻微，通常没有肌紧张和反跳痛，故 A、C 错误。D 肝区叩痛不是胆道蛔虫病早期的典型体征。E 寒热和黄疸通常是胆道蛔虫病晚期的体征，而不是早期体征。

25. E 柏油样便或称为黑便，是指大量消化道出血后，血液在胃酸的作用下发生部分消化并排出体外，呈现出黑色、黏稠的大便。柏油样便是上消化道出血的典型表现，主要由胃和十二指肠出血引起。而下消化道出血通常表现为鲜红的便血，因为血液没有经过胃酸的消化，保持了鲜红色。所以，E 选项是错误的描述。

二、多选题

26. ABC A 细胞凋亡是一种自我调节的过程，通过清除多余或丧失功能的细胞，维持体内细胞数量的平衡。B 细胞凋亡可以清除多余的细胞，避免细胞过度增殖导致组织器官功能异常。同时，细胞凋亡也可以清除丧失功能的细胞，维持组织器官的正常功能。C 细胞凋亡可以清除衰老和病变的细胞，防止这些细胞对组织器官造成损害，并促进组织修复和再生。D 和 E 选项的防止酸碱平衡紊乱和促进骨髓造血不是细胞凋亡的主要意义。

27. ABC 腹壁柔韧感是指腹壁在触诊时具有一定的软弹性，而不呈现明显的紧张感。A 结核性腹膜炎是由结核杆菌引起的腹膜炎，病变导致腹腔内积液的增加，腹壁触诊时会出现柔韧感。B 血腹是指腹腔内存在大量血液积聚，如腹腔内出血、腹主动脉瘤破裂等情况，这种情况下腹壁触诊时也会感觉到柔韧感。C 腹膜癌病是

指腹膜表面有肿瘤转移的情况，这种情况下腹壁触诊时也可能出现柔韧感。D 和 E 选项的胃穿孔和巨大卵巢囊肿并不会导致腹壁柔韧感。

28. BCD B 乙状结肠扭转或肠套叠是紧急情况，需要通过结肠镜来进行复位。C 某些情况下，如大出血、穿孔等，需要急诊内镜检查以帮助术中的诊断和治疗。D 如果肠道内有异物，可能导致肠梗阻或其他并发症，需要通过急诊结肠镜来取出。A 肠穿孔、急性腹膜炎患者为结肠镜的禁忌证，而非适应证。E 选项结肠癌患者需病理确诊通常不属于紧急情况，可以通过常规的结肠镜检查进行病理确诊。

29. ABCDE B 过敏性紫癜是一种自身免疫性疾病，可导致多器官受累，包括肠道，可能引起腹痛。C 溃疡性结肠炎是一种慢性炎症性肠病，可累及结肠黏膜，引起腹痛和腹泻。D 铅中毒可以导致腹痛和腹部不适，尤其是在慢性铅中毒的情况下。E 血卟啉病是一组遗传性疾病，影响血红素代谢，常伴有腹痛和肠道症状。A 选项克罗恩病也是一种炎性疾病，腹痛为其最常见症状。

30. ABC A 萝卜富含膳食纤维，可以增加肠道蠕动，促进排便，有助于缓解功能性腹胀。B 山楂具有促进消化、消除胀气的作用，对缓解功能性腹胀有一定的帮助。C 番茄富含水分和纤维，有助于促进肠道蠕动，缓解腹胀症状。D 和 E 选项的牛奶和大豆可能会引起一些人的消化不适，包括腹胀和胀气，因此在功能性腹胀患者中可能不适宜食用。

31. ABCDE 肝脏是 ALP 的重要来源，主要存在于肝细胞的血窦侧和毛细胆管侧的微绒毛上。肝脏产生的 ALP 经由胆汁排入小肠，与胆盐一起参与脂肪消化和吸收。胆汁排出不畅、如胆管梗阻、胆囊

炎等情况会导致毛细胆管内压增高，刺激肝细胞产生大量的ALP。除了肝脏，骨骼、肠道、肾脏和胎盘等也是ALP的来源，这些来源的ALP也会随着胆汁排泄而进入肠道。当胆汁排出受阻或胆汁流动受限时，胆汁中的ALP无法正常排泄，导致其在血液中。

32. AC A升结肠位于腹膜内，与腹膜相连，其活动度较小。C降结肠也位于腹膜内，与腹膜相连，活动度较小。B、D和E选项的横结肠、直肠和乙状结肠均位于腹腔内，不属于腹膜内器官。此外，横结肠和乙状结肠在腹腔内有一定的活动度。

33. AB 黄疸是指机体内胆红素排泄障碍，导致黄疸的主要原因是肝细胞损伤或胆道梗阻。血清酶活力测定是常用的评估肝功能的指标。A血清谷丙转氨酶（GPT）是一种存在于肝细胞中的酶，当肝细胞受损时，GPT会释放到血液中，因此GPT的活力增高可以反映肝细胞损伤程度。B血清谷草转氨酶（GOT）也是一种存在于肝细胞中的酶，其活力增高也可以提示肝细胞损伤。C、D和E选项的碱性磷酸酶（ALP）、γ-谷氨酰转肽酶（γ-GT）和腺苷脱氨酶（ADA）在肝细胞损伤中的灵敏度相对较低，它们的升高可能更多地与胆道梗阻相关。

34. ABCE A吞棉线试验是一种用于定位下消化道出血的方法，通过观察吞入的棉线在粪便中的出现情况来判断出血的部位。B吞棉线试验可以估计出活动性出血的部位。通过观察吞入的棉线在粪便中的出现情况，可以推测出血的位置。C吞棉线试验使用的棉线长度通常为1～2m，颜色一般选择白色，以便于观察。E吞棉线试验的留置时间一般为6小时以上，以确保棉线通过消化道，以便观察出血的情况。D吞棉线试验不能检测出整个空肠的

出血，通常只能定位到上消化道或部分小肠的出血部位。

35. ABCD 主要碱性蛋白（MBP）是嗜酸细胞主要炎性递质之一，具有抗微生物、细胞毒性和促进炎症反应等功能。嗜酸细胞阳离子蛋白（ECP）是嗜酸细胞的主要炎性递质之一，具有抗微生物、细胞毒性和促进炎症反应等功能。嗜酸细胞产生的神经毒素，可引起神经炎症和神经病变。嗜酸细胞的一种酶类物质，参与氧化反应和细胞毒性反应。组胺是多种细胞释放的炎性递质之一，包括嗜酸细胞。嗜酸细胞释放的组胺可引起血管扩张、血管通透性增加等炎症反应。

36. ABCDE A糖尿病患者可能出现胃排空延迟和食管运动功能异常。B严重缺铁性贫血可以导致食管平滑肌功能异常，影响食管的正常蠕动。C皮肌炎是一种自身免疫性疾病，可累及多个器官，包括食管。食管肌肉的炎症和纤维化可能导致食管功能障碍。D硬皮病是一种结缔组织疾病，其特点是纤维化和硬化。食管的纤维化和硬化可以导致食管运动功能障碍。E甲状腺功能减退症可以导致消化系统的功能减退，包括食管运动功能的受损。

37. ABCDE A术后可能发生门静脉血栓形成，尤其是在栓塞物较多时。B在PTVE术中，可能发生腹腔内大出血的并发症，特别是在穿刺过程中，可能会损伤血管或器官，导致大出血。C术后可能出现肝包膜下血肿，主要是由于穿刺过程中血管损伤引起的。D术后可能发生肺、心、脑血栓的并发症，这可能是由于栓塞物通过门静脉进入体循环引起的。E术后可能出现腹膜炎的并发症，尤其是在穿刺过程中引入细菌感染导致的。

38. ABCDE A白念珠菌是最常见的霉菌病原体之一，可以引起霉菌感染，包

括霉菌性食管炎。B 热带念珠菌也是一种常见的霉菌病原体，可导致霉菌性食管炎。C 克鲁斯念珠菌是霉菌的一种，也可以引起霉菌性食管炎。D 植物真菌是一类包括霉菌在内的真菌，某些植物真菌也可以引起霉菌性食管炎。E 隐球菌是一种常见的真菌，尽管它通常与肺部和中枢神经系统感染相关，但在免疫功能受损的患者中也可以引起霉菌性食管炎。

39. BCDE A 特发性嗜酸性粒细胞增多症是一种症状性的诊断，没有明确的原发病因可供治疗。因此，与其他类型的嗜酸性粒细胞增多症不同，特发性嗜酸性粒细胞增多症的治疗更侧重于减少嗜酸性粒细胞数和控制炎症反应，而不是针对潜在的原发病进行治疗。B 嗜酸性粒细胞增多可能引起组织炎症和损伤，因此需要采取措施降低嗜酸性粒细胞数，如口服或静脉注射糖皮质激素。C 如果特发性嗜酸性粒细胞增多症导致严重的器官损伤，激素治疗是首选的治疗方法。激素可以抑制免疫反应和炎症反应，减少嗜酸性粒细胞的数量。D 对于激素治疗效果不佳的特发性嗜酸性粒细胞增多症患者，可考虑加用细胞毒药物，如环磷酰胺。E 对于特发性嗜酸性粒细胞增多症的难治性患者，即患者对其他治疗方法无效或无法耐受的情况，可以考虑进行骨髓移植。

40. AB 胃食管反流术后，早期最常见的并发症是围手术期的出血，以及对于胃底、胃壁的游离，引起的胃壁缺血、坏死、甚至穿孔，形成胃壁瘘，如果贲门部收缩过紧，术后可能进食吞咽困难，部分患者可出现进食量减少，也可出现腹胀感。其他选项均不是其可能出现的并发症。

41. ABCDE A 幽门螺杆菌（Hp）感染是导致十二指肠球部溃疡的主要原因之一。幽门螺杆菌感染可引起黏膜炎症和损伤，导致溃疡形成。B 胃酸分泌增加是导致十二指肠球部溃疡的重要因素之一。胃酸的增加可导致胃酸与十二指肠黏膜的接触时间延长，增加黏膜受损的风险。C 胃排空快是导致十二指肠球部溃疡的一个因素。胃排空快导致胃酸和胃内容物更快地进入十二指肠，增加了黏膜受损的机会。D 十二指肠球部溃疡的形成与黏膜防护机制减弱有关。黏膜防护机制包括黏液层、碱性物质和黏膜屏障等，当这些机制减弱时，黏膜容易受到酸性胃液的侵蚀。E 黏膜供血不足：黏膜供血不足也与十二指肠球部溃疡有关。供血不足会导致黏膜缺氧，减少黏膜的修复和再生能力，增加溃疡形成的风险。

42. ADE A 腹痛是急性胰腺炎的主要症状，妊娠期急性胰腺炎也表现为剧烈的上腹痛，常伴有恶心、呕吐等症状。B 超检查可以显示胰腺的形态改变，如胰腺肿胀、囊肿形成等，对妊娠期急性胰腺炎的诊断具有一定的辅助价值。E 诊断妊娠期急性胰腺炎时，需要排除其他可能引起类似症状的疾病，如胆囊炎、胃溃疡等。B 妊娠期急性胰腺炎引起的黄疸较少见，但在重症病例中可能出现，因为胆汁淤积与胰腺炎引起的胆总管梗阻有关。C 妊娠期急性胰腺炎的诊断不一定需要血淀粉酶和脂肪酶的升高。

43. AB A 肝是胃癌最常见的远处转移部位之一。胃癌通过肝门静脉系统进入肝脏，并在肝内形成转移灶。B 肺也是胃癌常见的远处转移部位之一。胃癌可以通过血液循环进入肺部形成转移灶。C 胃癌的血行转移中，胰腺受累的情况相对较少。胃癌的转移通常是通过淋巴系统传播至胰腺，而非直接通过血行转移。D 胃癌的骨骼转移比较少见，但在晚期胃癌患者中仍可能发生骨骼转移，尤其是脊椎和骨盆等部位。E 胃癌的脑转移非常罕见，一般在晚期胃癌患者中才会出现。

44. ABCDE A 由于食物滞留在食管中，容易引起反流，导致胃酸和食物进入呼吸道，增加了肺部感染的风险。B 食管贲门失弛缓症可以导致食管黏膜受到刺激和损伤，引发食管炎的发生。C 在食管贲门失弛缓症的情况下，食管和气管之间的分隔功能减弱，可能会导致食管－气管瘘的形成，使食物和气体相互穿过。D 食管贲门失弛缓症长期存在，食管黏膜持续受到刺激和损伤，增加了食管癌发生的风险。E 食管贲门失弛缓症可以导致食管黏膜损伤，使食管溃疡和出血的发生率增加。

45. AB A 黑斑息肉综合征的患者常常出现便血，这是由于息肉在结肠和直肠黏膜上形成，容易受到刺激而出血。B 腹痛是黑斑息肉综合征的常见症状之一，而便血是该疾病的典型表现，通常以腹痛合并便血为首发症状。C 腹胀不是黑斑息肉综合征的典型首发症状，但在病情进展后，肠道积气和梗阻可能导致腹胀的出现。D 腹泻也不是黑斑息肉综合征的典型首发症状，但在肠道梗阻或炎症严重的情况下，患者可能出现腹泻。E 压痛也不是黑斑息肉综合征的典型首发症状，但在病情进展后，可能出现腹部压痛。

46. DE 肝硬化是一种慢性肝脏疾病，常见的病因包括病毒性肝炎、酒精性肝炎、脂肪肝等。在所给的选项中，甲型、乙型、丙型病毒性肝炎都可以引起肝硬化，因此选项 A、B、C 都是可能的。丁型和戊型病毒性肝炎不是常见的病毒性肝炎，且目前尚未证实与肝硬化的关联。因此，选项 D 和 E 中，丁型和戊型病毒性肝炎不会引起肝硬化。

47. AC A 急性胰腺炎时，由于胰腺组织的破坏和炎症反应，形成的囊腔内充满液体，形成假性囊肿。C 在急性胰腺炎后，部分患者的假性囊肿会进一步发展成真正的胰腺囊肿。B 脂肪钙化是急性胰腺炎的后期表现，由于胰腺组织坏死和炎症反应，钙盐会在胰腺组织中沉积，形成脂肪钙化，但不属于局部并发症。D 急性胰腺炎通常不会导致直接的消化道出血。虽然在病情严重的情况下，胰腺假性囊肿可能破裂，导致胰腺分泌物和血液进入消化道，但这不是急性胰腺炎的典型局部并发症。E 急性胰腺炎严重病例中，炎症反应可能导致败血症的发生，但也不属于局部并发症。因此 A、C 正确。

48. CE C 克罗恩病是一种慢性炎症性肠病，可以影响消化道的任何部位，但最常见的侵犯部位是回盲部。E 肠结核是由结核分枝杆菌引起的肠道感染，常常侵犯回盲部。阿米巴肠病、细菌性痢疾和溃疡性结肠炎通常不会特异性侵犯回盲部，它们可以在肠道的其他部位发生。

三、共用题干单选题

49. E 根据患者的病史和症状描述，包括乙型肝炎病史、呕血、黑色糊状便和无腹痛，最可能的出血原因是食管胃底静脉曲张破裂。急性糜烂出血性胃炎、胃癌、胃溃疡和贲门黏膜撕裂在这种情况下不太可能。

50. A 胃镜可以直接观察食管和胃的黏膜病变，并进行活检以明确诊断。腹部 CT、腹部 B 超、腹部 MRI 和上消化道 X 线钡剂造影也可以作为辅助检查，但胃镜是最直接的诊断工具。

51. C 根据患者的病史和症状描述，包括长期嗜酒、中上腹疼痛、发热、恶心和血清淀粉酶增高，最初诊断为急性胰腺炎。

52. E 急性胰腺炎是由于胰腺的炎症引起的疾病，常见的症状包括中上腹疼痛、恶心、呕吐、发热等。血清淀粉酶的升高是急性胰腺炎的重要指标之一。对于这种情况，如果患者进行腹部 X 线检查，可能会显示"哨兵襻"和"结肠切割征"，这是急性胰腺炎的一种特征性表现。"哨兵襻"是指在左腹部出现的一条水平线，代表胰腺炎症扩散到大网膜下。"结肠切割征"是指结肠周围的脂肪组织在 X 线上呈现出清晰的分割线。

53. E 给予"加贝酯 200mg，溶于 500ml 糖盐水中静滴"处理的目的是为了抑制胰酶活性。加贝酯是一种胰腺酶抑制剂，可以减少胰酶的分泌和胰腺的炎症反应。维持水、电解质平衡、解除胃肠平滑肌痉挛、抗菌药物和营养支持在这种情况下可能也需要，但在给予加贝酯治疗的情况下，并没有提到其他治疗措施。

54. D 根据患者的病史和症状描述，包括胃病史 9 年余、近 1 年症状加剧和纳差，最有诊断价值的病史是餐后痛为主。这是胃溃疡的典型症状。

55. D 胃镜可以直接观察溃疡病变的形态和位置，而 X 线钡餐检查可以显示溃疡的形状和大小。根据疼痛程度、个身情况和粪便隐血持续阳性不能明确鉴别良性溃疡和恶性溃疡。

56. C 本病例的最佳治疗方法是铋剂加羟氨苄青霉素加甲硝唑。这是常用的幽门螺杆菌根除治疗方案，铋剂可以保护溃疡表面，羟氨苄青霉素和甲硝唑可以杀灭幽门螺杆菌。

57. E 根据患者的检查结果，C-UBT 试验阳性，最可能的细菌感染是幽门螺杆菌。

58. D 脂酶可以破坏细胞膜，导致胃黏膜的损伤和炎症。

59. D 含铋剂三联疗法是幽门螺杆菌根除的常用治疗方案，包括铋剂、质子泵抑制剂和抗生素。

60. C 根据患者的病史和症状描述，包括有 8 年溃疡性结肠炎病史、频繁便血、痢疾样脓血便伴里急后重、腹胀、消瘦和乏力，应首先考虑的疾病是结肠癌。结肠癌可以引起类似溃疡性结肠炎的症状，并且患者的症状加重和消瘦提示可能是恶性病变。

61. A 结肠镜可以直接观察结肠黏膜的病变，包括溃疡、肿块等，并进行活检以明确诊断。粪便常规、腹部 B 超、腹部听诊和钡剂灌肠 X 线检查可以作为辅助检查，但结肠镜检查是最直接的诊断手段。

62. A 手术切除是结肠癌的主要治疗方法，可以彻底清除病变组织。口服柳氮磺吡啶、化疗、放疗和中药在这种情况下可能作为辅助治疗，但手术治疗是最佳选择。

63. B 根据患者的病史和症状描述，包括急性胰腺炎后出现上腹胀痛、进食后加重、可触及一包块，最可能的诊断是胰腺假性囊肿。胰腺假性囊肿是急性胰腺炎后形成的囊性病变，常表现为腹痛和包块。

64. D 胰腺 CT 增强可以显示胰腺的解剖结构和病变，包括囊肿和肿块。腹部超声、MRCP、胃镜和消化道造影在这种情况下可能也有一定的辅助诊断价值。

65. E 胰腺假性囊肿可以通过微创技术进行引流，以减轻症状和避免感染。

四、案例分析题

66. ABCDEFGH A 血常规用于评估患者的血细胞计数和炎症指标。B 肝、肾功能用于评估肝脏和肾脏的功能状态。C 尿、粪常规用于评估尿液和粪便的情况，检查是否存在异常。D 血沉用于评估炎症反应的程度。E 上消化道造影用于评估胃肠道的结构和功能。F 胃镜用于直接观察胃黏膜的情况。G 腹部 B 超用于评估腹部器官的结构和异常情况。H 膀胱 B 超用于评估膀胱的结构和异常情况。因此，正确答案是 ABCDEFGH。

67. ABCDE 此时为明确诊断应该选择的检查手段为：ANA + dsDNA，自身抗核抗体和双链 DNA 抗体的检测，用于系统性红斑狼疮的诊断。ENA 用于检测抗核抗体的一组试验。补体用于评估免疫系统的功能。CA 系列用于检测某些癌症相关抗原的一组试验。胃黏膜活检通过取得胃黏膜组织进行病理检查，以明确胃黏膜的病变性质。剖腹探查，一种手术方法，用于直接观察和处理腹部脏器的病变。幽门螺杆菌检测用于检测幽门螺杆菌感染的一组试验。胃液分析通过收集和分析胃液样本，评估胃酸分泌和消化功能。因此，正确答案是 ABCDE。

68. E 根据提示信息，最可能的诊断是系统性红斑狼疮的内脏受累。系统性红斑狼疮（SLE）是一种自身免疫性疾病，可以累及多个器官系统。阳性的 ANA 和抗 SSA 抗体结果与 SLE 相关。AMA 的阳性结果一般是慢性活动性肝炎、系统性红斑狼疮等疾病引起。其他选项与提示信息不符。Mallory - Weiss 综合征通常表现为上消化道出血，与自身抗体检查结果无关。胃 MALT 淋巴瘤、胃腺癌、胃泌素瘤和卵巢癌胃及膀胱转移的诊断需要进一步的病理学检查或影像学评估。自身免疫性肝炎通常与肝脏相关的自身抗体阳性。MEN - 1 是一种遗传性疾病，表现为多种内分泌肿瘤，与所述信息不符。

69. G 患者出现腹胀、全腹痛，中上腹肌紧张，压痛和反跳痛阳性，肠鸣音消失。胰腺功能检查显示 AMYL 和 LIPA 升高，腹部 B 超显示胰腺增大和回声不均，肝回声不均，胆管扩张，胆囊壁增厚，胆汁淤积，脾略大。结合患者的系统性红斑

狼疮内脏受累的情况，最有可能的诊断是系统性红斑狼疮合并自身免疫性胰腺炎。因此，正确答案是 G。

70. A 激素冲击治疗可以抑制炎症反应和自身免疫反应，减轻症状，控制病情进展。其他治疗措施如抗感染治疗、化疗、手术治疗、肠内、外营养、输血、输清蛋白等可能也有一定的疗效，但对于系统性红斑狼疮合并自身免疫性胰腺炎来说，激素冲击治疗是最重要的治疗手段。因此，正确答案是 A。

71. B 消化性溃疡是一种常见的胃肠道疾病，其症状包括上腹痛、反酸、嗳气等，而且受凉后和换季时加剧。出血后腹痛缓解也支持了这一诊断。因此，正确答案是 B。

72. ABCDE A 监测生命体征包括血压、心率等。B 禁食，以减少胃肠道的刺激，帮助止血。C 补充血容量，由于患者出现了大量出血，需要输血和补液以维持血容量。D 奥美拉唑是一种质子泵抑制剂，可以减少胃酸分泌，帮助止血。E 去甲肾上腺素冰盐水洗胃，洗胃是一种常用的急诊治疗措施，可以帮助清除胃内的血块和减少胃酸分泌。因此，正确答案是 ABCDE。

73. AEFG A 患者诊断可能为消化性溃疡，奥美拉唑可以减少胃酸分泌，帮助愈合溃疡。E 严重肝功能不全时慎用，必要时剂量减半。奥美拉唑的代谢主要发生在肝脏，因此对于严重肝功能不全的患者，需要调整剂量。F 可有口干、轻度恶心、呕吐、腹胀、便秘、腹泻、腹痛等不良反应。这些不良反应是奥美拉唑的常见副作用之一。G 奥美拉唑可降低门静脉压力。奥美拉唑可以减少胃酸分泌，从而减轻胃黏膜的刺激，减少门静脉压力的升高。因此，正确答案是 AEFG。

74. ABCDEF A 血红蛋白用于评估患

者的贫血情况。B 心率用于监测患者的心血管状况。C 血压用于监测患者的循环状态。D 尿素氮用于评估患者的肾功能。E 中心静脉压用于评估患者的血容量状态。F 尿量用于评估患者的肾功能和液体平衡。G 血淀粉酶用于评估患者的胰腺状况。因此，正确答案是 ABCDEF。

75. F A 胃镜是一种常用的检查方法，可以直接观察胃内情况，包括出血的部位和原因。B 三腔二囊管是一种用于治疗上消化道出血的介入治疗方法，可以通过置入导管进行止血和减压。C 上消化道造影是一种影像学检查方法，可以帮助确定出血的部位和原因。D 继续抑酸、补液，考虑到患者的血压和心率有所改善，可以继续给予抑酸和补液治疗。E 继续非手术治疗，根据患者的病情和病史，可以继续非手术治疗，包括抑酸、补液和输血治疗。因此，最佳处理措施是 A＋D＋E。

76. D 患者出现持续性上腹痛、呼吸困难、血淀粉酶升高等症状和体征，与重症急性胰腺炎相符。

77. CDF A 十二指肠乳头萎缩是一种胆道疾病，可能导致胆汁淤积和胆道炎症，进而引起胰腺炎。患者的病史中并未提及胆道疾病的相关症状或体征。B 胃酸分泌过多可能导致胃溃疡或十二指肠溃疡，但与患者的病史和体征不符。C Oddi 括约肌是连接胆道和胰管的肌肉环，如果出现痉挛，会导致胆汁和胰液的阻塞和回流，引起胰腺炎。患者出现了黄疸和全腹压痛，与胆道炎症和胰腺炎的特点相符。D 胰液是胰腺分泌的消化液，如果胰腺分泌过多，也可能导致胰腺炎的发生。患者的血淀粉酶水平升高，提示胰腺炎的可能性。E 胰管钙化可能是导致慢性胰腺炎的原因，但与患者的急性胰腺炎发作不符。F 胆汁大量分泌：胆汁大量分泌可能是导致胆汁淤

积和胆道炎症的原因，进而引起胰腺炎。患者的黄疸和全腹压痛与胆道炎症和胰腺炎的特点相符。因此，最可能的发病原因是 CDF。

78. A A 胰腺 CT 增强是一种常用的影像学检查方法，可以帮助评估胰腺的病变。B 腹部超声是一种非侵入性的检查方法，可以帮助评估胰腺和其他腹部器官的病变。C 胃镜可以直接观察胃内情况，但对于评估胰腺炎的病变不是最佳选择。D 腹部立位平片可以帮助评估腹部器官的位置和形态，但对于胰腺炎的评估有限。E 肾功能评估对于胰腺炎的诊断和治疗没有直接影响。F 血气分析可以帮助评估患者的酸碱平衡和氧合情况，但对于胰腺炎的评估有限。因此，最合适的检查是 A。

79. ABCDF 腹部超声提示肝内外胆管未见扩张，A 禁食水可以减少胃肠道的刺激，B 抑酸治疗可以减少胃酸分泌，减轻胰腺的刺激，两者都有助于缓解症状和促进胰腺的愈合。C 抑制胰液分泌可以减轻胰腺的负担，有助于胰腺的愈合。D 液体复苏是重症急性胰腺炎的重要治疗措施，可以维持血容量和循环稳定。E 根据患者的病情和病史，如果存在胰腺炎穿孔、坏死或其他严重并发症，可能需要进行外科手术治疗。F 胃肠减压可以减轻胃肠道的压力，减少胰腺的刺激，有助于缓解症状和促进胰腺的愈合。因此，必需的治疗措施包括 ABCDF。

80. BE A 患者有大量饮酒史，酒精性肝病是酒精滥用所致的肝脏疾病，但与患者的症状和体征不完全匹配。B 患者有间歇性上腹痛和腹泻的症状，与慢性胰腺炎相符。酒精滥用是慢性胰腺炎的常见原因。C 患者的症状和体征不符合左侧肾结石的特点。D 患者虽然有上腹痛的症状，但没有胃溃疡或十二指肠溃疡的典型体征。

E 患者的症状和体征与胰腺癌相符，且慢性胰腺炎是胰腺癌的一个重要危险因素。F 患者的症状和体征不符合慢性胆囊炎的特点。因此，可能的诊断是 BE。

81. AB A CA19－9 是胰腺癌的肿瘤标志物，可以帮助鉴别胰腺炎和胰腺癌。由于患者的病史和体征与胰腺癌的可能性相关，因此 CA19－9 的检查可以帮助进一步评估是否存在胰腺癌的可能性。B 立位腹部平片发现胰腺钙化即可确诊慢性胰腺炎，可粗略鉴别诊断。C 尿常规主要用于评估肾脏功能和排泄功能，与胰腺炎或胰腺癌的诊断关系不大。D 胃镜可以用于检查胃黏膜和十二指肠黏膜的病变，对于胰腺炎或胰腺癌的诊断有限。E 血常规可以评估炎症指标和贫血情况，但对于胰腺炎或胰腺癌的诊断有限。F 肝功能检查可以评估肝脏功能，与胰腺炎或胰腺癌的诊断关系不大。因此，粗略鉴别诊断考虑检查 AB，即 CA19－9 和立位腹部平片。

82. D 在慢性胰腺炎的进程中，胰管可发生钙化，形成胰管结石。这些结石可以在立位腹部平片上显示出来，通常位于第 3 腰椎的左侧。

83. ADE A 腹部增强 CT 是评估胰腺疾病的重要方法，可以更清楚地显示胰腺的结构和异常改变。定期复查腹部增强 CT 可以帮助追踪胰腺病变的发展和变化。D 对症治疗是指根据患者的症状和体征，针对胰腺炎的症状进行控制和缓解。这可能包括疼痛管理、消化酶的补充和调整饮食。E 超声内镜检查是一种通过超声波和内镜相结合的技术，可以更准确地评估胰腺病变。在进行超声内镜检查的同时，可以进行组织活检，以获取病理学上的确诊。

84. AB A 急性黄疸型病毒性肝炎，患者有乏力、上腹不适、黄疸等症状，体检发现皮肤黄染，生化指标异常，如 ALT 和 AST 升高，TBil 和 DBil 升高，提示可能是病毒性肝炎。B 慢性病毒性肝炎急性发作，患者虽然没有既往的肝炎病史，但饮酒历史长，且有乏力、上腹不适等症状，体检发现肝功能异常，可能是慢性病毒性肝炎急性发作。

85. B 根据患者的 HBsAg、HBsAb、HBeAg、HBeAb、HBcAb、HBV DNA 等指标，可以判断患者为急性乙型病毒性肝炎。HBsAg 阳性、HBsAb 阴性、HBeAg 阳性，以及 ALT、AST 和 TBil 的变化趋势，与急性乙型病毒性肝炎的典型表现一致。

86. CD 胃镜检查和胸部 CT 扫描与该患者的主要症状和体征无直接关联，因此在对该患者进行全面评估时不必要进行这两项检查。腹部 B 超检查、监测 HBsAg 和 HBeAg 的动态变化的确是必要的，腹部 B 超检查可以评估肝脏大小和胆囊动态情况，有助于判断是否存在胆囊炎等疾病。监测 HBsAg 和 HBeAg 的动态变化可以了解病情的发展和转归。肝脏生化指标可以提供有关肝功能的信息，有助于评估病情严重程度和治疗效果。因此，答案应为 CD。

87. B 根据患者的症状和体征，如呕血、柏油样便、意识恍惚、睡眠倒错、健忘、计算力尚可以及扑翼样震颤等，可以判断该患者属于肝性脑病。根据肝性脑病分期的标准，B 一期为轻度意识改变和神经精神症状。

88. EF 根据患者的血气分析结果，发现血钾低和碱中毒，因此需要纠正低钾血症和碱中毒。此外，肝性脑病的治疗还包括纠正诱因，如停止饮酒，应用乳果糖灌肠酸化肠道以减少肠道产生的氨。

89. ABC 肝性脑病的智力测验方法主要是通过评估患者的认知功能来确定其智力状态。数字连接试验（NCT）是一种常用的认知功能测验，韦氏成人智力量表

（WAIS - C）也可用于评估智力水平，连续反应时间测定（CRT）则可以评估患者的反应速度和注意力。D 质子磁共振光谱分析主要用于评估脑内代谢物的浓度变化，E 诱发电位检查用于评估神经元的功能状态，F 血氨检查可以作为肝性脑病的辅助指标进行评估。因此，肝性脑病的智力测验方法主要包括数字连接试验（NCT）、韦氏成人智力量表（WAIS - C）和连续反应时间测定（CRT），答案为 ABC。

90. B 根据患者的症状描述，如胸骨后灼烧痛、反酸和吞咽不畅，并口服奥美拉唑后症状缓解，可以考虑胃食管反流病作为首先诊断。

91. ABCDEF 胃食管反流病的诱发因素包括负重劳动、腹水、吸烟、肥胖、妊娠和饮酒。

92. ABCD 胃食管反流病对食管的直接损伤因素包括胃酸、胃蛋白酶、非结合胆盐和胰酶。

93. CDE 对于胃食管反流病患者，需定期复查内镜的情况包括 Barrett 食管（胃食管反流病患者中 Barrett 食管的发病率较高）、药物治疗不佳，症状持续不缓解和不典型增生。

94. E 对于患者的病情，近 1 年常腹泻，稀糊状，无脓血，B 超检查对于明确诊断胰腺疾病的价值较小，因为 B 超对于观察胰腺和胆道疾病的结构有限。

95. C 在 CT 提示胰头占位、IgG4 阳

性的情况下，进一步明确诊断首选内镜超声（EUS）引导下细针胰腺穿刺活检，可以直接获取组织样本进行病理学检查。

96. ABDEF 如上述检查未找到胰腺癌的证据，考虑自身免疫性胰腺炎。治疗方案应考虑的是激素治疗，ERCP 治疗，肠内营养，胰酶补充和 F 免疫抑制药物。

97. CF 对于自身免疫性胰腺炎的激素治疗方案，一般是开始时剂量较高，然后逐渐减量。常见的剂量方案是初始剂量 40mg/d（每日一次），4 周后减至 2.5mg/d（每日一次）。此外，诱导治疗的总疗程一般应持续 12 周。因此，答案为 CF。

98. D 根据患者的症状（上腹胀闷不适 3 年，食欲缺乏，全身无力）和胃镜活检结果（炎性细胞浸润及肠上皮化生，未见腺体萎缩），初步诊断为慢性浅表性胃炎。

99. EF 根据患者的症状（上腹不适，恶心、呕吐咖啡样物）和自服对乙酰氨基酚后出现的症状，首选的治疗是静滴西咪替丁和质子泵抑制剂，以减少胃酸分泌，缓解症状。

100. ABCEF 对于幽门螺杆菌感染的治疗，常用的灭菌药物包括奥美拉唑（质子泵抑制剂，用于抑制胃酸分泌）、阿莫西林（一种广谱抗生素）、枸橼酸铋钾（一种胃黏膜保护剂）、甲硝唑（一种抗菌药物）和克拉霉素（一种抗生素）。这些药物常常组合使用以达到幽门螺杆菌的灭菌效果。因此，答案为 ABCEF。

全真模拟试卷（四）答案解析

一、单选题

1. B KAI1/CD82 是一种跨膜蛋白，通过抑制细胞黏附来影响细胞的运动、转移和生长。细胞黏附是指细胞与细胞或细胞与基质之间的相互作用，它对细胞的运动和转移起着重要的调节作用。KAI1/CD82 蛋白通过调节细胞黏附分子的表达和功能，抑制细胞黏附，从而影响细胞的运动、转移和生长。

2. C 十二指肠悬韧带是由肝和胃之间的双层腹膜组成的，它将十二指肠固定在胃的前壁上。在手术中，通过识别和追踪十二指肠悬韧带，可以确定空肠起点的位置。

3. E 地芬诺酯是一种抗胃肠道平滑肌痉挛药物，通过作用于肠道平滑肌，减少肠道的蠕动和收缩，从而减轻肠道的痉挛和疼痛。地芬诺酯主要用于治疗肠易激综合征和功能性胃肠症状。A 消旋卡多曲是一种抗胆碱药物，主要用于治疗胃肠道痉挛和胃溃疡。B 双八面体蒙脱石是一种吸附剂，主要用于治疗腹泻和消化不良。C 鞣酸蛋白是一种止泻药物，主要通过收敛肠道黏膜，减少水分和电解质的丢失。D 氢氧化铝凝胶是一种抗酸药物，主要用于治疗胃酸过多和胃溃疡。

4. D Hp 是一种螺旋菌，广泛感染人类胃部黏膜，并被确认是导致消化性溃疡的主要原因之一。Hp 感染会引起胃黏膜的慢性炎症，导致胃酸分泌增多和黏膜损害，进而导致消化性溃疡的发生。A 溃疡性结肠炎是一种自身免疫性疾病，B 急性阑尾炎是由阑尾的炎症引起的，C 慢性胆囊炎是胆囊的慢性炎症，E 急性胰腺炎是胰腺的急性炎症，都与 Hp 感染无直接关联。

5. B 关于胃、十二指肠溃疡癌变，错误的是 B 选项，即癌变率估计在 5% 左右。实际上，胃、十二指肠溃疡的癌变率要远低于 5%。根据研究数据，胃溃疡的癌变率为 1%~2%，而十二指肠溃疡的癌变率更低，仅为 0.3%~0.7%。因此，癌变率远低于 5%。A 正确，少数胃溃疡可癌变，但十二指肠溃疡的癌变风险相对较低。C 正确，对于 45 岁以上、症状顽固的慢性胃溃疡患者，在经过 8 周内科治疗无效后应予以高度重视。D 也正确，粪便隐血持续阳性是一种可能与胃、十二指肠溃疡癌变有关的征象，应予以高度重视。E 正确，胃溃疡癌通常发生在溃疡的边缘。

6. B 胃食管反流病是指胃内容物反流到食管中引起症状和/或并发症的一组疾病。其中，B 非糜烂性反流病是指在食管黏膜没有糜烂或溃疡的情况下出现胃食管反流症状，如胸骨后疼痛、烧心等。A 糜烂性反流病是指食管黏膜存在糜烂的情况，C 食管溃疡是指食管黏膜发生溃疡，D 食管糜烂是指食管黏膜出现糜烂的病变，E 食管黏膜破损是指食管黏膜发生破损，四项均是胃食管反流病的一种表现。

7. C 判断幽门螺杆菌是否已被根除，应在根除幽门螺杆菌治疗至少 4 周后进行。根除幽门螺杆菌治疗的常用方案是联合使用质子泵抑制剂和两种抗生素，通常需要连续使用 4 周。

8. C Castleman 病是一种罕见的淋巴组织增生性疾病，A Castleman 病可以分为不同亚型，包括血管透明型、浆细胞型和混合型等。B Castleman 病的腹痛可能是由于肿瘤压迫或侵犯周围器官引起的，而肠梗阻也可能是其中的一种表现。D Castleman 病的确诊通常需要通过淋巴结活体组织检查，包括免疫组化等方法。E Castleman 病可以引起肠梗阻的发生，而肠镜检查通常无法发现病变。

9. B 隐性黄疸是指黄疸的表现很轻微，肉眼难以观察，但血清胆红素升高。根据国内外的诊断标准和研究数据，隐性黄疸或亚临床性黄疸时血中胆红素浓度一般在 17μmol/L（1mg/dL）到 34μmol/L（2mg/dL）之间。A < 17μmol/L 是正常胆红素浓度范围；C 34 ~ 171μmol/L 是临床轻度黄疸时胆红素浓度的范围；D 171 ~ 342μmol/L 和 E > 342μmol/L 为临床中度、重度黄疸的胆红素浓度范围。

10. B 增生型肠结核最常见的症状为便秘。增生型肠结核是肠结核的一种表现形式，其特点是在病变部位肠壁发生增生性改变，导致肠腔狭窄，从而引起便秘。腹泻在肠结核中也可以出现，但相对较少见。腹泻和便秘交替也可能出现，但不是增生型肠结核最常见的症状。消瘦、乏力和盗汗是结核病的一般症状，但不是增生型肠结核的特点。

11. D 中毒性巨结肠是一种严重的病理状态，主要表现为结肠扩大、肠鸣音消失、外周血白细胞明显增高等。D 常见于轻型患者，不是中毒性巨结肠的表现。A 腹部 X 线检查可见结肠扩大是中毒性巨结肠的典型特征之一。B 肠鸣音消失是由于肠道麻痹引起的。C 外周血白细胞明显增高是由于炎症反应的存在，都是中毒性巨结肠的典型表现。E 抗胆碱能药物可以诱发中毒性巨结肠。

12. D 加德纳综合征是一种遗传性疾病，其三联征包括大肠多发性息肉病、骨瘤和皮肤及皮下组织病变。因此，正确答案是 D。

13. C 结肠镜检查是一种直接观察结肠和直肠黏膜的方法，可以检测到出血部位以及可能的病变，如溃疡、息肉、炎症等。全消化道钡餐和钡剂灌肠是胃肠道 X 线检查的方法，对于明确下消化道出血的原因并不敏感。胶囊内镜可以检查小肠，但对于结肠出血的检测能力有限。选择性动脉造影是一种介入性检查，主要用于大量出血的紧急情况，不是作为首选的常规检查。

14. B 非保留灌肠是指将灌肠管插入肛门，将液体灌入肠道，然后将灌肠管取出。在非保留灌肠过程中，肛管插入肛门的正确长度一般为 6 ~ 10cm。A 选项的 4 ~ 6cm 较短，可能不足以达到直肠；C 选项的 10 ~ 15cm 和 D 选项的 15 ~ 20cm 过长，可能超过直肠而进入乙状结肠；E 选项的 20 ~ 25cm 更长，也可能进入盲肠。

15. E 食管黏膜抵抗力是指食管黏膜对损伤的耐受能力。A 吸烟会导致食管黏膜的血液循环减少，破坏黏膜的保护屏障，降低抵抗力。B 饮酒会刺激食管黏膜，引起黏膜损伤和炎症，降低抵抗力。C 浓茶中的咖啡因和鞣酸等物质会刺激食管黏膜，导致黏膜损伤和炎症，降低抵抗力。D 精神紧张、压力过大会导致自主神经功能紊乱，影响食管黏膜的修复和再生，降低抵抗力。而口服前列腺素制剂不会直接引起食管黏膜抵抗力的降低。

16. E 功能性消化不良是指在无明确器质性病变的情况下，出现消化系统功能障碍的症状。胃肠动力障碍、内脏高敏感性、肠道菌群改变和心理社会功能障碍都与功能性消化不良的病因和发病机制相关。幽门螺杆菌感染是一种常见的胃肠道感染，可以引起胃炎、胃溃疡等疾病，但并不是功能性消化不良的主要病因。功能性消化不良的发病机制复杂，可能涉及多种因素，如神经调节、肠道激素异常、心理因素等。

17. B 贲门失弛缓症是一种食管运动障碍疾病，其特点是贲门肌无法正常松弛，导致食物无法顺利通过食管进入胃部，最终引发呕吐。患者常常在进食后出现呕吐，并且吐出物常带有酸臭的食物气味。钡餐检查中，贲门下段呈光滑的鸟嘴状狭窄是贲门失弛缓症的典型表现。胃底贲门癌是一种恶性肿瘤，与患者的症状和检查结果不符。先天性膈疝指的是膈肌发育异常导致部分胃肠道器官进入胸腔，与患者的症状和检查结果也不一致。食管瘢痕性狭窄是由于食管黏膜损伤后的瘢痕形成导致的狭窄，患者的症状不符合。食管良性肿瘤通常不会导致食管扩大和贲门下段的光滑狭窄。

18. A 肝性脑病是由肝功能不全导致的中枢神经系统功能障碍，常见症状包括认知障碍、精神状态改变等。在过去的理论中，认为肝性脑病患者应限制蛋白质的摄入，以减少氨基酸的代谢产生的氨。现代研究表明，严格限制蛋白质摄入并不能改善肝性脑病，反而可能导致肌肉消耗和营养不良。正确的做法是根据患者的具体情况，合理控制蛋白质摄入量，以满足患者的营养需求，并避免过度限制蛋白质。此外，慢性肝性脑病患者应提倡应用富含支链氨基酸的营养饮食，支链氨基酸可以改善肝性脑病的症状。肝硬化患者的营养摄入应包括微量元素和维生素，以维持身体的正常代谢和功能。肝硬化患者糖原合成及储备减少，并伴有胰岛素抵抗，这会影响血糖的稳定和能量的利用。在围术期肠外围术期肠外营养支持时，应首选中－长链脂肪乳剂。中－长链脂肪乳剂比短链脂肪乳剂更容易被肝脏摄取和利用，减少脂肪在外周组织的蓄积，有助于维持肝功能和防止脂肪肝的发生。

19. E 急性化脓性胃炎是一种罕见的胃炎类型，通常由感染引起。最常见的致病菌是甲型溶血性链球菌。沙门菌、副溶血菌、幽门螺杆菌（Hp）和金黄色葡萄球菌都可以引起胃炎，但在急性化脓性胃炎中较为罕见。而甲型溶血性链球菌是一种能够引起急性化脓性病变的致病菌，特别是在免疫系统受损的患者中更为常见。

20. C 乳头切开术是一种治疗胆总管梗阻的手术方法，常用于治疗胆总管结石或胆总管狭窄等情况。胆管测压检查是在乳头切开术前的一个重要步骤，用于评估胆道系统的压力情况，确定是否需要进行乳头切开术。Ⅰ型 SOD 是指 Oddi 括约肌功能障碍，伴有胆总管扩张和胆石症。对于Ⅰ型 SOD 患者，可以通过胆囊造影和肝功能检查来评估胆道系统的情况，胆管测压检查不是必需的。Ⅱ型 SOD 是指 Oddi 括约肌功能障碍，伴有胆总管扩张但无胆石症。对于Ⅱ型 SOD 患者，可以通过胆囊造影和肝功能检查来评估胆道系统的情况，胆管测压检查不是必需的。Ⅳ型 SOD 是指 Oddi 括约肌功能障碍，伴有胆总管狭窄或胆管瘘。对于Ⅳ型 SOD 患者，由于有明显的胆总管狭窄或胆管瘘的表现，因此胆管测压检查可能并不是必需的。Ⅴ型 SOD 是指 Oddi 括约肌功能障碍，伴有胆胰管交接部狭窄或胰管扩张。对于Ⅴ型 SOD 患者，胆管测压检查可能是必要的，以评估胆道和胰管的压力情况。

21. B 原发性肝癌是指起源于肝脏的恶性肿瘤，也称为肝细胞癌（HCC）。根据肿瘤的形态特征，原发性肝癌可分为多种类型，包括弥漫型、巨块型、结节型、颗粒型和小癌型等。弥漫型原发性肝癌是指肿瘤呈弥漫性分布，没有明显的肿块形成。巨块型原发性肝癌指肿瘤呈大块状，直径通常超过5厘米。结节型原发性肝癌是指肿瘤呈多个结节状，直径通常小于5厘米。颗粒型原发性肝癌是指肿瘤呈颗粒状，直径通常小于2厘米。小癌型原发性肝癌是指肿瘤呈小的结节状，直径通常小于1厘米。在这些类型中，巨块型原发性肝癌最常见。巨块型肝癌通常具有较高的肿瘤负荷和侵袭性，容易出现血管浸润和转移。而弥漫型原发性肝癌往往预后较差，难以手术治疗。

22. C 血管活性肠肽瘤是一种罕见的胰岛细胞瘤，产生大量血管活性肠肽（VIP），导致胃肠道功能紊乱和水电解质失衡。A大量分泌的VIP影响肠道的水和电解质吸收，导致腹泻。B血管活性肠肽瘤引起的腹泻量多，可达到大量水样便。C停止进食后并不会出现好转。血管活性肠肽瘤引起的腹泻不受进食与禁食的影响，而是持续存在。D血管活性肠肽瘤常伴有腹部痉挛和皮肤潮红。VIP的过度分泌导致肠道平滑肌的痉挛，引起腹部痉挛疼痛。VIP还能扩张血管，导致皮肤潮红。E血管活性肠肽瘤常伴有水电解质酸碱平衡紊乱。VIP的过度分泌影响肠道水和电解质的吸收，导致水电解质紊乱，包括低血钾、酸中毒等。

23. E Crohn病是一种慢性炎症性肠病，可以累及消化道的任何部位，包括口腔、食管、胃、小肠和大肠。它的特点是呈节段性分布，即病变和正常组织交替出现。Crohn病可以侵犯肠壁的全层。它可以引起黏膜层的溃疡、狭窄，同时也可以侵犯黏膜下层、肌层和浆膜层。慢性炎症和纤维化的发展导致肠道壁的增厚和变形。与Crohn病不同，溃疡性结肠炎主要仅限于结肠黏膜层和黏膜下层，而不会侵犯肌层和浆膜层。

24. C 界面性肝炎是指肝细胞和肝窦之间存在炎症细胞浸润的现象。浆细胞浸润是指肝组织中出现大量浆细胞，这些细胞是免疫反应的一部分。玫瑰花结是指肝细胞周围有炎症细胞聚集形成的结构。自身免疫性肝炎还可能伴有其他病理学改变，但最为特征性的是界面性肝炎、浆细胞浸润和玫瑰花结。

25. C 重症急性胰腺炎（SAP）是一种严重的胰腺炎症，A全腹膨隆、张力较高，因为胰腺炎引起的炎性反应和组织水肿可以导致腹腔内压力增加。B体温持续升高或不降，是由于炎症反应和感染引起的。C肠鸣音增强并不是重症急性胰腺炎的典型症状和体征，相反，由于肠麻痹和肠壁水肿，肠鸣音可能减弱或消失。D黄疸加深，是由于胆道受压或胆道阻塞引起的。E低血压、休克，是由于胰腺炎引起的炎性反应和血管扩张导致的循环血容量不足。

二、多选题

26. ABCE A周期蛋白依赖性激酶（CDKs）是一类重要的激酶，在细胞周期不同阶段起到调控作用，通过与周期蛋白结合形成活性复合物，促进细胞周期的进行。B周期蛋白依赖性激酶抑制因子（CDK）是调节细胞周期的负调控因子，可以抑制CDK的活性，从而阻止细胞周期的进行。C周期蛋白是与CDK相互作用的蛋白质，调控CDK的活性，因此对细胞周期的有序运行起到重要作用。E细胞周期检查点是细胞周期中的重要调控机制，通过监测细胞DNA损伤、染色体不稳定性等情况，来决定细胞是否进入下一个细胞周期阶段，从而维持细胞周期的有序进行。DNA复制2次是错误的，正常细胞在细胞周期中只进行1次DNA复制。

27. ABCD A 细胞周期蛋白依赖性激酶（CDK）是一类重要的激酶，在细胞周期不同阶段起到调控作用。CDK 与周期蛋白（cyclin）结合形成活性复合物，促进细胞周期的进行。ATM 基因编码一种蛋白质，ATM 蛋白质在 DNA 损伤时被激活，参与细胞周期的检查点控制，以保证 DNA 的修复和细胞的生存。DNA 复制当且仅当一次是细胞周期的基本原则，细胞在细胞周期中只进行一次 DNA 复制，以确保每个新分裂的细胞具有完整的基因组。M 期 CDK 的激活是指在有丝分裂的 M 期，M 期 CDK 激酶（MPF）被激活，调控有丝分裂的进程。myc 基因也参与细胞周期的调控，但并不是调控和影响细胞周期有序运行的主要因素。因此，选项 ABCD 是正确的。

28. ABCE A 患者常常表现为慢性腹痛，但疼痛程度较轻，不明显。B 患者常常伴有脱发和指甲萎缩等外胚层病变，这是该综合征的典型特征之一。Canada - Cronkhite 综合征多发生在成年人，尤其是老年人。Canada - Cronkhite 综合征通常是散发性疾病，没有明显的家族聚集现象。E 患者常常表现为胃肠道多发息肉，并伴有皮肤色素沉着、脱发和指（趾）甲萎缩等外胚层病变。

29. CE 肠外营养输注途径是指将营养液经过非肠道途径输注给患者，属于肠外营养输注途径的有：C 中心静脉途径是将营养液通过中心静脉导管输注给患者，直接进入大静脉系统。E 外周静脉途径是将营养液通过外周静脉输注给患者，常常使用外周静脉导管进行输注。胃造口、空肠造口和鼻肠管属于肠内营养途径，是将营养液经过胃或空肠或鼻腔 - 食管 - 胃导管输注给患者，直接进入消化道。

30. AB A 急性胆管炎是由细菌感染引起的炎症，早期使用广谱抗生素可有效控制感染，纠正内环境紊乱。B 急诊 ERCP 术可以同时进行诊断和治疗，通过放置鼻胆管引流可以排除胆汁淤积，缓解胆管炎和黄疸症状。C 行 EST 可切开 Oddi 括约肌，促进胆汁排流，取石可清除胆管内结石，但对于急性胆管炎合并胆管扩张和结石直径较大的患者，可能需要考虑更加迅速和直接的处理方法。PTCD 适用于胆管结石较大、胆管严重扩张或存在胆管狭窄等情况，但对于急性胆管炎患者，可能需要更加迅速的处理方法。E 外科手术一般作为非急性或慢性胆管炎的治疗选择，对于急性胆管炎合并黄疸的患者，一般优先考虑非手术治疗方法。

31. BCDE B 胃黏膜的隆起部分形成的黏液池在萎缩性胃炎中往往缩小。C 萎缩性胃炎的胃黏膜血管往往扩张，可透过黏膜看到紫蓝色的血管纹。D 在萎缩性胃炎中，胃黏膜上常常可见到颗粒状小结节，这是黏膜上的胃腺发生萎缩和变性形成的。E 萎缩性胃炎时，胃黏膜的皱襞常常变细而平坦。A 非萎缩性胃炎的黏膜表面通常呈现红白相间，但以红色为主。因此，选项 BCDE 是正确的。

32. ABCD A 直肠和肛门疾病，如直肠炎、肛裂等，可以引起肛门括约肌痉挛，导致排便疼痛，进而造成惧怕排便，从而引起继发性便秘。B 结肠机械性梗阻，如肠扭转、肠黏连、肠套叠等，可以阻碍粪便的正常通过，导致便秘。C 代谢和内分泌疾病，如甲状腺功能减退症、糖尿病等，可以影响肠道蠕动功能，导致便秘。D 神经系统疾病，如帕金森病、脊髓损伤等，以及肌肉疾病，如肌无力等，可以影响肠道运动功能，导致便秘。E 进食量少或食物缺乏纤维素可能导致粪便干燥和排便困难，但它不是导致继发性便秘的常见病因。

33. ABC A 系统性红斑狼疮是一种自

身免疫性疾病，可引起黏膜通透性增加，导致蛋白质从血液中渗漏。B 嗜酸性胃肠炎是一种胃肠道炎症，可导致黏膜通透性增加，从而引起蛋白质丢失。C 肥厚型分泌性胃病是一种胃黏膜增生病变，可导致黏膜通透性增加，从而引起蛋白质丢失。D 缩窄性心包炎是指心包的纤维化和增厚，与黏膜通透性无直接关系，不会导致蛋白质丢失。E 糜烂性胃炎是一种胃黏膜炎症，但与黏膜通透性增加的关系不明确，一般不会导致蛋白质丢失。

34. BCDE 胃 MALT 淋巴瘤确实好发于胃窦，尤其是幽门附近的区域。胃 MALT 淋巴瘤通常被认为是一种低度恶性肿瘤，相对其他类型的淋巴瘤来说，它的生长缓慢，预后相对较好。胃 MALT 淋巴瘤主要累及胃部，而不是小肠。因此，它通常不会表现为多发小肠溃疡。胃 MALT 淋巴瘤通常不会引起小肠穿孔。穿孔通常是由于其他原因，如胃溃疡或恶性肿瘤引起的。胃 MALT 淋巴瘤是胃肠道淋巴瘤中最常见的类型之一，但并不是最常见的病理类型。其他常见的胃肠道淋巴瘤类型包括弥漫大 B 细胞淋巴瘤和 Burkitt 淋巴瘤等。因此，关于胃 MALT 淋巴瘤的说法错误的是 BCDE。

35. CDE 根据《中国早期结直肠癌筛查及内镜诊治指南（2014，北京）》，内镜下黏膜切除术（EMR）的适应证包括：5~20mm 的平坦病变：平坦病变包括平坦型腺瘤、高级别上皮内瘤变（HGIN）和轻度浸润癌，如果病变大小在 5~20mm 之间，可以考虑进行 EMR 治疗。>10mm 的广基病变（Ⅰs）怀疑为绒毛状腺瘤或广基锯齿状腺瘤/息肉（SSA/P）：如果怀疑病变为绒毛状腺瘤或广基锯齿状腺瘤/息肉（SSA/P），且病变大小超过 10mm，可以考虑进行 EMR 治疗。可疑高级别上皮内瘤变

或黏膜下轻度浸润癌的病变范围≤20mm，预计 EMR 能完整切除；如果可疑病变为高级别上皮内瘤变或黏膜下轻度浸润癌，且病变范围在 20mm 以内，并且预计 EMR 能够完整切除，可以考虑进行 EMR 治疗。

36. ABCE A 食管壁的蠕动运动可以将食物和反流物向下推动，促进清除作用。B 唾液中含有碳酸氢盐等成分，可以中和反流物中的酸性物质，减轻对食管黏膜的刺激。C 当食物咽下后，重力作用可以帮助食物和反流物向下移动，促进清除作用。E 食管黏膜下分泌的碳酸氢盐可以中和反流物中的酸性物质，减轻对食管黏膜的刺激。因此，答案为 ABCE。

37. ABCE A 幽门螺杆菌感染是慢性胃炎的常见原因之一。B 幽门螺杆菌感染是胃溃疡的主要病因之一。C 长期幽门螺杆菌感染可导致慢性胃炎和胃溃疡的形成，增加胃癌的风险。D 幽门螺杆菌感染与食管癌的关系不明确，目前尚无充分的证据支持其直接关联。E 幽门螺杆菌感染是十二指肠球部溃疡的主要病因之一。

38. ABCE P 物质是一种神经递质，不参与胰液分泌的调节。胰多肽是由胰岛细胞分泌的一种激素，主要调节胰岛细胞和胆固醇的代谢，不直接促进胰液分泌。血管升压素是一种激素，主要参与体液平衡和血压调节，不直接促进胰液分泌。缩胆囊素是一种消化激素，可以促进胰液分泌。胰升血糖素是由胰岛 α 细胞分泌的激素，主要参与血糖的调节，不直接促进胰液分泌。因此，不属于促进胰液分泌的物质是 ABCE。

39. BCD 肠系膜上动脉压迫综合征（SMAS）是一种罕见的疾病，其主要症状是由于肠系膜上动脉与腹腔内器官之间的夹角变小，导致肠道受压而引起的症状。对于肠系膜上动脉压迫综合征的症状缓解，

常采取体位调整的方法，其中减轻症状的体位有：B 左侧卧位可以减轻肠道受压的程度，缓解症状。C 俯卧位可以使肠道与肠系膜上动脉之间的夹角增大，减轻肠道受压的程度。D 膝胸位可以使腹腔内器官下移，减轻肠道受压的程度。

40. ABE 根据临床特点，肠易激综合征（IBS）的临床类型主要包括：A 便秘型主要表现为腹痛、便秘和排便困难，大便通常为干燥的小块状。B 腹泻便秘交替型表现为腹痛、腹泻和便秘交替发作，大便的形态和频率不稳定。E 腹泻型主要表现为腹痛、腹泻和大便频繁，大便通常为稀糊状或水样。

41. AB 甲肝抗体是指对甲肝病毒的免疫反应产生的抗体，阳性结果可能表示已经产生了对甲肝病毒的免疫，可能是既往感染的迹象。甲肝抗原是甲肝病毒的表面抗原，阳性结果可能表示当前存在甲肝病毒感染。HBsAg 是乙型肝炎病毒的表面抗原，与甲肝病毒无关，不适用于甲肝感染的诊断。HBsAb 是对乙型肝炎病毒的表面抗体，与甲肝病毒无关，不适用于甲肝感染的诊断。HBcAb 是对乙型肝炎病毒的核心抗体，与甲肝病毒无关，不适用于甲肝感染的诊断。因此，答案为 AB。

42. ABCDE 首先，癌肿的部位会影响到胰腺癌的临床表现。胰腺癌可发生在胰头、胰体和胰尾等部位，不同部位的癌肿可能会导致不同的症状和体征。其次，病程早晚也会影响临床表现。早期胰腺癌可能没有明显的症状，而晚期胰腺癌则会出现一系列症状，如进行性体重下降、黄疸、腹痛等。胰腺破坏的程度也是决定临床表现的重要因素。当胰腺癌扩散和侵犯周围组织时，可能会导致胰腺功能减退，出现消化不良、脂肪泻等症状。有无淋巴结转移也会影响临床表现。淋巴结转移可能导致局部肿块增大、压迫邻近结构，进而引起相应的症状。最后，是否伴有胆管及胰管梗阻也会对临床表现产生影响。当癌肿压迫或堵塞了胆管或胰管时，可能会导致黄疸、胆汁反流等症状。

43. ABC 肝结核的病理类型主要分为粟粒型、结节型和胆管型。粟粒型肝结核是最常见的类型，表现为多个大小不等的结核性结节在肝脏内均匀分布。结节型肝结核则为单个或多个较大的结核性结节。胆管型肝结核是指结核病菌沿胆管播散，导致胆管壁增厚、狭窄甚至闭塞。脓肿型和浆膜型并不是肝结核的典型病理类型，因此正确答案是 ABC。

44. BD SOD 是指 Oddi 括约肌功能紊乱，它是 ERCP 术后胰腺炎的一个重要危险因素。Oddi 括约肌的功能紊乱可能导致胆汁和胰液的逆流，从而引起胰腺炎。既往有 ERCP 术后胰腺炎病史的患者在再次接受 ERCP 时，由于胰腺已经受损，可能更容易再次发生胰腺炎。十二指肠憩室和年龄大于 40 岁并不是 ERCP 术后胰腺炎的高危因素。术前未使用生长抑素虽然可能会影响 ERCP 术后的胰腺炎风险，但它并不是一个常规的高危因素。

45. ABC 功能性消化不良在临床上被分为以下 3 型：溃疡型，以上腹痛及反酸为主；动力障碍型，以早饱、食欲不振及腹胀为主；非特异型，既不属于溃疡型，也不属于动力障碍型。

46. ABC A 血清天门冬氨酸转氨酶（AST）水平超过正常上限的 10 倍，是自身免疫性肝炎激素治疗的绝对适应证之一。B 血清 AST 水平超过正常上限的 5 倍，同时伴随着 γ-球蛋白水平超过正常上限的 2 倍，也是自身免疫性肝炎激素治疗的绝对适应证之一。C 病理学检查显示中度至重度的界面性肝炎、桥接样坏死或多小叶坏死时，激素治疗也是自身免疫性肝炎的绝对适应证之一。

47. ABCE A 丁型病毒（HDV）是一种 RNA 病毒，它依赖于乙型肝炎病毒（HBV）的存在才能进行复制和感染。B 丁型病毒需要 HBV 作为辅助病毒才能进行复制和感染，因此当 HBV 感染结束时，HDV 的复制和感染也会随之结束。C 丁型病毒感染的临床表现可以是急性肝炎，但大部分患者会向慢性转化，且慢性丁型肝炎的病程常常较重。D 血清抗 HDV 抗体（抗 HDVAg 或抗 HDV－IgC）的阳性结果可以提示丁型病毒感染，但不能单凭阳性结果就可以诊断为丁型肝炎。丁型病毒感染的确诊需要结合临床病史、症状、肝功能检查及其他相关的检测结果来综合判断。一般需要血清中 HDV RNA 的检测来确立诊断。E 目前尚无特定的针对丁型病毒的抗病毒药物，治疗主要以对症支持治疗和干预乙型肝炎病毒的复制为主。因此，关于丁型病毒性肝炎的描述中，正确的是 ABCE。

48. ABCDE A 直肠癌是大肠癌中最常见的类型，约占大肠癌的一半以上。B 克罗恩病是一种慢性炎症性肠病，长期慢性炎症可增加发生癌变的风险。C 大肠癌的大部分起源于腺瘤，即结肠腺瘤，而腺瘤又是大肠癌的前期病变。D 大肠癌早期症状较为隐匿，常表现为排便习惯的改变，如便秘、腹泻或大便形状变细等。E 大肠癌如果出现腹部包块，通常表示已经进入中晚期，因为早期的大肠癌在体表是不易触及的。

三、共用题干单选题

49. C 根据题目描述，首先考虑的是嗜酸性粒细胞性结肠炎。嗜酸性粒细胞性结肠炎是一种慢性炎症性肠病，特点是肠黏膜中大量嗜酸性粒细胞浸润。

50. C 糖皮质激素是嗜酸性粒细胞性结肠炎的一线治疗药物，可以减轻炎症反应和改善症状。美沙拉嗪、益生菌、硫唑嘌呤和手术在这种情况下可能不太适用。

51. C 根除 H. pylori 需要足够长的疗程，通常为 14 天，以确保彻底杀灭细菌。题干中说到给予三联法 14 天，故疗程短不正确。克拉霉素耐药、患者依从性差、受基因多态性影响和检测结果假阳性都可能导致根除失败。

52. E 再次选择根除治疗，优选的方案是铋剂四联疗法 14 天（阿莫西林＋呋喃唑酮＋埃索美拉唑＋丽珠得乐）。四联疗法包括四种药物的联合应用，可以提高根除率。三联疗法也可以考虑，但四联疗法的根除率更高。

53. A 如果患者两次治疗后依旧失败，做法不正确的是立即进行第三次杀菌。在患者经过两次根除治疗后仍然失败的情况下，应该进行进一步评估和考虑其他治疗方案，而不是立即进行第三次杀菌。评估措施可以包括检测患者的 CYP2C19 基因多态性、行幽门螺杆菌的药敏试验、服用微生态制剂以及权衡利弊后进行临床决断。

54. C 根据患者的病史和临床表现，最可能的诊断是肝肾综合征。肝肾综合征是肝硬化患者常见的并发症，其特点是肝功能衰竭导致肾功能受损，表现为低钠低氯血症和腹水。

55. E 与肝硬化腹水形成无关的是毛细血管通透性增加。肝硬化腹水的形成与门静脉高压、低钠低氯血症、继发醛固酮增多和有效循环不足有关。

56. C 治疗肝肾综合征的目标包括预防感染、扩容的基础上利尿、联合应用奥曲肽和输注白蛋白提高循环血容量。大量放腹水可能导致脱水和电解质紊乱，不是治疗的正确做法。

57. C 根据患者的病史和临床表现，包括进行性吞咽困难、消瘦明显、呕吐、恶心和颈部淋巴结肿大，最可能的诊断是食管癌。

58. E 食管镜伴活检是诊断食管癌的关键检查，可以直接观察食管黏膜的变化，并进行活检以确定病理类型。

59. B 患者食管黏膜检查结果呈坡状隆起，侵及食管壁各层及周围组织，切面灰白如脑髓，属于髓质型食管癌。

60. B 根据患者的病史和临床表现，包括 HIV 携带者、反复腹泻、水样便和乏力，最可能感染的病原菌是白色念珠菌。白色念珠菌是一种常见的真菌感染，常见于 HIV 携带者和免疫功能低下的患者，可以引起腹泻和其他消化道症状。

61. B 血清念珠菌凝集滴度升高是白色念珠菌感染的特征之一，可以用于诊断。

62. B 制霉菌素是一种抗真菌药物，对于白色念珠菌感染具有较好的疗效。

63. C 根据患者的病史和检查结果，包括 HBsAg（＋）、HBeAg（＋）、抗－HBc lgM 抗体（＋）、ALT 升高和血清总胆红素升高，应该诊断为急性黄疸型乙型肝炎。

64. A HDV－DNA 是检测丁型肝炎病毒（HDV）感染的分子生物学方法，但在这种情况下，患者的丁型肝炎 IgG 抗体阳性，而不是 HDV－DNA，因此 A 选项是错误的。抗 HDV－IgM 是检测急性感染的抗体，肝脾胆彩超可以评估肝脏和胆道系统的状况，HDV－IgG 滴度可以评估感染的程度，HBV－DNA 是检测乙型肝炎病毒（HBV）感染的分子生物学方法，这些选项都是常规的进一步检查。

65. B 阿昔洛韦是抗病毒药物，主要用于治疗疱疹病毒感染，不适用于乙型肝炎的治疗。

四、案例分析题

66. C 根据患者的症状（左上腹痛，向左肩背部放射，伴恶心、呕吐胃内容物）和体征（上腹胀，腹膜炎体征，移动性浊音阴性，肠鸣音减弱），最可能的诊断是急性胆源性胰腺炎。胆管结石导致胆汁淤积，进而引起胰腺炎。

67. AD 对于急性胆源性胰腺炎的进一步检查，首选的方法是 B 超检查（用于检查胆管结石和胆囊炎）和血清、尿淀粉酶测定（用于评估胰腺炎的程度和胰腺功能）。

68. B 患者的血常规显示白细胞计数升高，B 超显示胰腺回声异常，血钙降低，血糖升高，神志淡漠，血压下降，这些都是重症急性胰腺炎的表现。因此，B 正确。

69. ABCDEF 对于重症急性胰腺炎的治疗，应采取补液，纠正休克的措施，以维持循环稳定。胃肠减压可以减轻胃肠道的负担，抗胰酶可以减少胰腺酶的分泌，镇痛可以缓解疼痛。有时需要使用抗生素和激素治疗，以及予以镇静、解痉药。同时还需进行胃肠减压，控制炎症和感染，并纠正休克和维持水电解质平衡，在炎症缓解后择期手术。因此，答案为 ABCDEF。

70. E 胰腺假性囊肿是指由于胰腺炎或胰腺坏死后形成的囊性病变。患者在保守治疗后症状逐渐减轻，但出现上腹逐渐膨隆、腹胀、恶心、呕吐等症状，并可触及半球形、光滑、不移动、有囊性感肿物，触痛不明显。因此，最有可能的诊断为 E 胰腺假性囊肿。

71. ABC 胃镜提示胃体大弯侧不规则溃疡，需要进一步评估溃疡的性质和范围。上腹 CT 和超声内镜可以提供更详细的图像信息，帮助确定溃疡的性质和是否有淋巴结转移。再行胃镜胃黏膜活检可以进一步评估病变的病理类型。其他选项均不符合题意。

72. CE 胃黏膜异型增生和肠型化生是胃癌的癌前病变，具有一定的恶变倾向。

73. C 早期胃癌是指癌细胞仅仅局限于胃黏膜和黏膜下层，没有侵犯肌层及其他组织，并且无论病灶大小及是否有局部淋巴结转移。因此，答案为 C。

74. ACD 胃多发性溃疡指的是胃内出现多个溃疡，这种情况下恶变的风险较高。胃体大弯溃疡和胃角溃疡是胃内位置较为特殊的溃疡，其恶变的概率也较高。复合性溃疡是指胃或十二指肠溃疡与胃肠道其他疾病（如肿瘤、息肉、炎症等）同时存在的情况，与恶变的关系较小。十二指肠球部溃疡是指发生在十二指肠球部的溃疡，其恶变的概率相对较低。胃窦溃疡有一定的可能会癌变，不过几率较小，不会超过 1%。因此，答案为 ACD。

75. AD 胃腺癌是一种恶性肿瘤，主要的治疗方案是手术治疗。术后根据病理结果确定病变的分期和分级，如果存在淋巴结转移或其他不良预后因素，可以考虑术后积极化疗。放疗（足量放疗）和放射介入治疗一般不是胃腺癌的主要治疗方案，而是在特定情况下作为辅助治疗或姑息治疗考虑的选项。化疗加中药治疗或者单纯中药治疗可作为胃腺癌的辅助治疗，但不是首选的治疗方案。因此，答案为 AD。

76. A 根据患者的丙肝后肝硬化史、黄疸、意识淡漠、扑翼样震颤等症状和体征，结合肝硬化引起的高血氨浓度（血氨 230umol/L），可以考虑该患者目前的诊断为肝性脑病。肝性脑病是由肝硬化引起的神经精神障碍，其特点包括意识状态改变、震颤、肌张力异常等症状。高血氨浓度在肝性脑病的发病机制中起着重要作用。

77. ABCDE 肝性脑病发病机制是复杂的，涉及多种因素和学说，包括氨中毒学说、血浆氨基酸失衡学说、假性神经递质学说和 γ－氨基丁酸（GABA）学说等，研究还发现许多物质如锰、硫醇、短链脂肪酸、酚等都对肝性脑病的发生及发展有一定作用。但对于肝性脑病的发病机制，目前并没有直接涉及酪氨酸的学说。因此，F 选项中提到的酪氨酸学说与肝性脑病的发病机制无关，答案为 ABCDE。

78. ABCEF 肝性脑病的临床表现多种多样，包括意识改变、震颤、肌张力异常、腱反射异常等。肌张力亢进和不能唤醒是肝性脑病的常见表现，扑翼样震颤可能也存在，脑电图可以呈现特征性改变。因此，答案为 ABCEF。

79. ACEF 根据血常规和血气分析结果，患者的 Hb 水平较低，血气分析显示 pH 升高、血钾降低、血氨浓度较高，提示可能存在代谢性碱中毒和低钾血症。治疗肝性脑病的措施包括饮食控制和药物治疗。对于本例患者乳果糖灌肠可以通过促进肠道内细菌的代谢，减少氨的吸收和产生，减轻肝性脑病的症状。纠正低钾性碱中毒可以通过补充钾离子和纠正代谢性碱中毒，静脉滴注甘露醇可以通过渗透性利尿作用减轻脑水肿，精氨酸和 L－鸟氨酸－L－天冬氨酸可以作为肝性脑病的辅助治疗药物，通过调节神经递质平衡来改善症状。高蛋白质饮食和静脉滴注葡萄糖可以作为肝性脑病的饮食治疗和能量补充，但在本例中并不是必要的治疗措施。因此，答案为 ACEF。

80. B 在急性上消化道出血的情况下，血常规可以提供有关贫血程度和血红蛋白水平的信息，帮助评估失血的程度和可能的治疗方案。

81. EF 患者的症状和体征提示存在上消化道出血的可能性，如呕吐咖啡样物和解柏油样便。失血性休克是由于大量失血导致循环血量不足引起的一种严重情况。

82. E 由于患者贫血严重，血红蛋白水平低，需要进行输血来纠正贫血和维持循环稳定。

83. B 急诊胃镜是诊断上消化道出血的重要检查方法，对于稳定的患者，可以在出血发生后的 12～24 小时内进行胃镜检查，以确定出血原因并进行治疗。

84. ABCD 根据患者的症状和体征，需要进一步检查来确定引起腹痛的原因。肝功能可以评估肝脏功能是否异常，腹腔穿刺可以获取腹水进行相关检查，腹部 CT 可以提供更详细的腹部结构信息，腹部立位片可以评估是否存在气液平面等征象。

85. D 肝功能提示血总胆红素正常，腹水总胆红素 128umol/L，最可能诊断为胆漏并胆汁性腹膜炎。

86. E 对于胆漏并胆汁性腹膜炎的治疗，腹腔引流术可以排除腹腔内感染，并引流胆汁，而 ERCP 鼻胆管引流可以通过胆管引流来减少胆汁对腹膜的刺激和炎症反应。这是最适合患者的治疗方案。

87. A 根据患者的症状，如反复吞咽困难、进行性加重、伴有恶心呕吐及消瘦，以及病程长达 1 年，食管肿瘤是最可能的诊断。

88. D 为了明确诊断食管肿瘤，最好的检查方法是进行胃镜检查并取活检组织进行病理学检查。这可以提供关于肿瘤的类型、性质和恶性程度的信息。

89. ABCD 甲磺酸伊马替尼是一种靶向治疗药物，可以通过抑制多个受体的酪氨酸激酶活性来抑制肿瘤生长和扩散。其中包括 c - kit 受体、PDGFR 受体和 bcr - abl 受体。

90. ABDG 该患者可能的诊断有急性阑尾炎、急性出血坏死性胰腺炎、胆囊炎穿孔、脾破裂。根据患者的临床表现和体征，以及疼痛部位和特点，这些诊断是最可能的。

91. ABD 患者下一步应做的检查及化验有 ABD。立位腹平片可以评估是否存在游离气体，血清淀粉酶活性的测定可以帮助确定是否存在胰腺炎的可能性，而腹部超声可以评估腹部器官是否存在明显异常。

92. DF 患者完善立位腹平片检查提示膈下存在游离气体，肝胆脾胰腺及盆腔超声未见明显异常，尿常规正常。目前的诊断为消化性溃疡穿孔、泛发性腹膜炎。根据患者的检查结果和临床表现，这些诊断是最可能的。

93. F 入院后，患者腹痛难忍，血压下降至 85/50mmHg，心率 115 次/min，经抗感染治疗未见明显好转。下一步的治疗是在抗炎抗休克的同时行手术治疗。根据患者的临床表现，需要考虑进行手术治疗以纠正休克状态并解决病因。

94. ABCEFI 颜面、双下肢水肿的患者，可能是多种疾病的表现。根据患者主诉，对进一步检查有重要提示作用的常规检查有 ABCEFI。血常规可以评估贫血情况，尿常规可以排除尿路感染，粪常规可以评估消化道功能是否异常，肝功能可以评估肝脏功能是否异常，肾功能检查可以评估肾脏的滤过功能和排泄功能是否异常，心电图可以评估患者的心脏功能和心律情况。其他检查与该患者主诉相关性较小，对本例的诊断没有帮助。

95. BEF 根据给出的常规检查结果，初步诊断考虑肾病综合征（肾功能异常导致蛋白尿和水肿）、蛋白丢失性胃肠病（消化道蛋白丢失导致蛋白质水平下降和水肿）、小肠淋巴管扩张症（淋巴管功能异常导致蛋白质丢失和水肿）。进一步的检查和评估将有助于明确诊断。

96. CDFGHI 为证实初步诊断，还应做的影像学和内镜检查有 CDFGHI。心脏超声用于评估心脏功能和结构是否存在异常，可以帮助排除心脏疾病导致的水肿。全消化道造影可以评估消化道是否存在结构异常，小肠镜和胶囊内镜可以评估小肠的病变，核素淋巴管显像和淋巴管造影可以评估淋巴系统是否异常。

97. DEF 腹腔积液的外观白色微混，细胞总数 1800/μL，白细胞 700/μl，单核 0.90，比重 1.012，黎氏试验（−），总蛋白 1.8g/L，清蛋白 0.8g/L，这些结果与缩窄性心包炎相符，缩窄性心包炎是由于心包炎引起的心包纤维化和增厚，导致心包腔狭窄和积液。根据患者的临床表现，如颜面、双下肢水肿和腹胀，以及常规检查结果显示贫血和蛋白丢失，小肠淋巴管扩张症也被考虑在内。常规检查结果显示总蛋白 1.8g/L，清蛋白 0.8g/L，这提示可能存在蛋白丢失性胃肠病，这种情况下，大量蛋白质丢失导致血浆蛋白水平下降，引起水肿和腹腔积液。

98. C 该患者最可能的诊断是慢性胰腺炎急性发作。根据患者长期酗酒史、阵发性上腹痛、进食油腻食物后出现胀痛、放射至背部、伴恶心、呕吐等症状，以及血常规和相关检查结果，符合慢性胰腺炎急性发作的表现。

99. C 超声内镜可以提供更为详细的胰腺结构和病变情况，有助于确定胰腺的炎症程度和可能存在的病变。

100. ABCEF 慢性胰腺炎可能出现脂肪泻、质硬和呈结节样改变，胰腺癌更容易出现黄疸，慢性胰腺炎更易合并糖尿病。超声内镜活检有助于慢性胰腺炎与胰腺癌的鉴别。

全真模拟试卷（五）答案解析

一、单选题

1. E 复制性衰老是指在细胞分裂过程中，由于染色体末端的端粒无法完全复制，导致每次细胞分裂后端粒长度缩短，最终导致细胞停止分裂和衰老。这一机制是细胞衰老中最为典型和重要的机制之一。自由基学说是细胞衰老的另一个重要机制，指的是细胞内自由基的产生和蓄积导致细胞的氧化应激和损伤，从而引起细胞衰老。自由基包括超氧自由基、过氧化氢、羟自由基等。重复基因失活是指在复制和传递过程中，重复序列的 DNA 会发生甲基化和染色质重塑等改变，导致基因的失活和沉默。线粒体 DNA 突变是指线粒体 DNA 序列的突变和损伤，由于线粒体在能量代谢和自由基产生中的重要作用，线粒体 DNA 的突变会导致细胞衰老和功能退化。大分子交联是指细胞内大分子（如蛋白质和DNA）的交联和结合，导致细胞结构的硬化和僵化，从而影响细胞功能和衰老过程。因此，属于遗传学派细胞衰老机制的是复制性衰老。自由基学说、重复基因失活、线粒体 DNA 突变和大分子交联也都与细胞衰老有关，但它们不属于遗传学派的重点研究内容。

2. C 胃酸分泌是胃黏膜细胞的重要功能之一，它由多种刺激物质调节。A 乙酰胆碱是一种神经递质，可以通过副交感神经和迷走神经的刺激促进胃酸分泌。B 胃泌素是一种胃黏膜细胞分泌的激素，它可以促进胃酸分泌。C 肾上腺素是一种儿茶酚胺类神经递质，它与胃酸分泌无关。D 胰岛素可以促进胃肠蠕动，从而促进胃酸的分泌。E 组织胺是一种重要的胃酸分泌刺激物质，它能够通过与胃黏膜细胞上的组织胺受体结合，促进胃酸分泌。

3. A 肠白塞病（Behcet 病）是一种以多系统病变为特征的慢性炎症性疾病，B 肠白塞病主要表现为溃疡。消化道病变常表现为溃疡，可以伴有出血、穿孔和狭窄等并发症。C 主要临床症状为腹痛，腹痛可以是持续性或间歇性的，常伴有腹泻和便血。D 肠道受累最常见部位是回盲部，回盲部是肠白塞病最常见的病变部位。E 以青年男性多见，白塞病的发病多在青壮年，男性发病率稍高于女性。因此，不属于肠白塞病的典型临床特点的是 A 选项，消化道多部位均可累及，以食管多见。尽管肠白塞病可累及消化道的多个部位，但食管受累并不是其典型特点。

4. C 患者的临床表现包括腹部阵发性胀痛伴呕吐，呕吐为胃内容物。腹部体检发现右下腹触及一斜行肿块，质韧压痛。腹部透视发现一个气液平面，提示肠道穿孔。根据患者的临床表现和体征，急性阑尾炎合并穿孔的可能性较高。对于急性阑尾炎合并穿孔的治疗，首选的治疗方法是手术治疗，包括开腹手术或腹腔镜手术。手术的目的是清除病灶、修复阑尾穿孔，并进行相应的腹腔引流术。手术治疗是防止感染的有效方法。其他选项的治疗措施不适用于急性阑尾炎合并穿孔的情况。中药治疗可能无法控制感染和穿孔。B 超引导下穿刺无法解决穿孔的问题。结肠充气复位可能无法解决穿孔和感染的问题。对症支持疗法可以作为术前和术后的辅助治疗措施，但不能替代手术治疗。

5. C 心源性水肿是由于心脏泵血功能不足，导致体液潴留而引起的水肿。A静脉压升高，心脏泵血功能不足导致静脉回流受阻，静脉压升高。B水肿特点是首先出现于身体下垂部分，由于重力作用，水分首先积聚在身体下垂的部分，如脚踝和腿部。C心源性水肿是逐渐形成，病情往往是由轻而重，从下肢开始随着病情的进展而水肿遍布全身，一般水肿的性质是比较结实，而且移动性比较小。D有肝肿大及颈静脉怒张。心源性水肿常伴有肝肿大和颈静脉怒张，这是因为心脏泵血功能不足导致血液回流受阻而引起的。E严重时出现胸、腹水。心源性水肿严重时，由于心脏泵血功能不足导致血液循环障碍，引起肝脏和肾脏的功能受损，导致胸腹部腔隙中液体潴留，出现胸腹水。

6. B A血清脂肪酶在急性胰腺炎中通常不是首选的指标。血清脂肪酶的升高可见于胰腺炎，但其升高的时间和持续时间不如其他指标，一般在起病后数小时内升高，持续时间较短。B中C-反应蛋白（CRP）是组织损伤和炎症的非特异性标志物，也是急性胰腺炎的一种常用指标。急性胰腺炎引起的组织损伤和炎症反应会导致CRP水平升高。C血清淀粉酶是一种常用的胰腺炎标志物，但其水平的高低并不能单独用来确诊急性胰腺炎，需要结合临床表现、其他实验室检查和影像学结果进行综合判断。D由于胆道炎症和胆道梗阻等原因，急性胰腺炎可以导致肝功能异常，如转氨酶升高等。E血清淀粉酶水平的高低可以提示急性胰腺炎的存在，但并不能反映病情的轻重程度。其他临床表现、影像学结果和其他实验室检查指标的综合评估更能确定病情的严重程度。

7. D 腹部X线平片是一种简单、快速、低成本的影像学检查方法，可以用于初步评估急性腹痛的原因。腹部X线平片可以检查腹部器官的位置、形态和密度，并观察是否存在肠梗阻、肠扩张、肠气体积聚、肠管液平等征象。腹部X线平片还可以评估腹部钙化灶、胆结石、肾结石等情况。影像学检查在急性腹痛患者中并不是最常进行的。核素显像通常用于评估骨骼、肾功能和甲状腺功能等，对急性腹痛的诊断作用有限。宫腔镜检查通常用于腔内器官的检查，对于急性腹痛的评估并不是首选。MRI检查可以提供更详细的解剖信息，但通常需要更长的时间和高成本，不适用于急性腹痛的紧急评估。CT检查具有较高的分辨率和诊断准确性，对于急性腹痛的评估有很高的价值，但相对于腹部X线平片来说，CT检查更昂贵、需要较长的时间和较高的辐射剂量。

8. A 早期食管癌是指肿瘤仅限于食管黏膜或黏膜下层，未侵犯肌层及深层组织。远处淋巴结转移和其他器官转移通常发生在晚期食管癌，而不是早期食管癌。病变长度>5cm并不是早期食管癌的特征。早期食管癌的定义主要是指肿瘤的深度，而不是长度。

9. B 肝硬化是一种慢性进行性肝脏疾病，其主要特征是肝组织的纤维化和结构重建，导致肝脏功能受损。在肝硬化患者中，蛋白质摄入量的控制非常重要，以减轻肝脏的代谢负担和预防蛋白质代谢产物的积累。一般而言，对于肝硬化患者，推荐每天蛋白质摄入量为1.0~1.5g/kg。这个范围可以满足患者的基本需要，同时减轻肝脏的负担，避免引起蛋白质代谢产物的积累。其他选项的蛋白质摄入量在肝硬化患者中一般不推荐。较低的蛋白质摄入量可能无法满足机体的需要，而较高的摄入量可能会增加肝脏的负担。

10. B 超声内镜（EUS）是一种结合了超声和内镜技术的检查方法，可以提供更详细、更准确的胃壁结构信息。在超声内镜检查中，胃壁的五层结构由内向外依次为：黏膜、黏膜肌层、黏膜下层、固有肌层和浆膜层；黏膜是胃壁最内层的一层，包括黏膜上皮、黏膜下腺体和黏膜下层；黏膜肌层是指黏膜下的一层肌肉组织，主要由平滑肌构成；黏膜下层是黏膜肌层和固有肌层之间的结缔组织层；固有肌层是胃壁中较厚的一层肌肉组织，包括纵、横、斜三个方向的肌纤维；浆膜层是胃壁最外层的一层，包裹在胃壁外部。

11. C 功能性消化不良是指在排除器质性疾病的情况下，出现消化不良相关症状的一种病症。当功能性消化不良出现器质性疾病发生时，需要警惕一些症状，其中包括：消瘦、贫血、黑便。这些症状可能提示消化道出血，可能是由于器质性疾病（如胃溃疡、食管静脉曲张等）引起的。其他选项中的症状在功能性消化不良中也常见，但并不明确提示器质性疾病的发生。上腹痛、恶心、反酸、腹泻等症状在功能性消化不良中常见，但也可能是由于多种原因引起的。早饱、胸痛、腹鸣、咽痛等症状也可以出现在功能性消化不良中，但并不特异于器质性疾病。

12. E 消化道大出血是指消化道内大量血液的失血，可能由于胃或十二指肠溃疡破裂、食管静脉曲张破裂、胃肠道肿瘤出血等原因引起。当一次出血量达到800ml以上时，患者可能出现明显的休克体征，包括血压下降、脉搏快、皮肤苍白、出冷汗等。

13. C 慢性溃疡性结肠炎是一种炎症性肠病，可以引起结肠和直肠的炎症和溃疡，但它并不是结肠或直肠出血最常见的原因。实际上，最常见的结肠或直肠出血

的原因是肠道肿瘤，包括结肠癌和直肠癌。因此，选项C是错误的。

14. B 慢性胰腺炎和胰腺癌在临床上表现相似，因此需要进行进一步的检查以进行鉴别诊断。在这些检查中，超声内镜引导下细针穿刺是一种常用的方法。超声内镜可以提供更准确、更详细的胰腺结构信息，同时可以通过引导下的细针穿刺获取组织样本进行病理学检查，从而明确诊断。

15. C 食管内支架置入术是一种用于治疗食管狭窄或食管闭锁的方法。它通过将支架置入食管内，以扩张狭窄或恢复食管通畅。A食管-气管瘘形成，B食管吻合口狭窄，经多次扩张治疗效果欠佳者，D腐蚀性食管炎有狭窄者，三项均是食管内支架置入术的适应证，而不是禁忌证。E食管癌晚期不能手术者可以考虑食管内支架置入术作为姑息治疗，但并不是禁忌证。

16. E 克罗恩病是一种慢性炎症性肠病，其活动程度可以通过一系列指标来评估。C反应蛋白（CRP）升高：CRP是一种血液中的炎症标志物，其升高可以提示克罗恩病的活动。血沉（ESR）升高：ESR是一种血液中的炎症标志物，其升高可以提示克罗恩病的活动。血小板计数（PLT）升高：克罗恩病的活动可以导致血小板计数升高。粪便钙卫蛋白（FCP）升高：FCP是一种血液中的炎症标志物，其升高可以提示克罗恩病的活动。抗中性粒细胞抗体阳性：抗中性粒细胞抗体是一种自身免疫抗体，与类风湿性关节炎相关。它与克罗恩病的活动程度没有直接关联。因此，选项E是正确的。

17. C 食管狭窄扩张治疗术是一种用于治疗食管狭窄的方法，通过扩张狭窄的食管部分以恢复食管通畅。A食管炎性狭

窄，B 食管术后吻合口狭窄，D 瘢痕性食管狭窄，三项均是食管狭窄扩张治疗术的适应证，而不是禁忌证。E 食管恶性狭窄可以考虑食管狭窄扩张治疗术作为姑息治疗，但并不是禁忌证。

18. A 浸润性脾肿大是指脾脏被异常的细胞或组织浸润所导致的脾脏肿大。常见的病因包括恶性肿瘤、慢性炎症、免疫性疾病等。选项中的遗传性球形细胞增多症是一种遗传性的红细胞疾病，主要特征是红细胞形态异常，而不是浸润性脾肿大的病因。

19. B 功能性消化不良是一种常见的消化系统疾病，表现为消化功能障碍，包括消化不良、胃胀、腹痛等症状。胃食管反流病是一种胃酸和胆汁反流进入食管的疾病，常见症状包括胃灼热、反酸、嗳气等。这两种疾病都涉及胃肠道的功能异常，因此可以同时存在。A 消化性溃疡通常是由于胃酸和胃蛋白酶的过度分泌或黏膜防御机制受损导致的，C 慢性胰腺炎是一种胰腺慢性炎症引起的疾病，D 甲状腺功能亢进主要表现为甲状腺激素的过度分泌，E 炎症性肠病主要包括克罗恩病和溃疡性结肠炎，四项均与功能性消化不良的关联性较低。

20. C 胆色素结石是由胆红素代谢产物胆色素沉积而形成的结石，形成的主要因素是胆红素代谢异常，包括：双葡萄糖醛酸胆红素和 B－葡萄糖醛酸胆红素都是胆红素代谢的中间产物，与胆色素结石形成有关。胆道蛔虫病是指肝胆系统或胆道内寄生虫蛔虫感染，可导致胆石症，包括胆色素结石的形成。肝胆管狭窄是指肝胆系统或胆道内出现狭窄或梗阻，导致胆汁排出受阻，增加胆石形成的风险。因此，选项 C 是不是胆色素结石形成的因素。

21. E 根据患者的年龄、性别和急性

腹痛的表现，结合手术所见，回肠末端溃疡穿孔、肉芽肿和肠系膜淋巴结肿大提示可能是肠结核的表现。肠结核是结核病在消化系统中的一种表现，常见于回肠末段和结肠。溃疡穿孔是肠结核的严重并发症之一。其他选项的可能性较低，A 溃疡性结肠炎是一种慢性炎症性肠病，主要累及结肠，回肠穿孔较少见；B 克罗恩病是一种慢性炎症性肠病，可累及消化道的任何部位；C 阿米巴肠穿孔是阿米巴病的严重并发症之一；D 伤寒是由伤寒沙门氏菌引起的急性肠道传染病，三者回肠末段穿孔均较少见。

22. A 超声内镜是一种通过超声波技术对消化道内部进行检查的方法。在进行超声内镜检查时，常先使用低倍圆形全景图来获取整个腔道的概览图像，以便确定进一步的检查方向和位置。其他选项中的图像应用较少或在特定情况下使用，B 低倍半圆形全景图和 C 低倍半圆形半景图都是一种较少使用的图像模式；D 高倍圆形全景图和 E 高倍半圆形半景图一般用于更详细的观察和诊断，不是最先使用的图像。

23. A 原发性胆汁性肝硬化是一种慢性肝病，主要由胆管损害和胆汁淤积引起。在早期疾病中，血清碱性磷酸酶常常是最早出现的生化指标异常。胆汁淤积导致胆汁酸排泄减少，刺激肝细胞合成和释放碱性磷酸酶，从而导致血清碱性磷酸酶升高。生化指标异常在原发性胆汁性肝硬化中也可能出现，但不是其典型、常见的特点：血清白蛋白明显降低是肝功能受损的表现，但在早期原发性胆汁性肝硬化中可能不明显。血清胆红素明显升高，以间接胆红素升高为主是胆汁淤积的常见表现，但在早期疾病中可能不明显。血氨明显升高是肝功能受损的表现，血清丙氨酸氨基转移酶明显升高是肝细胞损伤的表现，都与原发

性胆汁性肝硬化的关联性较低。

24. C 食管静脉丛的循环途径：肝门静脉 →胃左静脉→食管静脉丛→食管静脉→奇静脉→上腔静脉。

25. B 结肠镜是一种直接观察结肠黏膜的检查方法，可以评估结肠的炎症程度、糜烂、溃疡等病变。其他选项的检查也有一定的价值，但结肠镜是目前诊断炎症性肠病（如溃疡性结肠炎或克罗恩病）的金标准检查，能够直接观察病变的性质和程度。A 粪便常规＋隐血可以初步评估粪便的异常情况，但不能直接确定结肠的病变。C 腹部 B 超是一种无创性检查方法，可以初步评估腹部脏器的情况，但对于结肠病变的评估有限。D 腹部 CT 是一种影像学检查方法，可以评估腹部脏器的情况，但对于结肠病变的细节展示较差。E 粪便培养可以检测肠道感染的病原体，但对于慢性炎症性肠病的诊断意义有限。

二、多选题

26. BCD B 乙型肝炎病毒是一种DNA 病毒，长期感染可增加肝细胞癌的发生风险。C 人乳头状瘤病毒是一种 DNA 病毒，感染高危型 HPV 病毒可增加宫颈癌、阴道癌、外阴癌等生殖道肿瘤的发生风险。EB 病毒是一种 DNA 病毒，感染 EB 病毒可增加淋巴瘤、鼻咽癌、胃癌等肿瘤的发生风险。反转录病毒（如人类嗜 T 淋巴细胞病毒Ⅰ型，HTLV－Ⅰ）和人类免疫缺陷病毒（HIV）都属于 RNA 病毒，不属于DNA 病毒。

27. ABC A 去甲肾上腺素是一种交感神经传递物质，能够抑制平滑肌收缩，包括结肠平滑肌的收缩，从而抑制结肠运动。B 促胰液素是一种胰岛素样生长因子，可以抑制胃肠道的蠕动和分泌，包括结肠的运动。C 生长抑素是一种多肽激素，具有抑制胃肠道蠕动和分泌的作用，可以抑制

结肠的运动。D 乙酰胆碱是一种神经递质，能够刺激平滑肌收缩，包括结肠平滑肌的收缩，所以不是抑制结肠运动的化学物质。5－羟色胺是一种神经递质，能够刺激平滑肌收缩，包括肠道平滑肌的收缩，所以不是抑制结肠运动的化学物质。因此，可抑制结肠运动的化学物质有 ABC。

28. BD B 小肠性腹泻通常没有里急后重的症状，与结肠疾病不同。D 小肠是脂肪消化和吸收的主要部位，当小肠发生吸收障碍时，脂肪不能被有效吸收，导致粪便中出现大量脂肪，称为脂肪泻。其他选项不是小肠性腹泻的特点。因此，小肠性腹泻的特点是 BD。

29. ABCD A 功能性消化不良是指在没有明确器质性病变的情况下，出现消化不良症状，如腹胀、胃胀、恶心等。胃肠功能障碍可以导致消化功能的紊乱，从而引起功能性消化不良。B 内脏感觉过敏是指胃肠道对正常或轻微刺激的过度敏感，常常出现疼痛、不适等症状。内脏感觉过敏可以导致消化功能的紊乱，从而引起功能性消化不良。C 胃底对食物的容受性舒张是胃部在摄入食物时的一种舒张反应，有助于食物的容受和消化。如果胃底对食物的容受性舒张功能下降，会影响食物的正常消化和吸收，导致功能性消化不良。D 精神和社会因素如压力、焦虑、抑郁等情绪状态，以及饮食习惯、生活方式等都可以对消化功能产生影响，导致功能性消化不良。E 遗传因素在功能性消化不良的发生中可能起到一定作用，但目前还没有明确的证据证明遗传是功能性消化不良的主要因素之一。

30. ACDE A 吗啡是一种麻醉镇痛药，它可以抑制肠道的蠕动和排便反射，导致便秘。C 阿托品是一种抗胆碱药物，它可以抑制胆碱能神经传递，减少肠道蠕

动，从而导致便秘。D 硫糖铝是一种铝盐药物，它可以通过收缩肠道平滑肌和减少肠道分泌来减少肠蠕动，引起便秘。E 安定是一种苯二氮䓬类药物，它可以抑制中枢神经系统的兴奋，包括肠道运动的调控，可能导致便秘。B 酚酞不是经常引起便秘的药物。

31. ABD　A 血常规可以检查患者的血红细胞计数、血红蛋白浓度和红细胞压积，从而判断是否存在贫血。同时也可以检查白细胞计数，判断是否存在白细胞数量改变。B 红细胞沉降率（ESR）是一种检查炎症反应的指标，如果腹水患者存在炎症反应，ESR 可能会升高。D 尿常规可以检查尿液中的红细胞和白细胞数量，如果腹水患者存在泌尿系统感染或其他疾病，尿常规可能会显示相关的改变。肝功能和胰酶检查与腹水患者贫血和白细胞数量改变的检查内容关系不大，因此不包括在内。

32. BC　食管酸滴定试验是一种用于检测食管酸反流的方法，阳性反应即表示存在食管酸反流。B 食管酸反流可引起胸骨后烧灼感，即心 burn 症状，是常见的食管酸滴定试验的阳性反应之一。C 食管酸反流还可引起胸骨后疼痛，与胸骨后烧灼感类似，也是食管酸滴定试验的阳性反应之一。其他选项不是食管酸滴定试验的阳性反应。

33. BC　B 盲肠位于大肠的起始部分，其内腔较宽且有较大的面积，嗜酸性粒细胞会聚集在这一部位。C 阑尾是盲肠的附属器官，也是嗜酸性粒细胞聚集的部位。小肠、结肠和直肠嗜酸性粒细胞浓度相对较低。

34. ABCDE　A 剥离活检法，通过内镜下将黏膜与肿瘤分离，然后进行切除，适用于较小的病变。B 双管道内镜法，使用内镜的工作通道同时进行注射和切除，

适用于较大的病变。C 将透明帽置于内镜前端，通过吸引黏膜并固定，然后进行切除，适用于较大的病变。D 套扎器法，使用套扎器将病变部位套扎，然后进行切除，适用于较大的病变。E 分次切除，将较大的病变分成多次切除，适用于较大的病变和需要多次操作的情况。因此答案为 ABCDE。

35. ABCDE　脾动脉栓塞疗法是一种治疗脾切除手术的替代方法，用于治疗脾脏疾病和脾功能亢进等情况。A 脾动脉栓塞术后，由于脾脏组织坏死或感染，可能发生脾脓肿。B 脾动脉栓塞术后，由于手术操作或脾脏血供减少，可能出现胸腔积液、胸膜炎等胸部并发症。C 脾动脉栓塞术后，栓塞物可能会误漏到脾外的其他血管中，导致脾外栓塞。D 脾动脉栓塞术后，由于脾脏血供减少，脾脏组织缺血坏死，可能导致脾破裂。E 脾动脉栓塞术后，由于脾脏血供减少，可能引起胰腺缺血，导致胰腺炎。

36. AE　克罗恩病是一种慢性炎症性肠病，A 克罗恩病会导致肠道黏膜的破损和溃疡形成，使得黏膜屏障受损，从而导致蛋白质在肠道内部分丢失。E 克罗恩病可引起淋巴管炎症和纤维化，导致淋巴管阻塞，进而影响蛋白质的正常转运和吸收，使蛋白质在肠道内积聚。B、C 和 D 与克罗恩病导致低蛋白血症的机制关系不大。

37. BCDE　B 巧克力中的可可碱可以抑制 LES 的收缩，导致 LES 压力降低。C 促胰液素会促使胃排空，同时也会抑制 LES 的收缩，导致 LES 压力降低。D 茶碱是一种存在于茶叶和咖啡中的物质，它可以抑制 LES 的收缩，导致 LES 压力降低。E 胆囊收缩素在高浓度时会抑制 LES 的收缩，导致 LES 压力降低。A 低脂肪食物与 LES 压力降低的因素关系不大。

38. DE　D 小肠淋巴瘤可以引起小肠

黏膜的破坏和糜烂，导致小肠腔内的蛋白吸收能力下降。这会导致蛋白质在肠腔中消化和分解，无法被有效吸收，从而导致低蛋白血症。E 小肠淋巴瘤可以引起淋巴管的阻塞，阻碍淋巴液的正常流动和蛋白质的排泄。这会导致淋巴液中的蛋白质在体内潴留，从而导致低蛋白血症。黏膜破损和黏膜通透性增加可能会导致蛋白质在黏膜屏障上的损失，但不是导致低蛋白血症的主要机制。蛋白消耗增加在小肠淋巴瘤中并不是主要的机制。

39. ABCDE A 终末期肝病时，肝脏功能严重受损，常伴有曲张静脉出血，肝移植可以有效治疗这种情况。B 肝硬化是肝脏慢性疾病的最终阶段，严重影响肝脏功能，肝移植是治疗终末期肝硬化的最有效方法。C 对于某些符合条件的肝肿瘤患者，肝移植可以作为治疗手段之一。D 急性肝功能衰竭是指在短时间内发生严重肝功能损害，肝移植可以拯救这些患者的生命。E 肝性脑病是由肝脏功能不全引起的脑功能障碍，一些难治或反复发作的肝性脑病患者可考虑肝移植。

40. CD 其他器官恶性肿瘤术后出现肝结节时，特别是伴有癌胚抗原（CEA）和糖类抗原 19 - 9（CA19 - 9）升高时，应首先考虑转移性肝癌的可能性。甲胎蛋白（AFP）主要用于肝细胞癌的诊断和监测，不是转移性肝癌的首选标记物。CA242 不是常用的肝癌标记物，其在其他器官恶性肿瘤术后出现肝结节时的诊断价值较低。糖类抗原 50（CA50）也不是常用的肝癌标记物，其在转移性肝癌的诊断中应用较少。因此，其他器官恶性肿瘤术后出现肝结节时，特别是伴有 CEA 和 CA19 - 9 升高时，应首先考虑转移性肝癌的可能性，因此答案为 CD。

41. ABDE SOD 可以分为 4 型，根据乳头括约肌功能障碍和胆管纤维化程度的不同进行分类。Ⅰ 型 SOD 指的是功能障碍型，主要与乳头括约肌纤维狭窄形成有关。Ⅲ 型指的是乳头狭窄型，主要是乳头括约肌痉挛。SOD 发作时会出现典型的胆绞痛表现，但肝功能基本正常。C 选项是错误的表述，Ⅱ 型 SOD 并不介于 Ⅰ 型和 Ⅲ 型之间，而是一种独立的类型，可以表现为功能障碍或纤维化。

42. ABCDE A 胆道疾病是慢性胰腺炎的常见原因之一，修复或改善胆道疾病可以促进胰液的正常流向肠道，有助于减轻胰腺炎症。B 胰移植是一种治疗慢性胰腺炎的手术方法，适用于严重病情无法通过其他治疗方法缓解的患者。C 胰切除术是一种常见的手术方式，根据患者的情况可以选择全胰切除、胰头切除或胰尾切除等不同的手术方式。D 胰腺炎症引起的胰管梗阻可以通过胰管减压及引流术来缓解症状和减轻炎症。E 迷走神经、腹腔神经节切除术是一种神经调控手术，可用于治疗胰腺疼痛，但对于慢性胰腺炎的治疗作用有限。

43. ABCD A 类风湿关节炎患者常伴有胃肠道症状，如胃炎、消化性溃疡的发病率相对较高。B 肺心病患者由于肺动脉高压等原因，可导致胃肠黏膜缺血缺氧，增加消化性溃疡的发病风险。C 甲状旁腺功能亢进患者由于高钙血症的影响，可引起胃肠道症状，增加消化性溃疡的发病率。D 肝硬化患者常伴有门脉高压及脾功能亢进，可导致胃肠道充血、淤血，增加消化性溃疡的发病风险。E 慢性胆囊炎虽然也可引起胃肠道症状，但与消化性溃疡的发病率关系不明显。

44. ABCDE A 恶性贫血是一种缺乏维生素 B_{12} 的贫血病，患者可能出现胃泌素分泌异常导致高胃泌素血症。B 萎缩性胃炎是一种胃黏膜的慢性炎症性病变，可能伴随胃泌素分泌异常而引起高胃泌素血症。C 胃泌素瘤是一种产生胃泌素的肿瘤，患者往往表现为高胃泌素血症。D 抑酸药物如质子泵抑制剂等可能干扰胃酸分泌，引起负反馈激活胃泌素分泌，导致高胃泌素血症。E 幽门螺杆菌感染可引起胃黏膜炎症反应，可能导致胃泌素分泌异常，引起高胃泌素血症。因此答案为 ABCDE。

45. ABCD A 腹膜间皮瘤的生长可以使肠曲受到压迫，导致肠襻的扭曲变形，肠曲之间的间距增宽，外形不整。B 腹膜间皮瘤的生长可以导致肠曲的分布异常，围绕肿瘤周缘拥挤分布。C 腹膜间皮瘤的生长如果压迫肠腔严重，可能导致肠腔狭窄，表现为不完全肠梗阻的表现。D 腹膜间皮瘤的晚期，肠曲可能发生粘连固定，而黏膜皱襞却完好无损。

46. DE 细菌性肝脓肿（PLA）是指肝脏发生化脓性感染，常由细菌引起。亚洲地区 PLA 主要病原菌是克雷伯氏菌，欧美地区 PLA 主要病原菌是链球菌和大肠埃希菌。我国 PLA 的主要病原菌是克雷伯氏菌，其次为埃希菌和金黄色葡萄球菌。铜绿假单胞菌和变形杆菌不是 PLA 的主要病原菌。

47. ABCDE 真菌性食管炎是由真菌感染引起的食管炎症，治疗的主要方法是使用抗真菌药物。A 氟康唑是一种广谱抗真菌药物，可用于治疗真菌性食管炎。B 酮康唑也是一种广谱抗真菌药物，常用于治疗真菌性食管炎。C 制霉菌素是一种抗真菌药物，常用于治疗真菌性食管炎。D 两性霉素 B 是一种强效的抗真菌药物，常用于治疗严重真菌感染，包括真菌性食管炎。E 伊曲康唑是一种抗真菌药物，常用于治疗真菌性食管炎。

48. ABE A 结核性腹膜炎会导致浆膜失去正常的光泽，呈现出暗淡的外观。B 结核性腹膜炎引起的炎症反应会导致浆膜出现混浊，并且可能会粘连在一起。E 结核性腹膜炎可以在腹腔镜下观察到散在或集聚的灰白色结节，这些结节可能分布在腹膜、网膜以及肠、肝等内脏的表面。C 结核性腹膜炎通常会侵犯腹膜和腹腔其他部分，但肝实质本身不会受到结核感染。D 腹膜壁层及脏层、大网膜有弥漫分布的结节、斑块、肿物，这个描述与结核性腹膜炎的病理改变相符合，但在腹腔镜检查中可能不一定能直接观察到。

三、共用题干单选题

49. D 根据患者的病史和辅助检查结果，包括间歇性上腹痛、进食后加重、纳差、腹胀、腹泻、粪便苏丹Ⅲ染色阳性和超声发现胰腺回声不均匀，最可能的疾病是慢性胰腺炎。功能性消化不良、胰腺癌、糖尿病和胆囊癌都不太符合患者的临床表现和检查结果。

50. E 胃癌与患者的病史和临床表现不太相关，所以不需要专门询问胃癌史。饮酒史、黄疸史、糖尿病史和急性胰腺炎都与患者的病史有关，可能与疾病发生有关。

51. E 内镜和胃黏膜活检可以直接观察胃黏膜的变化，并进行病理学检查以确定诊断。复查粪便隐血、胃液分析、吞钡试验和胃肠钡餐 X 线检查都不如内镜和胃黏膜活检准确。

52. B 根据患者的病史和临床表现，包括中上腹不适、胃纳不佳、体重减轻和实验室检查发现贫血，最可能诊断为慢性萎缩性胃炎。慢性浅表性胃炎、胃溃疡、早期胃癌和胃息肉都不太符合患者的临床表现。

53. C 胃镜是观察胃黏膜变化和进行活检的关键检查，可以用来随访患者的病情变化。粪便隐血试验、胃液分析、胃肠 X 线钡餐检查和血清促胃液素测定在这种情况下不适用。

54. D 肝活组织病理学检查是确诊肝硬化的关键检查，可以直接观察肝组织的病理变化。肝胆脾彩超、肝 CT、血管造影和肝 MRI 可以提供一定的辅助信息，但不能直接确诊肝硬化。

55. E 足量干扰素治疗在肝功能较好的乙肝肝硬化患者中可能引起肝功能的进一步恶化，所以不适用。拉米夫定、阿德福韦和小剂量干扰素都可以用于治疗乙肝肝硬化。

56. E 抗病毒治疗可以控制病毒复制，减轻肝脏炎症反应，但不能逆转已经形成的肝硬化，所以不能改善肝硬化的最终结局。其他选项都是正确的说法。

57. B 根据患者的病史和结肠镜检查结果，包括间断右下腹痛、腹泻、粪便异常、体重减轻、肛瘘病史和结肠镜发现铺路石样黏膜和溃疡，最可能的诊断是 Crohn 病。倒灌性回肠炎、肠结核、回盲部癌和肠淋巴瘤都不符合患者的临床表现和检查结果。

58. D 非干酪样肉芽肿是 Crohn 病的典型病理特征，可以用于确诊。隐窝脓肿、肠腺体萎缩、灶状淋巴细胞浸润和杯形细胞减少也与 Crohn 病相关，但非干酪样肉芽肿更具特点。

59. A A 小肠钡剂造影可以显示小肠的形态、蠕动和病变，对于炎症性肠病的诊断和定位非常重要。B 腹部 CT 检查可以评估肠壁增厚、淋巴结肿大等炎症性肠病的特征，但对于小肠的病变范围不如小肠钡剂造影明确。C 腹部超声检查对于肠道的评估有一定的限制，对于小肠病变的观察较难。D 血 C 反应蛋白检查可以用于评估炎症的活动性，但对于确定病变范围并

不直接。E 肠系膜上动脉造影对于炎症性肠病的诊断和病变范围评估不是首选方法。因此，对于该患者消化道病变的范围，最合适的检查是小肠钡剂造影。

60. E 肝脏穿刺可以获取肝组织样本进行病理学检查，可以确定病变的性质和病理类型。MRI、肝动脉造影、肝动脉造影 + CT 检查和动态观察 AFP 变化都可提供辅助信息，但不能直接明确诊断。

61. E 根据患者的病史和检查结果，包括畏寒、发热、肝脏占位性病变、明显液性暗区和 AFP 阴性，最可能的诊断是肝脓肿。原发性肝癌、胆总管结石、肝硬化和肝囊肿都不符合患者的临床表现和检查结果。

62. B 切开引流治疗可以有效清除脓液，促进伤口愈合。头孢三代抗感染、腹部 B 超下引导穿刺，脓腔内注射抗生素、营养支持治疗和血管介入治疗可作为辅助治疗手段，但并非首选。

63. C 根据患者的临床表现和检查结果，可以考虑诊断为肝窦阻塞综合征。该疾病的主要特点是肝脏呈弥漫不均质改变，三支肝静脉未见明确显影，伴有大量腹水。与肝硬化失代偿期相比，肝窦阻塞综合征的病变范围主要集中在肝窦和小胆管，而不是肝实质的广泛纤维化。

64. A 肝窦阻塞综合征的诊断依据主要是根据临床表现、接触史至发病的时间和病程以及除外其他病因。对于诊断，腹痛与黄疸是重要的临床表现，但并非该疾病的主要诊断依据。

65. B 肝窦阻塞综合征的病理表现主要包括小叶中央灶性坏死和脂肪变性、肝脏炎症可较轻但小胆管淤积可较明显，以及主要是中性粒细胞或嗜酸粒细胞浸润。与肝硬化失代偿期相比，肝窦阻塞综合征的病理表现中汇管区为主的界面坏死不是

典型表现。

四、案例分析题

66. ABCEFG 根据患者的症状描述，考虑到腹痛、恶心、呕吐等症状，以及既往的房颤病史，需要考虑急性胰腺炎、消化性溃疡、缺血性肠病、不全肠梗阻、心绞痛和急性胆囊炎等可能的诊断。

67. ABCDEFHJ 根据患者的症状和体征，需要进行相关检查以明确诊断，包括便常规及隐血、结肠镜及活检、便细菌培养、胃镜、腹部 CT、血常规、心电图和血尿淀粉酶等。

68. C 患者出现脐周疼痛、阵发性钝痛，伴食欲缺乏，进食后疼痛加重，且伴有恶心、呕吐的症状。腹部彩超显示肠系膜上动脉斑块形成，腹部 CT 显示腹主动脉、肠系膜上动脉硬化、肠内积气。这些表现提示可能存在缺血性肠病，即肠系膜上动脉或其他供血动脉的血液供应不足，导致肠道缺血。

69. ABCEGH 对希望保守治疗的患者，应立即禁食，必要时行胃肠减压、静脉营养支持，纠正水电解质平衡紊乱，AB 正确，血管升压素的作用是增高血压，D 错误；应密切监测血压、脉搏、每小时尿量，必要时测中心静脉压或肺毛细血管楔压；积极治疗原发病；早起使用广谱抗生素预防菌血症，CH 正确；慎用肾上腺糖皮质激素，以免坏死毒素扩散，F 错误；应用血管扩张剂，如低分子右旋糖酐，促进侧支循环的形成，E 正确；可持续低流量吸氧，提供足够的氧气供应，维持组织氧合，G 正确。

70. C 根据患者的症状和实验室检查结果，需要进一步明确诊断。肠系膜动脉造影可以直接观察肠系膜动脉的血流情况，帮助确定是否存在缺血性肠病。因此，肠系膜动脉造影是首选的检查方法。

71. D 根据患者的病史、体征和实验室检查结果，最可能的诊断是肝性脑病。乙肝后肝硬化、腹水、呕血黑便、肝掌和扑翼样震颤等都是肝性脑病的表现。

72. ABDEF 该患者诊断已明确，进一步可采取的治疗措施有 ABDEF。这些治疗措施针对肝性脑病的病理生理机制，包括清除肠道内的氨、促进肠道蠕动、减少肠道产氨、限制蛋白质的摄入、维持水电解质平衡等。

73. BDFHJ 能促进体内氨代谢的措施有 BDFHJ。这些措施都可以在体内促进氨的代谢，减少氨的积累，从而改善肝性脑病的症状和病情。

74. ABCEF 人工肝和肝移植是治疗肝性脑病的最终手段，可以修复或替代受损的肝脏功能。预防感染是重要的保护措施，以防止感染加重肝性脑病。补充支链氨基酸可以提供蛋白质的营养支持，同时减少氨的积累。慎用镇静药物是因为肝性脑病患者对镇静药物的敏感性增加，可能会加重病情。

75. A 根据家属的要求和患者的状况，如果迫切希望患者清醒，可以考虑给予氟马西尼，这是一种镇静药物，可以促使患者清醒。

76. AC 根据患者的症状和检查结果，初步可以诊断的疾病有 A 壶腹癌和 C 胰头癌。壶腹癌和胰头癌都可以引起黄疸、乏力、食欲缺乏、恶心、呕吐等症状，并且 B 超检查可以显示肝内胆管、胆总管扩张和肿块的存在。

77. D whipple 或胰十二指肠切除术是治疗壶腹癌和胰头癌的常用方法，可以切除肿块及其周围受累的组织和器官，包括胆总管下端、胰头、十二指肠等。

78. CF 术后患者出现精神差、呼吸增快、胃肠减压量增加以及血钠、血氯偏低等表现，提示低钠、低氯血症和代谢性碱中毒的存在，同时可能伴有呼吸性酸中毒的失代偿。

79. AF 术后引流液量增多且呈淡血性液，同时患者出现右上腹胀痛、腹肌紧张和白细胞计数升高等症状，这些表现提示可能发生了胰瘘和腹水伴感染的并发症。胰瘘是胰腺手术后常见的并发症，术后引流液中出现淡血性液体是其典型表现。胰瘘会导致胰液渗漏到腹腔内，引起腹痛、腹肌紧张等症状。腹水伴感染是术后的常见并发症，特别是在存在胰瘘的情况下，腹腔内的胰液可以引起感染。腹水伴感染常表现为腹痛、发热、白细胞计数升高等症状。因此，对于术后引流液量增加、呈淡血性液体以及患者出现腹痛、腹肌紧张、发热和白细胞计数升高等症状，应首先考虑胰瘘和腹水伴感染这两个并发症的可能性。

80. ABCDF A 糖尿病是一种慢性代谢疾病，可以导致多种并发症，包括胰腺炎和胰腺癌。B 酗酒是慢性胰腺炎的一个常见原因，也与胰腺癌的发生有关。C 高脂饮食和摄入过多的油腻食物可能会引起胆固醇结石和胆道疾病，这些病变与胰腺炎和胰腺癌的发生有关。D 病毒性肝炎是一种可以导致慢性肝炎和肝硬化的疾病，与胰腺炎和胰腺癌的发生有一定的关联。F 长期接触某些化学物质，如有机溶剂和重金属，可能增加胰腺炎和胰腺癌的风险。

81. C 在这个病例中，考虑到患者的症状和体格检查结果，慢性胰腺炎可能性较大。A 细菌性痢疾通常表现为腹泻、腹痛和发热，但与患者的症状和体格检查结果不太一致。B 病毒性肝炎通常引起肝脏炎症和肝功能异常，而患者的肝脏检查结果正常。C 患者的上腹痛和腹泻症状，以及体格检查中未触及肝脾肋下和 Murphy 征

阴性等指标，与慢性胰腺炎相符合。D 炎症性肠病通常表现为腹痛、腹泻和消化道出血，E 消化道肿瘤通常表现为腹痛、腹泻、消化道出血和体重下降等症状，F 自身免疫性胰腺炎通常表现为胰腺炎的症状，均与患者的症状和体格检查结果不符。

82. ABD 腹部 CT 检查是显示胰腺钙化的最优方法，是慢性胰腺炎的首选检查方法，A 正确；肠镜检查诊断的敏感性高，对早期疾病诊断具有优势，B 正确；粪便常规＋培养主要观察粪便中的脂肪滴和未消化的肌肉纤维，有助于明确诊断，D 正确；其他选项有一定辅助作用，但不能明确诊断。

83. ABCEF A 慢性胰腺炎可以导致胰腺局灶性病变，出现占位性改变。B 胰腺癌是胰腺占位性病变的常见原因之一，特征是胰腺肿块或占位性病变。C 胰腺内分泌肿瘤是一类罕见的胰腺肿瘤，可能导致胰腺占位性病变。E 结肠肿瘤可以通过血行转移到胰腺，导致胰腺占位性病变。F 胰腺实性假乳头状瘤是一种罕见的良性胰腺肿瘤，通常以胰腺占位病变的形式呈现。

84. BCD 患者长期饮酒史，突然出现上腹痛、呕吐、发热、幻觉和烦躁不安等症状，提示可能存在酒精中毒。同时，患者还有意识恍惚、计算力降低等脑功能障碍的症状，提示可能存在肝性脑病和胰性脑病。

85. C 血淀粉酶是胰腺酶的一种，可以反映胰腺的功能状态。由于患者出现上腹痛和呕吐等症状，血淀粉酶的检测可以帮助判断是否存在胰腺炎或胰腺功能异常。

86. BCE 根据患者的病史和症状，蛔虫堵塞、手术创伤和生长抑素大量排出不是导致患者病情的原因。蛔虫堵塞通常表现为肠道梗阻和腹痛，与患者的症状不符。

手术创伤和生长抑素大量排出也不太可能对患者的病情产生影响。手术创伤是指患者进行手术或其他外科操作后引起的病情变化，而患者并没有进行手术。生长抑素是一种胰岛素抑制激素，其大量排出可能引起血糖降低，但患者的血糖值为13mmol/L，排除了低血糖的可能性。因此，BCE是正确答案。

87. ABC 血常规可以评估贫血和炎症指标。粪常规可以检查粪便的性状和隐血情况，并排除寄生虫感染。腹部立位X线平片可以观察是否存在肠道梗阻或其他结构异常。

88. BCDE 结肠镜可以直接观察结肠黏膜的情况，活检可以进一步确定病变的性质。钡剂灌肠可以评估肠道的形态和功能。粪培养可以检测是否存在细菌感染。D-木糖吸收试验可以评估小肠吸收功能。

89. C 下消化道造影显示乙状结肠有狭窄段，结肠镜检查显示黏膜糜烂、多发斑片状溃疡，触之易出血，活检结果为黏膜慢性炎。这些表现与放射性肠炎相符。溃疡性结肠炎、克罗恩病、慢性痢疾和淋巴瘤的表现与患者的病史和检查结果不符合。患者曾接受过左侧睾丸精原细胞瘤的手术切除和放射治疗，而放射治疗可能导致肠道的损伤和炎症。更进一步证实患者有可能是放射性结肠炎。

90. A 患者有反复高热、寒战、右上腹疼痛的症状，体检发现肝区叩痛阳性，肝功能检查显示TBil升高，ALB降低。这些表现与肝脓肿相符。肝囊肿、慢性肝炎、继发性肝癌、肝硬化并肝癌和急性肝炎的表现与患者的病史和检查结果不符合。

91. ADFG 肝动脉感染可以通过肝动脉血流传播病原体。肝外伤可以导致破裂的肝组织感染。门静脉感染可以由肠道细菌通过门静脉系统进入肝脏。胆道感染可

以通过胆道逆流或胆管梗阻导致细菌感染。

92. ACDFI 阿米巴原虫是肝阿米巴病的主要病原体。金黄色葡萄球菌和链球菌是一些细菌感染导致的肝脓肿的常见病原体。克雷伯菌和大肠埃希菌是肠道细菌，可以通过门静脉系统进入肝脏引起感染。

93. ABDF 膈下脓肿是指脓肿向膈下蔓延形成的脓肿。脓腔内出血指脓肿内部出血。脓肿破裂入肺可以导致肺部感染。胆道大出血是指胆道感染引起的出血，这些都是肝脓肿可能出现的并发症。肾脓肿、肛脓肿、腰肌脓肿、肾衰竭和肝肾综合征与肝脓肿的并发症不符合。

94. ACDFGH 根据题中描述，可推断出患者可能患有急性胆囊炎或者胆源性急性胰腺炎。A血常规，评估炎症指标和贫血情况。C血清淀粉酶，评估胰腺功能。D血淀粉酶/肌酐廓清率测定：评估胰腺功能。F血ALT、AST、GGT、ALP评估肝功能。G血脂肪酶，评估胰腺功能。H血细胞比容，评估贫血情况。这些检查可以帮助确定患者的炎症指标、胰腺功能和肝功能的情况，从而有助于明确诊断，胃肠造影和腹部X线平片在急诊情况下对于确定诊断的帮助相对较小。胃肠造影主要用于评估胃肠道结构和功能，对于胆囊炎或胰腺炎的诊断并不是首选的检查方法。腹部X线平片可以帮助评估是否有肠梗阻或腹部积气等情况，但对于胆囊炎或胰腺炎的特异性诊断帮助有限。

95. ADEH 胃肠减压可以减轻腹胀和恶心的症状。禁食可以减少胰腺分泌。吸氧可以提供足够的氧气供应。输液可以纠正脱水和维持血容量。

96. E 患者血淀粉酶和血脂肪酶升高，与胆源性胰腺炎相符。胆囊内有强回声的光团伴声影，胆总管增宽，也支持胆源性胰腺炎的诊断。胃穿孔、消化性溃疡、

肠梗阻、肝脓肿、阑尾炎和胆囊炎与患者的症状、体征和检查结果不符合。

97. DEF 患者出现寒战、发热，血培养可以帮助确定病原体。经验性应用抗生素治疗可以控制感染。逆行胰胆管造影可以帮助确定胆总管的狭窄或梗阻情况。腹部穿刺、腹部 CT 判断严重度和终止妊娠与患者的病情和检查结果不符合。胃肠 X 线钡剂造影在胆源性胰腺炎的诊断中不是首选的检查方法。

98. ABCDFG 根据患者的病史和入院表现，怀疑患者可能患有乙型病毒性肝炎，因此需要进行乙肝五项的检查来评估乙肝病毒的感染情况。HBV DNA 定量可以评估病毒载量的大小。血常规可以评估血细胞计数和血红蛋白水平。肝功能可以评估肝脏功能的情况。凝血功能和腹部 B 超可以帮助评估肝硬化和肝脾的病变情况。

99. ABE 患者有乙型病毒感染的病史，并且肝脏缩小、脾大，血常规显示白细胞计数和血小板计数降低，提示肝功能受损和脾功能亢进。HBV DNA 定量和 ALT 水平升高也支持慢性乙型病毒性肝炎的诊断。自身免疫性肝病、白血病、肝恶性肿瘤和中毒性肝炎与患者的病史、体征和检查结果不符合。

100. BF 患者突然出现呕吐鲜血，量约 1500ml。根据这一情况，患者出血的原因可能是食管胃底静脉曲张破裂出血和自发性出血。食管胃底静脉曲张是肝硬化患者常见的并发症，可能导致严重的上消化道出血。自发性出血也是一种可能的原因。胰腺脓肿、胰头癌、原发性肝癌、消化性溃疡和肠出血与患者的病史和症状不符合。

全真模拟试卷（六）答案解析

一、单选题

1. A nm23 基因是一组编码非转移性核酸酶的基因，与肿瘤转移和细胞增殖等过程有关，与线粒体和细胞凋亡的关联性较低。基因、蛋白与线粒体和细胞凋亡有较强的关联：腺苷转位因子是线粒体内膜上的一种蛋白，参与线粒体膜电位的维持和细胞凋亡的调控。电压依赖性阴离子通道是线粒体外膜上的一种蛋白，参与线粒体膜通透性的调节和细胞凋亡的调控。Bcl-2 家族是一组与细胞凋亡调控密切相关的蛋白，包括具有抗凋亡作用的 Bcl-2 和具有促凋亡作用的 Bax 等。Smac 蛋白是一种从线粒体释放到细胞质中的蛋白，参与调控细胞凋亡过程中半胱氨酸蛋白酶（caspase）的活化。因此，线粒体与细胞凋亡相关的基因、蛋白不包括 nm23 基因。

2. B 食管下括约肌是连接食管和胃的肌肉环，起到控制食物通过的作用。降低 LES 压力可以减轻食管反流和胃食管反流的症状。硝苯地平可以起到该作用。其他选项中的药物作用与 LES 压力无关，A 奥美拉唑是一种质子泵抑制剂，用于抑制胃酸分泌；C 美托洛尔是一种 β 受体拮抗剂，用于心血管疾病治疗；D 阿托品是一种毒蕈碱类药物，可抑制胃肠道平滑肌收缩；E 伊托必利是一种胃动力药，通过增加胃排空速度来减轻消化不良症状，四者均不直接影响 LES 压力。

3. B 结肠镜检查需要清洁肠道，以便医生观察和操作。A 服硫酸镁可通过促进肠道蠕动和增加肠内容物水分来清洁肠道。C 服复方聚乙二醇电解质散剂可以促进肠道蠕动和增加肠内容物水分，从而清洁肠道。D 某些导泻中药可以通过促进肠道蠕动和增加肠内容物水分来清洁肠道。E 辉灵用于患者结肠 X-光线及肠道内镜检查前或手术前清理肠道。B 甘露醇是一种脱水剂，可用于治疗便秘和排便困难，但不是常用的结肠镜检查前清洁肠道的药物。

4. B 在 POEM 手术中，判断隧道是否到达 GEJ 是非常重要的一步。A 通过进镜刻度的变化来大致估计隧道的长度和位置。C 在贲门处观察黏膜下血管的走向，当出现粗大平行血管时，说明隧道已经到达 GEJ。D 通过直接观察分离止点的位置来确定隧道是否到达 GEJ。E 通过感觉镜身接近 GEJ 时的阻力变化来判断隧道的位置。胃底倒镜观察并不能直接判断隧道是否到达 GEJ，因此是不正确的方法。

5. C 根据病史和胃镜所见，患者有长期间断餐后上腹痛伴嗳气，胃镜发现胃角巨大溃疡，周边不规则隆起，中心有较大血凝块附着。结合患者的年龄和症状，最可能的病理诊断是胃癌。A 胃淋巴瘤通常表现为胃壁增厚，可有溃疡形成，但常无明显的血凝块附着。B 胃间质瘤通常是一种肿瘤，不会呈现胃角巨大溃疡的表现。D 胃溃疡可能是胃癌的病理类型之一，但根据胃镜所见的血凝块附着和溃疡周边不规则隆起的特点，胃癌更为可能。E 胃结核通常表现为胃壁增厚和狭窄，溃疡形成较少见。

6. C 患者有上腹部不适、食欲不振、黄疸进行性加重以及体重减轻等症状，提示可能存在胆道梗阻。肝未触及，但深吸气时可触及肿大的胆囊底部，提示胆囊受压。血胆红素升高，尿检胆红素阳性，进一步暗示胆道梗阻。胰头癌的常见症状包括黄疸、上腹部不适、食欲不振以及体重减轻。胰头癌可压迫胆管，导致胆道梗阻，进而引起黄疸。此外，胰头癌的肿瘤可直接压迫胆囊，导致胆囊肿大，深吸气时可触及胆囊底部的肿块。A 肝炎通常表现为黄疸，但一般无进行性加重以及体重减轻的症状，也不会导致胆囊肿大。B 胆石症可引起胆道梗阻，但一般不会导致进行性加重的黄疸和体重减轻，且无胆囊肿大的体征。D 慢性胰腺炎的症状主要是反复发作性上腹痛和消化不良，而不是进行性加重的黄疸和体重减轻，也不会导致胆囊肿大。E 肝癌通常表现为进行性加重的黄疸和体重减轻，但不会导致胆囊肿大，也不会出现发作性上腹痛和消化不良的症状。

7. A 根据食管胃静脉曲张（EV）诊断和治疗规范，B 食管静脉曲张是食管静脉压力升高引起的，而 EV 破裂出血是最严重的并发症之一。对于已经有 EV 破裂出血史的患者，静脉曲张硬化剂注射治疗可以预防再次出血。C 对于曾经接受过手术治疗的 EV 患者，如果出现 EV 再发，硬化剂注射治疗可以用于控制静脉曲张。D 有些患者可能由于各种原因不适合手术治疗，此时静脉曲张硬化剂注射治疗可以是一种替代的治疗方法。E 急性 EV 破裂出血是一种紧急情况，需要即刻处理。硬化剂注射治疗可以作为止血的一种手段。而 A 伴有大量腹水者不是食管静脉曲张硬化剂注射治疗的适应证。大量腹水可能会增加手术操作的难度，且硬化剂注射治疗不能解决腹水的问题。

8. E 患者有脐周痛伴腹泻的症状，肠镜检查发现黏膜皱襞粗大、充血，有潜

在单个溃疡，并且活检发现嗜酸性粒细胞浸润。嗜酸性粒细胞胃肠炎是一种炎症性肠病，特点是黏膜充血、溃疡形成以及嗜酸性粒细胞的浸润。常见的临床表现包括腹痛、腹泻、黏液便等。A 溃疡性结肠炎通常表现为慢性腹泻、腹痛、黏液便以及直肠出血等症状，肠镜检查可见连续性的炎症累及，而不是单个溃疡。B 肠结核通常表现为进行性的腹痛、腹泻、乏力、消瘦等症状，肠镜检查可见肠壁厚和溃疡形成，但不常见嗜酸性粒细胞浸润。C 克罗恩病是一种慢性炎症性肠病，可以累及消化道的任何部位，常见的临床表现包括腹痛、腹泻、消化道出血等，肠镜检查可见不连续性的炎症累及和溃疡形成，但嗜酸性粒细胞浸润并不是克罗恩病的典型特征。D 肠癌通常表现为进行性的腹痛、腹泻、消化道出血等症状，肠镜检查可见肿块、狭窄或溃疡形成，但嗜酸性粒细胞浸润不是肠癌的典型特征。

9. A 幽门梗阻是指胃和十二指肠之间的幽门部发生梗阻，导致胃内容物无法顺利排出到十二指肠。消化性溃疡引起的幽门梗阻常见原因是溃疡疤痕收缩或肿瘤压迫。A 幽门梗阻时，胃内积聚的食物和胃液无法顺利排出，导致胃扩张和腹胀的感觉。B 幽门梗阻时，胃内积聚的食物和胃液可能会引起呕吐，但并不一定会量大。C 幽门梗阻时，由于胆汁无法顺利排入十二指肠，呕吐物内一般不含胆汁。D 幽门梗阻时，胃内积聚的食物和胃液可能会引起呕吐，但并不一定具有特殊的气味或味道。E 幽门梗阻常导致持续性呕吐，而不是呕吐后症状缓解。因此，综合考虑最有价值的临床表现是腹胀。

10. D 贲门失弛缓症是一种贲门括约肌松弛和缺乏反射性收缩的疾病，常导致贲门下段的慢性扩张和食物滞留。球囊扩

张是贲门失弛缓症的一种治疗方法，通过扩张贲门下段，增加贲门括约肌的张力，从而改善贲门失弛缓症的症状。贲门失弛缓症的球囊扩张压力通常在 200 ~ 300mmHg 时，大部分患者可获得较好的疗效。其他选项的压力范围可能过低或过高，可能无法达到较好的疗效。

11. A 食管癌常通过淋巴转移扩散到周围淋巴结和远处淋巴结。淋巴转移是食管癌最常见的转移途径，常见的淋巴结转移包括食管旁淋巴结、纵隔淋巴结和腹腔淋巴结。其他选项的转移方式也可能存在，但不是食管癌的主要转移途径。

12. C A 幽门管溃疡常常没有典型的节律性症状，不同于十二指肠溃疡的特点。B 进餐后出现腹痛是幽门管溃疡的典型症状之一，但疼痛的剧烈程度可能因人而异。C 抗酸治疗无法彻底消除幽门管溃疡的症状。抗酸药物可以减轻疼痛和控制溃疡的进展，但溃疡往往会复发或反复出现症状。D 幽门管溃疡易发生幽门痉挛和幽门梗阻，特别是溃疡较大或位于幽门管处。E 溃疡位于胃窦远端、十二指肠球部前端幽门管处是幽门管溃疡的特点之一。因此，不正确的描述是抗酸治疗可彻底消除症状。抗酸治疗可以缓解症状和控制疾病进展，但无法完全消除幽门管溃疡的症状。

13. E 患者因多关节肿痛自行服用消炎痛后出现不适，A 消炎痛是一种非甾体抗炎药，常见的不良反应之一是引起头痛和烦躁。B 消炎痛长期或过量使用可能导致胃肠道溃疡和出血。C 消炎痛长期或过量使用可能对肾功能产生不良影响，导致肾功能减退。D 消炎痛长期或过量使用可能导致血压升高。E 耳鸣不是消炎痛的常见不良反应，与服用消炎痛无关。

14. B 在正常情况下，食管下端应该是一个圆锥状的光滑结构，而不是呈鸟嘴状。因此，该选项是食管 X 线钡剂造影检查中不应该出现的影像。其他选项描述的都是食管 X 线钡剂造影检查中可能出现的影像，与患者的症状相符合。例如，食管造影时气道内出现造影剂是正常现象，因为食管和气道相邻，有时会有少量的钡剂进入气道。局部食管腔扩张、部分食管腔明显狭窄以及食管管壁僵硬、蠕动中断都是食管疾病的表现。

15. D AFP 是一种肿瘤标志物，常用于胎儿发育和胎盘功能的评估，同时也可作为某些肿瘤的检测指标。对于 AFP 阳性，其出现时间与肿瘤的类型和进展程度有关。对于胎儿肝细胞癌、胎儿肾母细胞瘤、非胚胎性肝细胞癌等肿瘤，AFP 阳性可早于临床症状出现。一般来说，AFP 阳性可以早于临床症状出现 8 ~ 11 个月。其他选项的时间范围不符合 AFP 阳性早于临床症状出现的情况。

16. A 对于长期腹泻、明显消瘦和腹部包块的患者，首先应考虑结肠癌。结肠癌是一种恶性肿瘤，常表现为腹泻、消瘦和腹部包块。其他选项的病因可能性较低。B 胃肠炎通常表现为腹泻、腹痛和恶心呕吐，但明显消瘦和腹部包块不是胃肠炎的典型症状。C 溃疡性结肠炎是一种慢性炎症性肠道疾病，常表现为腹泻、腹痛和血便，但明显消瘦和腹部包块不是溃疡性结肠炎的典型症状。D 食物中毒通常表现为急性腹泻、呕吐和腹痛，但明显消瘦和腹部包块不是食物中毒的典型症状。E 阿米巴痢疾是由阿米巴原虫引起的肠道感染，常表现为腹泻、腹痛和便血。明显消瘦和腹部包块不是阿米巴痢疾的典型症状。

17. D A 痔疮是直肠和肛门区域的静脉曲张和扩张，常表现为肛门疼痛、便血和肛门坠胀感。患者的大便带血可能与痔疮有关，因此痔疮应该被考虑在内，不能被排除。B 结肠癌是一种恶性肿瘤，常表现为腹泻、便血、腹痛和消瘦。患者近日大便带血，结肠癌是一个需要考虑的可能诊断。C 溃疡性结肠炎是一种慢性炎症性肠道疾病，常表现为腹泻、腹痛、便血和消瘦。近日大便带血，溃疡性结肠炎是一个需要考虑的可能诊断。D 肠易激综合征是一种功能性肠道疾病，常表现为腹痛、腹胀、便秘或腹泻等。但对于患者反复腹泻 10 年，近日大便带血的情况，肠易激综合征不是一个合适的诊断。E 直肠癌是一种恶性肿瘤，常表现为排便不适、便血、腹痛和消瘦。

18. E 原发性胆汁性肝硬化是一种慢性肝病，主要特点是胆汁淤积和慢性胆汁淤积性肝炎。A 由于原发性胆汁性肝硬化影响了胆汁的正常排泄，胆盐的丢失会导致脂溶性维生素吸收不良，从而影响钙和维生素 D 的代谢，进而引起骨质疏松。B 原发性胆汁性肝硬化患者胆汁淤积，胆盐分泌减少，导致脂肪吸收不良，从而引起高脂血症。C 原发性胆汁性肝硬化患者因胆汁淤积，导致脂溶性维生素（如维生素 A、维生素 D、维生素 E 和维生素 K）吸收不良，从而引起相应的维生素缺乏症状。D 脂肪泻是由于胆汁分泌减少导致的脂肪吸收不良，而引起的大便脂肪过多的症状。E 白内障不是原发性胆汁性肝硬化的特殊并发症，与胆汁淤积和肝功能受损无直接关系。

19. E A 胆囊结石的疼痛通常是隐痛的，即疼痛程度较轻，可持续数分钟到数小时，然后缓解。B 胆囊结石的疼痛也可以是剧烈的胆绞痛，即剧烈的腹痛，常常持续数小时，可能伴随恶心、呕吐和出汗等症状。C 胆囊结石的疼痛发作通常不受时间的限制，但晚上睡眠时胆囊的收缩和胆汁的排泄减少，可能会导致结石移动和

疼痛发作。D 胆囊结石的疼痛通常与体位有关，例如当患者改变体位时，疼痛可能加重或减轻。E 胆囊结石的疼痛通常不会向腰背呈束带状放射。束带状放射的疼痛是一种神经痛的表现，常见于带状疱疹和其他神经痛疾病。胆囊结石的疼痛通常是局限在右上腹部或右上腹部向右肩胛、右肩部放射的。束带状放射的疼痛常见于其他疾病，如腰椎间盘突出、带状疱疹等，与胆囊结石无关。

20. A 急性胰腺炎是一种胰腺的急性炎症，常伴有全身炎症反应。A 急性胰腺炎患者的白细胞计数常增高，主要增多的白细胞是中性粒细胞。中性粒细胞是炎症反应中的主要细胞类型，其增多反映了炎症的严重程度。B 嗜碱性粒细胞和 C 嗜酸性粒细胞主要参与过敏反应和寄生虫感染，与急性胰腺炎没有直接关系。D 淋巴细胞是免疫反应中的主要细胞类型，其增多可能反映免疫系统的激活，但在急性胰腺炎中，淋巴细胞计数通常不明显增高。E 单核细胞是免疫反应中的主要细胞类型，其增多可能反映免疫系统的激活，但在急性胰腺炎中，单核细胞计数通常不明显增高。因此，急性胰腺炎白细胞计数增多，主要增多的白细胞是中性粒细胞。

21. C A 对于肠结核的治疗，早期诊断和治疗是重要的。治疗方案通常是采用多种抗结核药物的联合治疗，以防止耐药性的产生。治疗的持续时间通常较长，一般为 6～12 个月，以确保疗效和防止复发。B 异烟肼和利福平是常用的抗结核杀菌药物，常用于肠结核的治疗。它们通常与其他抗结核药物联合使用，以增加治疗的效果。C 肠结核的治疗通常需要较长的时间才能看到明显的症状改善。治疗开始后的 1～2 周内，通常不会有明显的症状改善，需要持续用药一段时间才能达到治疗效果。

D 肠结核患者常常会有腹痛的症状，可以使用抗胆碱能药物来缓解腹痛。E 肠结核伴有完全肠梗阻时，手术治疗是必要的。完全肠梗阻会导致肠道严重的阻塞，需要立即通过手术来解除梗阻，恢复肠道通畅。手术治疗可以包括肠切除、吻合术等。

22. B A 下腹痛综合征是一种以下腹痛为主要症状的疾病，与功能消化不良不直接相关。B 餐后不适综合征是功能消化不良的一种临床亚型。患者在进食后出现不适感，如胀气、胃部饱胀感、腹痛等症状。C 功能性腹痛综合征是一种以腹痛为主要症状的疾病，与功能消化不良不直接相关。D 嗳气病是一种中医学术语，指的是因长期或过度嗳气的使用而引起的一系列症状，如口干、嗓子干、咽痛等，与功能消化不良不直接相关。E 成人反刍综合征是一种少见的胃肠道疾病，患者在进食后会出现反刍、嚼食、再吞咽等行为，与功能消化不良不直接相关。

23. E 牛眼征样强化是指在动脉期和门脉期同时出现的强化区和非强化区，形成类似牛眼的强化模式。这是由于转移性肝癌在动脉期有良好的血供，而门脉期血供相对较差，导致出现强化和非强化的区域。A 充填式强化是指病灶在动脉期和门脉期均呈均匀强化，B 不均匀强化是指病灶在动脉期和门脉期呈不均匀强化，C 均匀强化是指病灶在动脉期和门脉期均呈均匀强化，三者均与转移性肝癌的典型强化类型不符。D 转移性肝癌通常在增强 CT 中会显示强化，因此不强化不符合转移性肝癌的典型强化类型。

24. E 检测血液肿瘤标志物癌胚抗原（CEA）对直肠癌患者的意义是预测预后和监测复发。CEA 并不是用于早期诊断直肠癌的主要方法，它更多地用于评估治疗效果和监测复发。虽然 CEA 可以协助评估直肠癌的转移风险，但它并不是确定是否有转移的唯一方法，其他检查如 CT 扫描、MRI 和 PET - CT 等也需要结合使用。CEA 在直肠癌的分期中并不是主要的依据，分期主要依据肿瘤的深度侵犯、淋巴结转移和远处转移等因素。CEA 可以提供对治疗反应的评估，但它并不是决定手术方式的主要依据。手术方式的决策通常需要结合患者的年龄、健康状况、肿瘤的位置和分期等因素进行综合考虑。CEA 水平的升高可以提示肿瘤复发或转移的可能性，而 CEA 水平的下降则可能表示治疗效果好或肿瘤稳定。因此，检测血液肿瘤标志物 CEA 对直肠癌患者的意义是预测预后和监测复发的。

25. A A 突发右上腹阵发性剧烈绞痛是胆道蛔虫症的典型症状，腹部检查无明显压痛及反跳痛，肠鸣音正常。B 消化道穿孔通常表现为急性腹痛，但常伴有腹膜刺激症状，如明显压痛和反跳痛及肌紧张，此患者无此表现。C 急性胰腺炎的主要症状是持续性的上腹痛，通常伴有恶心、呕吐、发热等症状，此患者的疼痛是阵发性的。D 急性胆囊炎通常表现为右上腹持续性疼痛，常伴有明显的压痛和反跳痛，此患者无此表现。E 高位肠梗阻通常表现为腹痛、呕吐、便秘等症状，此患者的疼痛是阵发性的。因此，根据患者的临床表现和体格检查结果，最可能的诊断是胆道蛔虫症。

二、多选题

26. ABCDE A 某些抑癌基因的等位基因可能具有隐性作用，即正常的抑癌基因等位基因受到突变或缺失，导致抑癌基因的功能丧失。B 某些抑癌基因的突变可能导致蛋白质产物的功能丧失，从而失去对癌症发展的抑制作用。C 根据单倍体不足假说，细胞在分裂过程中可能出现染色体不平衡，导致抑癌基因的损失。D 基因甲基化是一种表观遗传修饰方式，通过甲基化修饰 DNA 上的顺式甲基化胞嘧啶（5－mC）来调节基因的表达。如果抑癌基因的启动子区域发生甲基化修饰，可能导致抑癌基因的失活。E 某些抑癌基因的杂合子缺失也可能导致抑癌基因的功能丧失。因此答案为 ABCDE。

27. ABC A 某些先天畸形，如胃肠道发育异常或脐疝等，可能导致幼儿腹痛。B 蛔虫是常见的肠道寄生虫，感染蛔虫可能导致腹痛、腹胀等症状。C 肠套叠是指肠道的一段被另一段肠道套入，导致肠道阻塞和腹痛的病症。D 胆石症是指胆囊或胆管中形成结石，可能导致胆绞痛，但在幼儿中较为少见。E 消化性溃疡是指胃或十二指肠黏膜出现溃疡，引起腹痛；消化性溃疡在幼儿中相对较少见。

28. ABCD A 小肠淋巴瘤是指发生在小肠的恶性淋巴瘤，它可以导致小肠黏膜的破坏和分泌物的增加，从而引起分泌性腹泻。B 先天性肠黏膜离子吸收缺陷是指肠黏膜对离子（如钠、氯等）的吸收功能缺陷，导致肠液分泌过多，引起分泌性腹泻。C 外源性或内源性促分泌物刺激，如某些药物（如放射性碘、一些肿瘤化疗药物）或某些肿瘤（如胰岛细胞瘤、VIP 瘤等）可以刺激肠黏膜分泌液体，引起分泌性腹泻。D 胆酸重吸收障碍是指胆酸在肠道内的重吸收受到障碍，导致胆酸在肠腔内积聚，刺激肠黏膜分泌液体，引起分泌性腹泻。E 小肠对糖类吸收不良并不是引起分泌性腹泻的原因。分泌性腹泻主要是由于肠道分泌物的增加，而不是由于吸收功能的问题。

29. ACDE A 谷丙转氨酶（GPT）经 WHO 命名为丙氨酸氨基转移酶（ALT），ALT 是 GPT 的国际通用命名。ALT 在肝脏内较血清约高 1000 倍，这是因为 ALT 主要存在于肝细胞内，当肝细胞受损或坏死时，ALT 会释放到血液中，导致血清 ALT 的浓度升高。只要有 1% 的肝细胞坏死，即可使血清 ALT 增高 1 倍。ALT 是最敏感的肝功能检查指标之一。ALT 在肝细胞损伤或疾病时会迅速升高，因此被广泛用于评估肝功能和肝疾病的诊断。B 项是错误的，ALT 主要存在于肝细胞质中，而不是核中。

30. ABCDE A 如果患者有排空迟缓的情况，如胃排空迟缓或肠道运动功能障碍，可能导致胶囊内镜滞留在胃或肠道中；B 患有不完全性肠道梗阻和 C 患有完全性肠梗阻的患者，胶囊内镜可能无法通过梗阻部位，增加梗阻的风险；D 如果患者肠道蠕动功能严重受损或完全丧失，胶囊内镜可能无法在肠道中正常移动；E 患有心脏起搏器或除颤器的患者，由于胶囊内镜操作时可能产生电磁干扰，可能影响这些设备的正常工作。因此，5 个选项所述均是胶囊内镜的禁忌证。

31. ABCD A 通过内镜下操作，在贲门区域进行扩张治疗，常用方法包括球囊扩张等。B 通过内镜下操作，将肉毒杆菌注射到贲门肌肉中，使其松弛，从而缓解贲门失弛缓症的症状。C 在贲门区域内放置支架，以帮助贲门的松弛和食物通过。D 通过内镜下操作，在食管黏膜下层切开环行肌肉，以缓解贲门失弛缓症的症状。E 硬化剂治疗一般用于其他疾病，如静脉曲张的治疗。因此答案为 ABCD。

32. AB 要素型肠内营养制剂是指含有主要营养成分的肠内营养制剂，用于满足机体对营养的需求。A 百普素和 B 维沃是一种要素型肠内营养制剂，含有蛋白质、碳水化合物、脂肪、维生素和矿物质等多种营养成分。

33. ABCDE 腹腔肿块的性质可以包括：A 某些腹腔肿块可能是出生时就存在的，如先天性囊肿或先天性腹腔肿瘤。B 炎症引起的腹腔肿块，如腹腔内脓肿或炎性肿块。C 腹腔损伤导致的肿块，如脾脏破裂引起的腹腔出血或血肿。D 肠道或其他腹腔器官的梗阻导致的肿块，如肠梗阻引起的腹腔肿块。E 腹腔肿块最常见的性质是肿瘤性，包括原发性腹腔肿瘤和腹腔转移瘤。

34. ABC 磁共振胆胰管造影（MRCP）是一种无创的影像学检查技术，主要用于观察胆胰管系统的情况。MRCP 是一种无创的检查方法，不需要进行手术或穿刺。与传统的胆胰管造影相比，MRCP 不需要使用 X 射线，减少了对患者的辐射暴露。MRCP 可以通过磁共振成像技术直接观察胆胰管系统，不需要使用造影剂。MRCP 主要用于诊断和评估胆胰疾病，不用于治疗。MRCP 是一种影像学检查方法，不能获得组织学标本。因此答案为 ABC。

35. ABC 5－羟色胺（5－HT）和 5－羟吲哚乙酸（5－HIAA）是神经内分泌肿瘤细胞产生的代谢产物，检测血液中的 5－HT 和尿液中的 5－HIAA 水平可以帮助诊断类癌。B 五肽胃泌素激发试验是一种检测胃泌素、胰高血糖素和胃抑制肽等肽类激素水平的方法，可以用于诊断类癌。C 铬粒素是一种放射性同位素，可用于神经内分泌肿瘤的显像检查，帮助确定肿瘤的位置和分布。D 生长抑素受体核素显像是一种核医学检查方法，用于检测神经内分泌肿瘤是否表达生长抑素受体。E 胃酸分析一般用于评估胃酸分泌功能，与类癌的诊断关系较小。

36. ABCDE A 嗜酸性粒细胞在支气管哮喘的发病机制中起到重要作用，支气管炎症导致嗜酸性粒细胞的增多。B 某些寄生虫感染，如蛔虫、弓形虫等，可以引起嗜酸性粒细胞的增多。C 粒细胞白血病是一种骨髓恶性肿瘤，其中嗜酸性粒细胞增多是其特征之一。D 结核病是由结核分枝杆菌引起的传染病，慢性结核病患者常伴有嗜酸性粒细胞的增多。E 某些风湿性疾病，如系统性红斑狼疮（SLE）和类风湿关节炎，可以伴随嗜酸性粒细胞的增多。因此答案为 ABCDE。

37. ABCDE A 食管癌晚期可通过血液循环转移到脑部形成脑转移瘤。B 食管癌晚期可通过血液循环转移到肾和肾上腺。C 肺是食管癌最常见的血行转移部位之一，晚期食管癌可通过血液循环转移到肺部形成肺转移瘤。D 食管癌晚期可通过血液循环转移到骨骼，形成骨转移瘤。E 肝是晚期食管癌最常见的血行转移部位之一，食管癌可通过血液循环转移到肝部形成肝转移瘤。因此答案为 ABCDE。

38. ABD A 胃食管反流病可引起食管黏膜损伤，严重时可出现食管静脉曲张破裂导致上消化道出血。B 长期胃酸的反流刺激会引起食管黏膜损伤和炎症，进一步导致食管狭窄。C 虽然胃食管反流病与食管癌有一定的相关性，但并非常见的并发症。D Barrett 食管是指由于长期胃酸反流引起的食管黏膜损伤和重塑，增加了食管癌的风险。E 食管溃疡通常与其他疾病（如胃溃疡或十二指肠溃疡）相关，而不是直接与胃食管反流病相关。因此答案为 ABD。

39. ABDE A 消化性溃疡可引起黏膜破损，导致上消化道出血，严重者可出现黑便或呕血。B 溃疡可穿透胃或十二指肠壁，导致穿孔，引起腹腔内感染和腹膜炎。C 尽管溃疡可被细菌感染，如幽门螺杆菌感染，但并非常见并发症。幽门螺杆菌感染可能与溃疡的形成有关，但并不是所有溃疡都会感染。D 溃疡位于幽门附近时，可引起幽门梗阻，导致胃内容物无法顺利通过幽门进入十二指肠。E 虽然消化性溃疡本身并不是癌症，但长期存在的溃疡可以增加胃癌或十二指肠癌的风险。因此答案为 ABDE。

40. AE 肠结核是由结核分枝杆菌感染引起的肠道疾病，在其发展过程中可以导致低蛋白血症。A 肠结核引起的黏膜破损可以导致蛋白质从肠道内泄漏到血液中，从而导致低蛋白血症。E 结核结节形成时，淋巴管可能被阻塞，导致淋巴液回流受阻，使蛋白质无法正常进入淋巴液，从而导致低蛋白血症。B、C 和 D 与肠结核导致低蛋白血症的机制无直接关联。因此，正确答案为 AE。

41. ABCE A 长期使用抗生素或类固醇激素的患者免疫功能可能降低，易于感染真菌。B 晚期肿瘤患者由于肿瘤本身和抗癌治疗导致免疫功能受损，容易发生真菌感染。C 免疫缺陷性疾病（如艾滋病、免疫缺陷病等）患者由于免疫系统功能受损，易于感染真菌。E 食管溃疡破坏了食管黏膜屏障，使真菌易于侵袭并引起真菌性食管炎。D 胃溃疡患者与真菌性食管炎的关联性较低，因此不需要特别警惕。

42. BDE Hp 产生的磷脂酶 A 可以破坏黏液屏障，使得 Hp 能够侵袭黏膜细胞。Hp 的细胞壁中含有脂多糖，它们能够破坏黏液屏障的完整性。Hp 产生的脂酶可以降解黏液中的脂质物质，进一步破坏黏液屏障。空泡毒素（Vac A 蛋白）主要对细胞产生毒性作用，而不是直接破坏黏液屏障。Cag A 蛋白主要参与 Hp 的侵袭和炎症反应，与破坏黏液屏障的直接关联性较低。因此答案为 BDE。

43. AB 维生素 K 是合成凝血因子所必需的，如果患者出现维生素 K 吸收不良，会导致凝血因子合成不足，从而引起出血倾向。吸收不良综合征患者可能由于消化道疾病或营养不良引起低凝血酶原血症，即凝血酶原在血液中的浓度降低，凝血功能受到抑制，从而导致出血倾向。C、D 和 E 与吸收不良综合征患者出现出血倾向的机制无直接关联。因此，正确答案为 AB。

44. ABDE A 肝右叶细菌性肝脓肿可以引起膈肌的升高，因为脓肿的存在会使肝脏体积增大，从而压迫膈肌。B 脓肿引起的炎症和肝脏肿胀会导致胸腔内的运动受限。D 肝脓肿可以引起胸膜反应性炎症，导致胸腔积液的形成。E 肝脓肿可以使肝影增大或在肝右叶出现局限性隆起。C 胃小弯受压、推移征象与肝脓肿在胸部 X 线片中的表现无直接关联。因此答案为 ABDE。

45. ABCD A 急性胆囊炎时，由于炎症反应和充血水肿，胆囊体积常常增大。B 急性胆囊炎引起胆囊壁的炎症反应和水肿，导致胆囊壁增厚。C 急性胆囊炎的病理表现包括黏膜层的充血和水肿。D 急性胆囊炎时，炎症反应引起白细胞的浸润，常见有中性粒细胞的浸润。E 胆囊积脓是急性胆囊炎的一种严重形式，但在病初并不一定出现。因此答案为 ABCD。

46. ABC A 急性胰腺炎时，炎症和组织坏死可导致胰腺周围的血管受损，引起消化道出血。B 急性胰腺炎时，炎症反应和组织坏死可导致细菌感染，进而引发败血症。C 严重的急性胰腺炎可导致全身炎症反应综合征（SIRS），进而发展为多器官功能衰竭。D 急性胰腺炎时，胰腺组织坏死和炎症反应可导致胰腺内囊肿形成，称为假性囊肿。E 在严重的急性胰腺炎中，炎症和组织坏死可导致胰腺脓肿的形成。因此，急性胰腺炎的全身并发症包括消化道出血、败血症和多器官功能衰竭（MOF），因此答案为 ABC。

47. ABCDE CA125 的升高是卵巢癌最常见的标志物之一。一些胰腺癌患者、胃癌患者、结肠癌患者也可出现 CA125 的升高。虽然乳腺癌并非 CA125 最常见的升高病因，但某些乳腺癌患者也可出现 CA125 的升高。因此答案为 ABCDE。

48. ABCD A 通过纤维内镜检查，可以直接观察到出血部位，并进行止血措施，如注射止血药物、电凝止血、激光止血等。B 通过三腔二囊（气囊）管置入食道、胃内进行加压止血，可以有效地压迫出血点，达到止血的目的。C 对于无法控制的大出血，可以考虑进行经颈静脉肝内门体静脉分流术，通过分流减少门静脉压力，减轻静脉曲张的压力，从而达到止血的目的。D 垂体后叶素具有收缩血管的作用，可以用于临时控制食管胃底静脉曲张破裂大出血。E 西咪替丁是一种质子泵抑制剂，可以抑制胃酸分泌，减少胃酸对曲张静脉的侵蚀，但在急性出血时并不能迅速止血。

三、共用题干单选题

49. D 患者常出现上腹或脐周部疼痛，最可能的原因是回盲部病变引起的牵涉痛。原发灶肠系膜淋巴结结核、并发肠梗阻、胃回肠反射或胃结肠反射和胃肠功能紊乱都不能解释患者的疼痛表现。

50. C 进餐刺激胃肠道，引起胃肠道的反射性运动和排空，从而导致腹痛和便意。刺激胃酸分泌增加、肠梗阻加重、牵涉痛和可能并发肠穿孔都不能解释该现象。

51. E 根据患者的病史和临床表现，包括胆囊结石 20 余年、剧烈上腹痛并向腰背放射、恶心、呕吐、发热和上腹明显压痛，首先考虑的诊断是胆源性急性胰腺炎。急性心肌梗死、胆囊穿孔、急性阑尾炎和消化性溃疡穿孔都不太符合患者的临床表

现和检查结果。

52. A 腹部 CT 增强可以显示胰腺的炎症变化，确定胆源性急性胰腺炎的诊断。胃镜、立位腹平片、腹部超声和血脂肪酶都不能提供明确的诊断。

53. D 胆源性急性胰腺炎的治疗包括禁食水、胃肠减压、补液和抑酸。吗啡止痛在胆源性急性胰腺炎的治疗中不推荐使用，因为吗啡可能导致胆道括约肌痉挛，加重胆道系统的阻塞。

54. B 患者出现腹泻症状，最可能感染的是艰难梭菌。艰难梭菌是引起医院获得性腹泻的常见致病菌之一。

55. B 通过粪便培养可以确定患者是否感染了艰难梭菌。

56. D 经肠镜检查发现黄白色假膜，考虑艰难梭菌感染。恰当的治疗方法是和第一疗程使用相同的抗生素，但增加疗程至 14 天。艰难梭菌感染常常需要长时间的治疗，一般建议使用甲硝唑或万古霉素进行治疗，疗程至少为 10 ~ 14 天。

57. D 根据患者的病史和临床表现，包括进行性加深的黄疸、右上腹触及肿大胆囊，首先考虑的诊断是胰腺癌。原发性肝癌、慢性胰腺炎和胆囊结石都不太符合患者的临床表现和检查结果。

58. C MRI 可以提供更详细的影像信息，帮助确定胆道梗阻的部位和原因。B 超检查、CT 检查、ERCP 检查和十二指肠低张造影也可以提供一定的辅助信息，但 MRI 检查是最佳选择。

59. A 如果手术发现胰头癌，但边界尚清，与周围组织无粘连，无肿大淋巴结，应采取的手术方式是 Whipple 胰头十二指肠切除术。Whipple 手术是用于胰头癌的标准手术方法，可以切除胰头、十二指肠和胆囊，并重建胆道和胰管。全胰切除术、胆囊十二指肠切除术、胆总管十二指肠切

除术和胃空肠吻合术都不适用于该病例。

60. E 根据患者的病史和临床表现，包括上腹胀、进食后加重、早饱、恶心、排便困难和体重下降，最可能的诊断是胃轻瘫。胃轻瘫是指胃的运动功能减弱或丧失，导致胃排空延迟和消化功能受损。幽门梗阻、功能性消化不良、肠梗阻和小肠细菌过度生长都不能解释患者的症状和体征。

61. D 核素胃排空试验可以评估胃的排空功能，帮助确定是否存在胃轻瘫。胃镜、上消化道造影、腹部 X 线平片和葡萄糖氢呼气试验都不能提供明确的诊断。

62. A 对于胃轻瘫，目前的治疗主要是通过促进胃肠道运动来改善胃排空，并同时控制血糖水平。外科手术治疗、抗生素、二甲硅油和胃肠减压术都不是首选治疗方法。

63. C 按照组织学分类，淋巴滤泡性炎症不是恶性改变，而是一种良性病变。淋巴滤泡性炎症是胃息肉的一种类型，通常不会发展成恶性肿瘤。

64. E 胃息肉的临床表现多样，其中息肉可以发生癌变，所以说"息肉极少癌变"是错误的。

65. A 胃息肉确诊最常用的方法是胃镜检查。胃镜可以直接观察胃黏膜的病变，包括息肉的形状、大小和位置。上消化道造影、胸腹 CT、DR 和超声胃镜都可以提供一定的辅助信息，但胃镜检查是最常用的确诊方法。

四、案例分析题

66. C 根据患者症状描述，左下腹阵发性疼痛，排暗红色稀血便，量较少，排便后腹痛稍有缓解，伴有腹胀、食欲不振、恶心等症状，以及体格检查结果，左下腹压痛和轻度反跳痛，符合缺血性结肠炎的临床表现。

67. BDE 根据疾病分类的描述，缺血性结肠炎可以根据病变的类型进行分类，其中坏疽型、一过型和狭窄型是常见的分类。

68. A 缺血性结肠炎最常见于结肠脾曲。

69. E 肠镜检查可以直接观察结肠黏膜的病变，对于明确缺血性结肠炎的诊断具有重要价值。

70. F 根据治疗选项的描述，对于缺血性结肠炎的治疗，可以鼓励早期禁食，进行静脉营养支持，纠正水电解质平衡紊乱，应用血管扩张药（如罂粟碱、前列地尔、丹参），预防性使用抗生素，以及应用肛管排气。输注悬浮红细胞不是缺血性结肠炎的治疗方法，因为缺血性结肠炎主要是血液供应不足导致的肠道缺血和坏死，输注悬浮红细胞对于缺血性结肠炎的治疗并没有明确的指南。

71. ABCE 患者出现睡眠时间倒错和语言不清，这可能与脑功能异常有关。脑电图可以检测脑电活动的异常，如癫痫发作或脑电图异常波形。患者的语言不清可能与认知功能受损有关，简易智力测验可以评估患者的认知能力，如注意力、记忆和执行功能等。在肝硬化患者中，由于肝性脑病的发生，认知功能可能受到影响。扑翼样震颤是肝性脑病的典型体征之一，表现为手指和手腕的快速、不自主的扑翼样（翻飞样）运动。这种震颤常常与高血氨水平和脑功能异常相关。血氨水平的升高是肝性脑病的一个重要指标。正常情况下，肝脏可以将体内产生的氨转化为尿素，但在肝硬化等肝功能受损的情况下，肝脏无法有效清除氨，导致血氨升高。虽然头颅 CT 可以检查脑部结构，但在此情况下，病史和临床表现提示的是肝性脑病，而非颅内病变。因此，根据患者的病史和临床表现，可能出现异常的检查有 ABCE。

72. C 经查体发现患者扑翼样震颤（＋），根据肝性脑病的分期标准，最正确的诊断是 C 肝性脑病二期。肝性脑病分为四期，二期是指患者出现神经系统症状，如震颤、意识改变等，但没有昏迷。

73. C 若患者呈昏睡状态，锥体束征（＋），根据肝性脑病的分期标准，最正确的诊断是 C 肝性脑病三期。肝性脑病三期是指患者出现昏迷和神经系统体征，如锥体束征。

74. C 精氨酸是肝性脑病的治疗药物，可以帮助降低血氨水平，改善脑功能。

75. ABCDE 若患者出现意识障碍进一步加重，需要考虑的问题有 A 肝性脑病加重、B 电解质紊乱、C 酸碱平衡失调、D 低血糖昏迷和 E 高渗性昏迷。这些问题都可能导致意识障碍的加重。肝性脑病加重可能是由于肝功能进一步受损，导致氨基酸代谢和脑功能的进一步紊乱。电解质紊乱和酸碱平衡失调可以影响神经传导和脑细胞功能。低血糖昏迷可能是由于血糖水平过低导致脑细胞能量供应不足。高渗性昏迷可能是由于体内水分不足导致血浆渗透浓度增高，影响脑细胞的正常功能。综合考虑患者的病史和检查结果，需要进一步评估和治疗这些潜在的问题。

76. CDEFG 患者出现腹痛，并伴有排黏液血便，腹痛在排便后可以减轻，没有里急后重的症状。体格检查显示腹部软，左侧腹部有压痛，没有反跳痛或肌紧张，也未触及任何包块。目前可能诊断包括结肠息肉、细菌性痢疾、溃疡性结肠炎、缺血性结肠炎以及急性出血坏死性小肠炎。患者没有里急后重的症状，因此肠易激综合征的可能性较低，A 错误；患者的症状和体格检查结果与慢性结肠炎不符，B 错误。

77. ABCEF 通过粪常规和隐血，可以评估是否存在炎症、感染或出血等情况，A 正确。结肠镜检查可以直接观察结肠的情况，并进行活检以确定病变的性质和组织学变化，B 正确。粪便细菌培养可以帮助排除细菌感染的可能性，C 正确。腹部血管 CT 可以评估血管的情况，排除血管性疾病导致的肠道症状，E 正确。血常规可以评估贫血程度和白细胞计数，帮助判断炎症或感染的情况，F 正确。根据患者的主诉和体格检查结果，腹痛和排便问题与胃的相关疾病没有关系，D 检查不需要。

78. F 缺血性结肠炎的纤维结肠镜检查结果显示黏膜水肿，散在的黏膜充血区和点状溃疡。在黏膜坏死和黏膜下出血的部位，可见黏膜或黏膜下呈蓝黑色的变化。部分患者可能出现隆起的黏膜上有出血性结节。结合血常规检查显示白细胞计数和中性粒细胞升高。

79. ABCEG 对于有腹痛、腹泻和便血但无腹膜炎体征的患者，首先应采取积极的保守治疗措施。这包括补液治疗、广谱抗生素的全身应用、禁食、胃肠减压、低分子右旋糖酐的使用以及氧气吸入等措施，血管加压素会增压，糖皮质激素易致坏死毒素扩散，均不合适。

80. ABCF CA19－9 是一种肿瘤标志物，增高可以与多种恶性肿瘤相关。因此，与 CA19－9 增高有关的疾病包括 A 胰腺癌、B 结直肠癌、C 胆管癌和 F 慢性胰腺炎。结直肠癌和胆管癌也可以导致 CA19－9 的升高。黄疸是一种症状，而不是一种疾病，它可以在多种疾病中出现，包括胰腺癌和胆管癌。乳腺癌通常不会导致 CA19－9 的升高。

81. D 胰体癌常常沿着神经鞘蔓延，刺激周围的神经导致剧烈的背痛。其他选项并不是导致剧烈背痛的常见原因。

82. BF 弯腰屈膝位和蜷膝侧卧位可以减轻腹部疼痛，这是由于这些体位可以减轻腹部压力和张力，从而减轻疼痛感。其他选项不是胰腺癌疼痛的常见缓解体位描述。

83. DF 胰腺癌导致胆道梗阻同时合并感染时，可以出现胆道结石类似的症状，如右上腹疼痛、寒战高热等。可能会出现黄疸及消化道症状。肿瘤侵犯十二指肠后可造成十二指肠出血。可出现持续或间歇性低热。可有新发糖尿病或已有糖尿病加重。

84. D 患者有长期上腹隐痛，为空腹时疼痛，进餐后可以缓解，提示十二指肠溃疡的可能性。而疼痛加重并向腰背部放散，可能是溃疡穿孔所致。

85. A 幽门螺杆菌是导致消化性溃疡的主要病因，它可以引起胃黏膜的炎症和损伤，导致溃疡的形成。

86. E 幽门管溃疡位于幽门管的内腔，当溃疡较大时，容易导致幽门梗阻，使食物无法顺利通过幽门进入十二指肠。其他选项发生幽门梗阻的可能性较低。

87. ACEG 根据患者的病史和症状描述，便血是其主要症状。A 痔疮是直肠和肛门区域的静脉曲张，常常引起肛门周围的出血。C 溃疡性结肠炎是一种慢性炎症性肠病，其特点是结肠黏膜的溃疡和炎症。再发期间可能会出现便血。E 结肠息肉是结肠黏膜上的良性肿瘤，大的息肉可能会引起便血。G 结直肠癌是结肠和直肠的恶性肿瘤，常常引起便血。因此，答案为 ACEG。

88. BCFG B 肛门检查可以评估直肠和肛门区域的异常，包括检查是否存在痔疮、肛裂等。C 结肠镜检查可以直接观察结肠黏膜的情况，包括是否存在溃疡、息肉、肿瘤等。同时，可以取活组织进行病理学检查，以确定病变的性质。F 便细菌培养可以检测粪便中是否存在细菌感染，以排除感染性疾病的可能性。G 便常规可以观察粪便的性状，隐血试验可以检测粪便中是否存在隐血，以评估便血的程度和性质。综合患者的病史和症状，进行这些检查可以帮助医生进一步了解患者的病情，确定最可能的诊断。因此，答案为 BCFG。

89. CEF C 如果结肠镜检查显示患者存在结肠息肉，内镜下息肉切除术可以用于治疗和移除这些息肉。E 如果便血是由细菌感染引起的，抗生素可以用于治疗感染，以减轻症状。F 对于患有溃疡性结肠炎的患者，定期进行结肠镜检查可以监测病情的变化，评估治疗效果，并筛查是否有结直肠癌的发展。综合患者的病史和可能的诊断，给予这些治疗措施可以针对具体的病因进行治疗和管理。因此，答案为 CEF。

90. F 根据患者的病史和症状描述，以及腹部查体正常的结果，结肠镜检查可以直接观察结肠黏膜的情况，评估溃疡的程度和性质。

91. A 肠白塞病是一种罕见的、急性或亚急性的小肠病变，特点是小肠黏膜上存在多发的溃疡，可能合并有血管炎。

92. B 如果患者出现发热，最高体温达到 38.5℃，最合适的药物治疗是糖皮质激素。糖皮质激素可以用于控制炎症反应和减轻症状，对于肠白塞病等炎症性肠病是一种常用的治疗药物。

93. ABCDF A 腹肌紧张是指腹部肌肉明显紧绷，可能是腹腔内压力增加的表现，提示可能有腹腔内的炎症或感染。B 右下腹压痛和反跳痛是阑尾炎的典型体征，但也可能是其他腹腔疾病如肠穿孔的表现。C 腹部 CT 可以显示腹腔内是否存在游离气体，而膈下游离气体通常是肠穿孔的表现。

D 腹穿是一种医学检查方法，通过穿刺腹部抽取液体，如果抽取的液体中含有粪便样物质，则提示可能存在肠穿孔。F 肝浊音界消失是指腹部听诊时肝脏边缘无法听到清晰的浊音，可能是因为在腹腔内有气体积聚，阻碍了肝脏的正常听诊。如果患者出现上述体征，都是提示可能发生了肠穿孔的征象。

94. ABCDE A 消化性溃疡急性穿孔是指消化性溃疡在急性炎症或溃疡底坏死的情况下出现完全穿透并导致腹腔内出血或感染。这种情况下，患者可能会出现上腹痛、腹胀、明显压痛和肌紧张反跳痛。B 急性胰腺炎是胰腺组织急性炎症反应的结果。常见症状包括上腹痛、腹胀、压痛和肌紧张反跳痛。急性胰腺炎的发病与胰腺组织的自溶作用、胰酶激活、炎症介质释放等因素有关。C 急性肠梗阻是指肠道腔内内容物受阻，引起肠管扩张和肠壁水肿。常见症状包括腹痛、腹胀、呕吐、便秘和肠鸣音减弱或消失。D 急性心肌梗死是心肌血供突然中断导致心肌组织缺血坏死的情况。虽然急性心肌梗死的典型症状是胸痛，但在某些情况下，心肌梗死也可以表现为上腹痛。这种上腹痛可能是由于心肌梗死引起的胃肠道反应或胸腔和腹腔之间的神经传导引起的。E 急性胃肠炎是指胃和肠道黏膜发生急性炎症反应的情况。常见症状包括腹痛、腹泻、恶心、呕吐和食欲不振。根据患者的症状和体征描述，以上这些疾病都是可能的诊断。

95. B 血淀粉酶是一种胰腺酶，用于评估胰腺炎的诊断和严重程度。正常情况下，血淀粉酶的浓度较低。在急性胰腺炎发作时，由于胰腺组织的炎症反应和胰酶的释放，血淀粉酶的浓度会显著升高。当血淀粉酶的浓度超过 500U 时，这通常被认为是急性胰腺炎的诊断标准之一。

96. AB 血钙水平的异常可以与胰腺炎的严重程度和预后相关。在急性胰腺炎中，血钙水平可能升高或降低，具体取决于炎症的类型和严重程度。在一些情况下，急性胰腺炎会导致胰腺组织的坏死和出血，这被称为出血坏死型胰腺炎。在这种情况下，血钙水平可能会降低。另外，一些研究表明，低血钙水平还与急性胰腺炎的严重程度和预后不良相关。因此正确答案选 AB。

97. ABCDE A 禁食可以减轻胰腺的刺激，降低胰腺酶的分泌，减轻炎症反应，有助于胰腺组织的恢复和修复。B 通过胃肠减压可以减轻胃肠道的负担，降低腹胀、呕吐等症状，促进消化道功能的恢复。C 质子泵抑制剂可以减少胃酸分泌，降低胃酸对胃肠道的刺激和损害，有助于减轻炎症反应和促进胃肠道的康复。D 肾上腺糖皮质激素可以抑制炎症反应，减轻组织损伤和炎症症状，有助于控制炎症反应和促进患者的康复。E 奥曲肽或生长抑素是胰岛素样生长因子 - 1 受体激动剂，可以抑制胃酸分泌、胆固醇合成和胆固醇胆汁分泌，减轻胰腺的负担，并促进胰腺的修复和康复。

98. C ERCP 是一种检查和治疗胰胆管疾病的方法，通过内镜引导，在胆总管和胰管插入造影剂进行成像。虽然 ERCP 可以用于诊断和治疗慢性胰腺炎，但在首次评估患者时，通常不是首选的检查方法。

99. ABCDE A 慢性胰腺炎可导致胰腺组织损伤和纤维化，最终导致胰腺萎缩。B 在慢性胰腺炎中，胰腺组织的炎症和纤维化可能导致钙化灶的形成，这可以在腹部平片上观察到。C 中 MRCP 是一种非侵入性的成像技术，可以显示胰腺管的形态和可能的扩张。胰管扩张是慢性胰腺炎的一个常见表现。D 在慢性胰腺炎中，胰腺可能会出现肿大和周围的渗出，这可以在影像学检查中观察到。E 内镜超声是一种可以直接观察胰腺管的成像技术，可以显示胰腺管的形态和可能的不规则改变，如管道的扩张、狭窄、结石等。F 慢性胰腺炎可能导致液体在胰腺内积聚形成囊肿。这些囊肿可以在影像学检查中观察到。

100. D CA19-9 是一种胰腺癌标志物，对于胰腺疾病的筛查和监测具有重要意义。尽管 CA19-9 的水平可能会升高，但它并不能单独用于胰腺癌的诊断。对于已经诊断为慢性胰腺炎的患者，定期监测 CA19-9 的水平可以帮助及早发现潜在的胰腺癌。